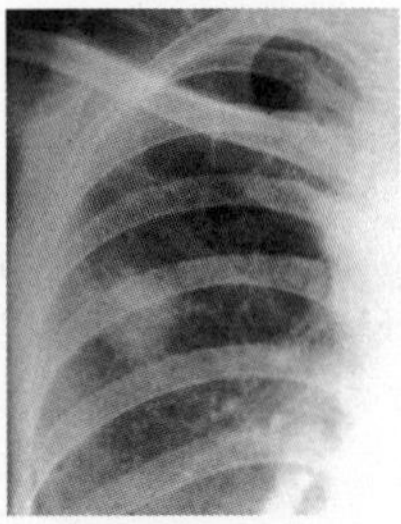

肺结核病X线诊断图解

陈以良（Jee Reng Chen）编著
谢念危　伍健华　审阅

暨南大学出版社
JINAN UNIVERSITY PRESS
中国·广州

图书在版编目（CIP）数据

肺结核病X线诊断图解／陈以良（Jee Reng Chen）编著. —广州：暨南大学出版社，2011. 8

ISBN 978－7－81135－861－2

Ⅰ. ①肺… Ⅱ. ①陈… Ⅲ. ①肺结核—X射线诊断—图解 Ⅳ. ①R816. 41－64

中国版本图书馆CIP数据核字（2011）第093951号

出版发行：暨南大学出版社

地　址：中国广州暨南大学
电　话：总编室（8620）85221601
　　　　营销部（8620）85225284　85228291　85228292（邮购）
传　真：（8620）85221583（办公室）　85223774（营销部）
邮　编：510630
网　址：http://www.jnupress.com　http://press.jnu.edu.cn

排　版：广州市友间文化传播有限公司
印　刷：广州桐鑫印刷有限公司

开　本：787mm×1092mm　1/16
印　张：8.75
字　数：218千
版　次：2011年8月第1版
印　次：2011年8月第1次
印　数：1—1500册

定　价：38.00元

前言

由于教学的需要，在20世纪70年代后期至80年代早期，我在广州市多家医院收集了胸部X线平片的多种病例，其中有不少病例非常少见。我的导师陈哲波先生（原广州市胸科医院院长），当时任广州市胸科医院放射科主任，嘱我以幻灯片形式制作一套肺部疾病的X线平片教学片。我于1985年完成该幻灯片，共480张，以肺结核病为主线。因肺结核病在X线上形态多样，有炎症型、纤维型、结节型、肿瘤型、粟粒型、空洞型、胸积液型等形态；可单独存在，也可多种形态混合存在，故该幻灯片对于肺部各种疾病的鉴别诊断很有代表意义。陈哲波先生审阅该幻灯片后同意交由出版社制作发行，广州某出版社亦已同意出版，但可惜功亏一篑，由于某种原因无法出版，无奈之下我只好将它放下。20世纪80年代后期我出国定居了。21世纪初因退休回到国内，我的学生将这些保存了二十多年的珍贵材料完好地交还给我，真让我感慨万千！

这些珍贵的材料要如何处理呢？国内已普遍使用CT，但是平片X线诊断还是最基本的，不管是大医院还是小医院，首先是通过平片进行诊断，其实很多病例只要平片即可解决X线诊断问题，在科技、经济比较发达的国家和地区，X线诊断方面仍是以平片为主。故此，平片X线诊断与鉴别诊断对某些朋友还是有帮助的，我不想就此浪费掉这些宝贵资料，故将它重新整理，增加了一些新病例，附了许多文字说明和一些个人见解，并提出了两个新的X线征——**颈椎前气带征和蜘蛛网征**，供同行参考。

希望这些资料能对医学界某些朋友有所帮助，亦以此献给我的导师陈哲波先生。

当年在收集病例过程中曾得到广州市胸科医院、广州医学院附属第一医院、广东省人民医院、广州市第一人民医院、广州市儿童医院、广东省职业病医院等多家医院放射科医生的帮助，在此一一致谢！特别感谢广州市胸科医院陈哲波主任、广东省人民医院魏大藻主任。

在编著此书过程中得到广州市胸科医院陈中祥、张学勤、王维勇等同事的大力帮忙，在此致谢！

此书有幸得到广州医学院附属第一医院前放射科主任、中华放射学会广州分会前主任委员谢念危和广州市胸科医院前外科主任伍健华两位主任的审阅，并提出了不少宝贵意见，在此深表谢意！

陈以良

2011年春天于广州

目录

一、肺结核的基本病理改变与X线表现

肺结核是结核杆菌侵入人体肺部后引起的，不是所有吸入结核杆菌的人都会得病，它与所入侵结核杆菌的数量、毒力、人体的免疫力等因素有关。患了肺结核的病人在其肺部的病理演变过程中可出现渗出、增殖、干酪化、形成空洞、纤维化和钙化等，可以某种形式单独出现，但常常以多种形式同时存在。

1. 渗出性病变

渗出性病变是结核菌侵入肺部发病的早期病理改变，产生浆液性或纤维素性的渗出性肺泡炎。X线主要表现为一片密度增高阴影，中间密度较高，逐渐向周围变淡，边界模糊，常呈云絮状。

2. 增殖性病变

在病人抵抗力增强或病菌毒力下降的情况下，渗出性病变可部分或全部转化成增殖性病变。此时肺泡中产生肉芽组织即结核结节，X线表现为病变范围缩小，密度增高，边缘渐变清晰。

3. 干酪性病变

当渗出性病变与增殖性病变恶化时，部分病变的中间出现干酪化并坏死出血，典型的是结核结节的中心干酪坏死。由多个结核结节聚在一起，或渗出性与增殖性病变聚合一起可形成小结节状、球形或肿块形病变。直径 2 cm 以上的球形病变外层有可见或看不见的纤维组织包裹的均称结核球，当结核球中央干酪性变、坏死、液化并排出，空气进入后则形成空洞。

由于干酪性病变容易产生液化，又往往与渗出性及增殖性病变同时存在，所以X线表现为一片非均匀浓密影，边缘有时清晰有时模糊，液化区呈密度减低区域，甚至为透亮区，典型的干酪性病变见于大叶性或小叶性干酪性肺炎。

不论是直径 2 cm 以下的小结节中央干酪坏死液化，还是直径 2 cm 以上的结核球内空洞形成，X线平片均表现为四周密度增高、中央密度减低甚至形成中央透亮区。

4. 空洞病变

空洞是病灶的中间干酪坏死物液化并排出、空气进入腔内而形成。有急性与慢性之分。

急性空洞是干酪坏死物迅速溶解排出后形成的，其X线表现为外壁厚、内壁不规则的透光区。继发性肺结核中的急性干酪性肺炎常有此种空洞。

慢性空洞是病变中间的干酪坏死物液化排出形成空洞，而空洞外围被纤维组织包裹，可分为纤维薄壁空洞和纤维厚壁空洞。

5. 纤维化和钙化病变

纤维化和钙化病变大多是病变的愈合而成。

纤维化病变可呈索条状、星点状、片状。其边缘较清晰，密度较渗出性病变高。如果肺部病变较广泛，而病变以纤维修复为主，肺组织被纤维组织所替代，此时称“肺硬变”，该处肺组织已失去肺功能。此现象多见于两上肺叶，特别是右上肺叶，此时X线表现有肺不张，但肺硬变的密度较高，往往可见附近胸膜肥厚，肺门上提，叶间裂上移，肺门以下的肺纹呈垂柳状。

钙化病变是由于病变中钙盐沉积而成，病变密度随着钙盐增多而逐渐增高，可呈点状、点片状、斑片状的高度致密影。

二、结核病分类法

结核病的分类目前在国际上尚无统一标准，我国现行的结核病分类法是在1978年的分类法的基础上于1999年由中国防痨会议制定的，结核病分成以下五种类型。

1. 原发性肺结核

原发性肺结核是结核菌首次侵入人体肺部而发生的原发感染，包括原发综合征及胸内淋巴结核。

2. 血行播散性肺结核

根据结核菌侵入血液中的数量、间隔时间、次数以及机体的反应性的不同分为急性血行播散性肺结核（急性粟粒型肺结核）、亚急性和慢性血行播散性肺结核。

3. 继发性肺结核

继发性肺结核是肺结核中的一个主要类型，包括浸润性、肉芽肿性、纤维空洞及干酪性肺炎等。

4. 结核性胸膜炎

临床上已排除其他原因引起的胸膜炎时应考虑结核性胸膜炎，此型包括结核性干性胸膜炎、结核性渗出性胸膜炎、结核性脓胸。

5. 其他肺外结核

其他肺外结核按部位及脏器命名，有骨关节结核、结核性脑膜炎、肾结核、肠结核、网状内皮系统结核等。

三、各型肺结核的X线平片诊断

（一）原发性肺结核

原发性肺结核多见于儿童，包括原发综合征与气管、支气管旁淋巴结结核。此型是初染的结核杆菌侵入肺部后形成原发病灶，结核菌再沿引流的淋巴管到所属的淋巴结，引起淋巴管炎与淋巴结肿大。肺部的原发灶、淋巴管炎及肿大的淋巴结三者形成“哑铃状”改变，是典型的原发综合征表现（见图3-1至图3-4）。原发病灶一般位于上中肺野，以右侧较常见，以单发居多。早期表现为肺野上一片云絮状致密影，边界模糊，直径多为1～2 cm。当机体产生过敏性反应后，原发病灶出现病灶周围炎，此时显示为大片云絮状致密影，边界模糊（见图3-5和图3-6）。

有时原发病灶吸收或太细小，X线显示不明显，只剩下肿大的肺门淋巴结或肿大的纵隔旁淋巴结，有时可见未愈的淋巴管炎形成的索状致密影（见图3-7和图3-8）。更多时候是只见肺门或纵隔旁淋巴结肿大，这就是气管、支气管旁淋巴结结核，是原发性肺结核的另一种表现形式，可有两种形态：炎症型和肿瘤型。

炎症型者受犯的淋巴结肿大，并使周围的肺组织产生渗出性炎症，致使肿大的淋巴结边缘模糊（见图3-9至图3-11）。有时肿大的淋巴结不明显，只见肺门区增浓增大，如果是儿童出现此X线表现应考虑为该病，尤其是未作过结核疫苗接种者（见图3-12和图3-13）。

肿瘤型表现为纵隔旁或肺门区有明显肿大的淋巴结呈圆形或椭圆形，边缘清晰（见图3-14至图3-16），假如数个肿大淋巴结聚集或融合在一起可呈分叶状。这种明显肿大的淋巴结结核容易引起诊片者的注意，但有时只表现为肺门角的消失，特别是右侧肺门角的消失，只有小结节凸出（见图3-17和图3-18），这种表现容易漏诊。

炎症型与肿瘤型不是固定的，可互相转化。

（二）血行播散性肺结核

血行播散性肺结核包括急性血行播散性肺结核（急性粟粒型肺结核）及亚急性和慢性血行播散性肺结核。

急性粟粒型肺结核为结核菌一次大量或短期内多次侵入血循环所致，常为全身血行播散性病变的局部表现，也可以是单独侵犯肺部。在X线平片上表现为自肺尖至肺底的致密影，形似粟粒，多数分布均匀对称，大小一致，密度相当，边缘较清晰，有学者称其为“三均匀”：分布均匀、密度均匀、大小均匀。大小为1～3 mm，其特点是病变的分布以上中肺野为多，尤其肺尖区可见粟粒样结节，这对它与其他肺部粟粒性病变的鉴别有重要意义（见图3-19至图3-22）。

亚急性和慢性血行播散性肺结核是结核菌少量多次侵入血循环所致，X线表现为肺野内分布不均匀、大小不等、密度不均的小结节状及细小片状致密影，边缘模糊，上中肺野多于下肺野（见图3-23和图3-24）。有时可见同一肺野内有新旧病灶同时存在，甚或病变融合成片状后，干酪坏死形成密度减低区或空洞（见图3-25和图3-26）。

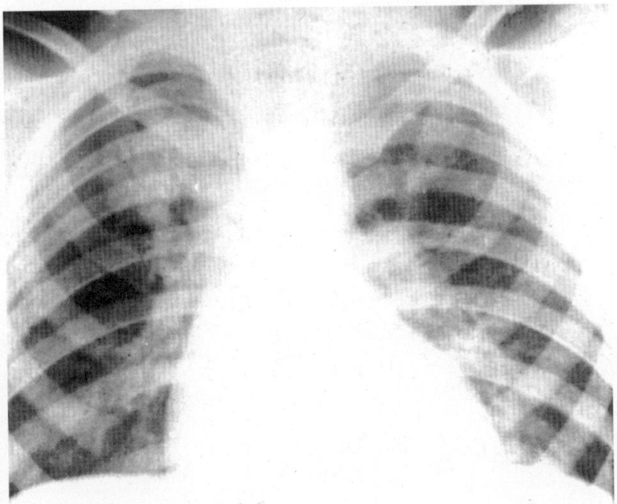

▲图3-1　原发性肺结核（病例1）

右肺第一前肋间有一片浓密影，有一索条影与右肺门相连，属原发综合征的表现。

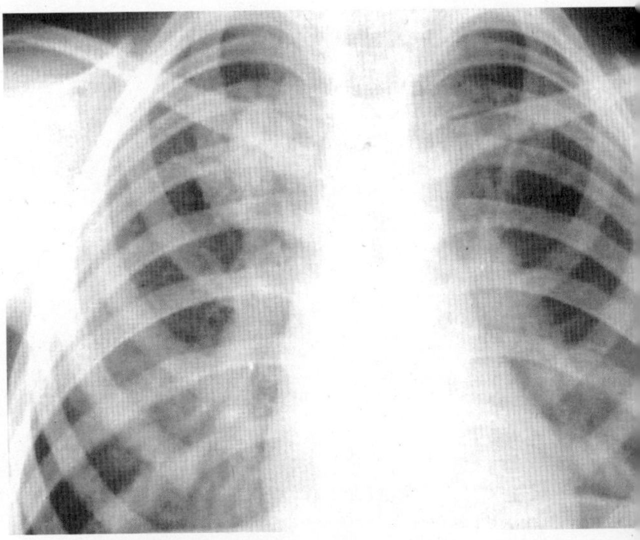

▲图3-2　原发性肺结核（病例1）治疗后

经抗痨治疗后，病变好转，部分钙化。

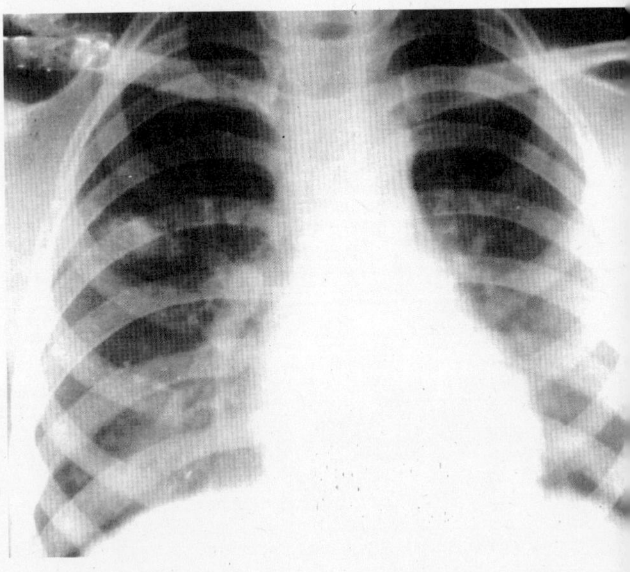

►图3-3　原发性肺结核（病例2）

右肺第二前肋间有一片不均匀致密影，内有纤维索状影与肺门相连，右肺门影紊乱。

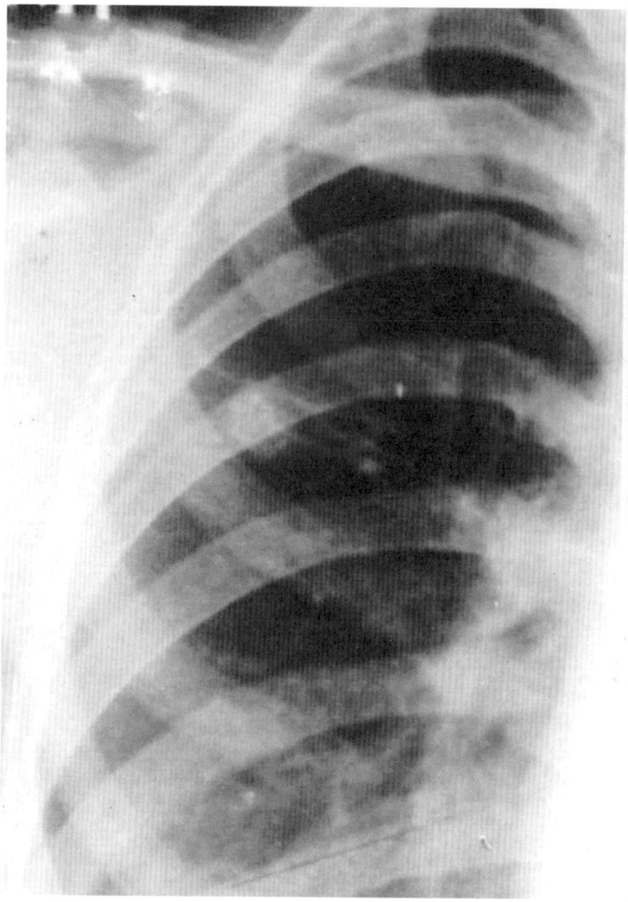

▶图3–4　原发性肺结核（病例2）　治疗后

经抗痨治疗后，病灶呈纤维增殖性好转，部分钙化。

▼图3–5　原发性肺结核（病例3）

肺部之原发性病灶呈病灶周围炎而边缘模糊，右肺门淋巴结明显肿大。

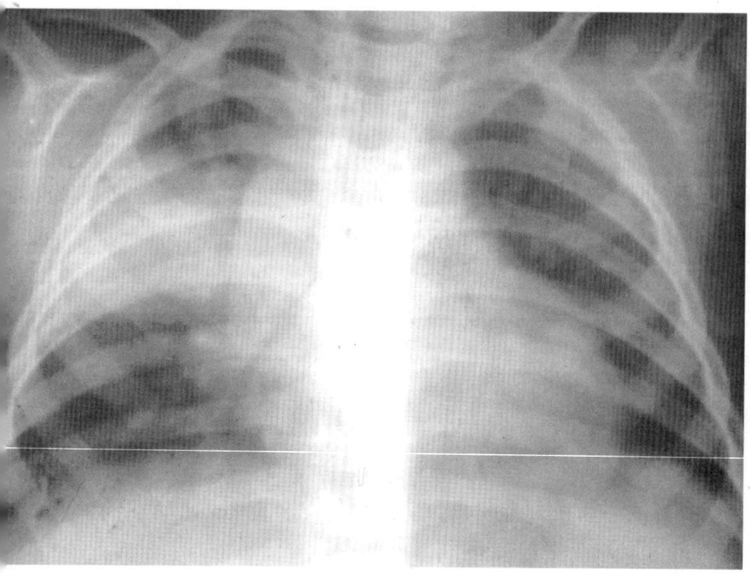

▼图3–6　原发性肺结核（病例4）

右肺门下方之原发病灶因病灶周围炎而增浓增大。

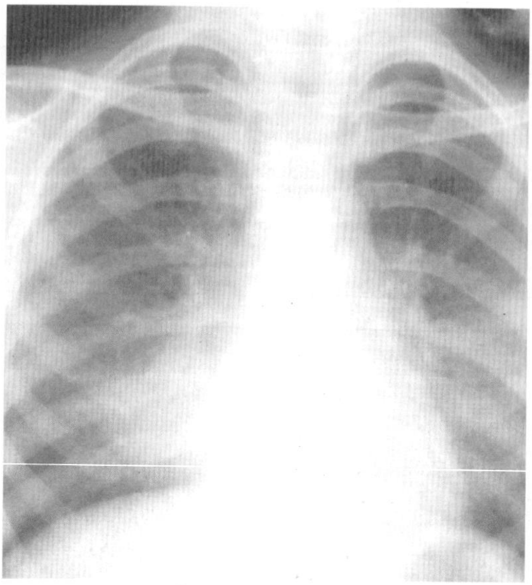

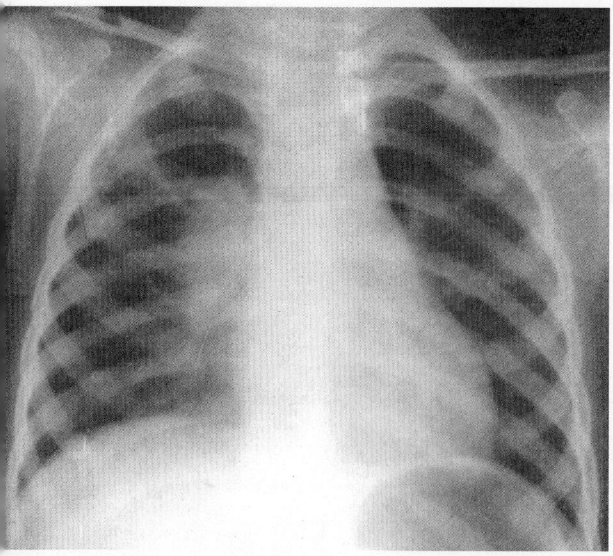

◀图3–7　原发性肺结核（病例5）

肺野的原发病灶不明显，只见索状影与肿大的肺门淋巴结相连。

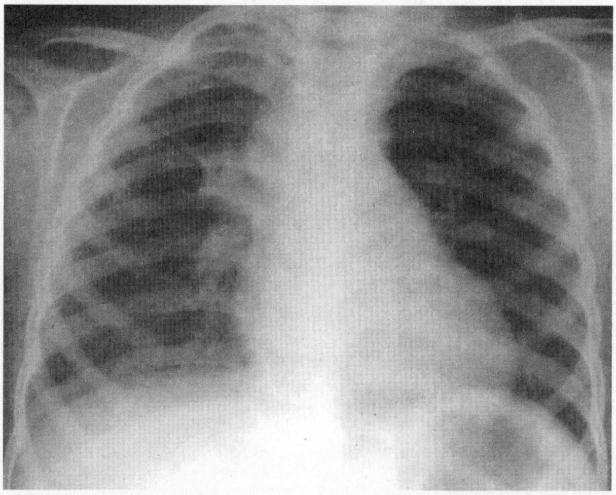

▶图3–8　原发性肺结核（病例6）

右上肺门淋巴结肿大，有纤维索状影伸向外侧胸壁。

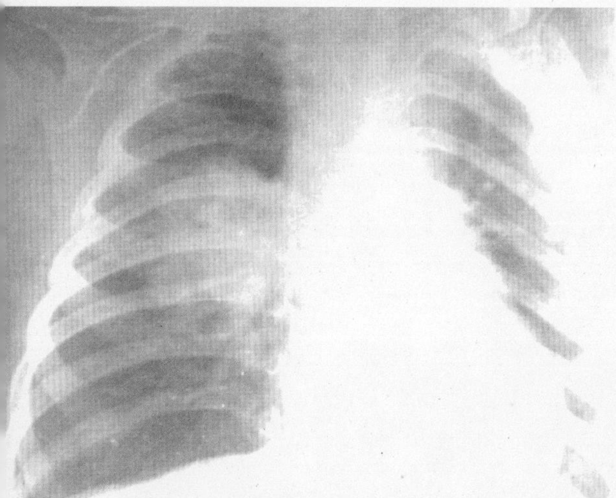

◀图3–9　原发性肺结核（病例7）

右肺门淋巴结肿大，并使周围肺组织产生渗出性炎症，故边缘模糊。

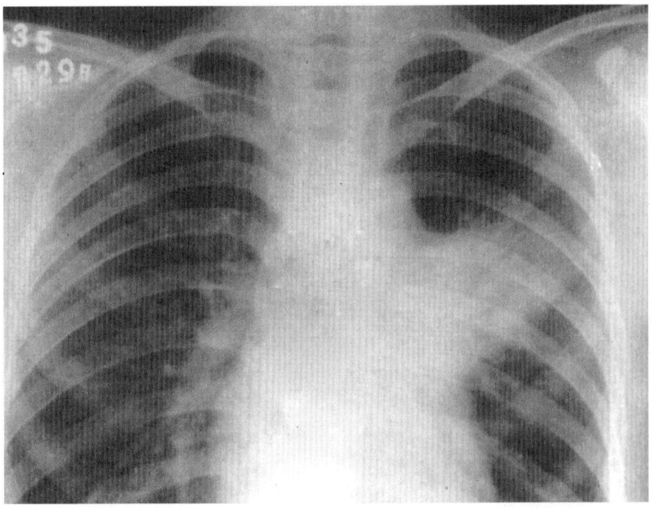

◀图3-10　原发性肺结核（病例8）
左肺门淋巴结肿大并有病灶周围炎。

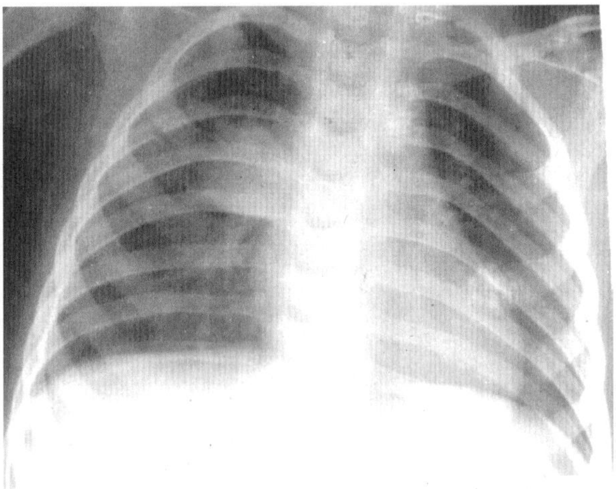

▶图3-11　原发性肺结核（病例9）
右肺门淋巴结肿大并有病灶周围炎。

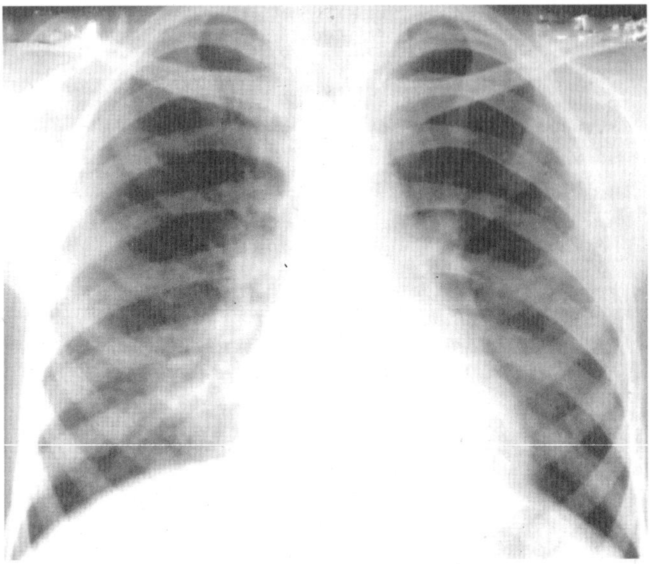

◀图3-12　原发性肺结核（病例10）
右肺门影增浓增大，外围有少量点状致密影。结核菌素试验强阳性。

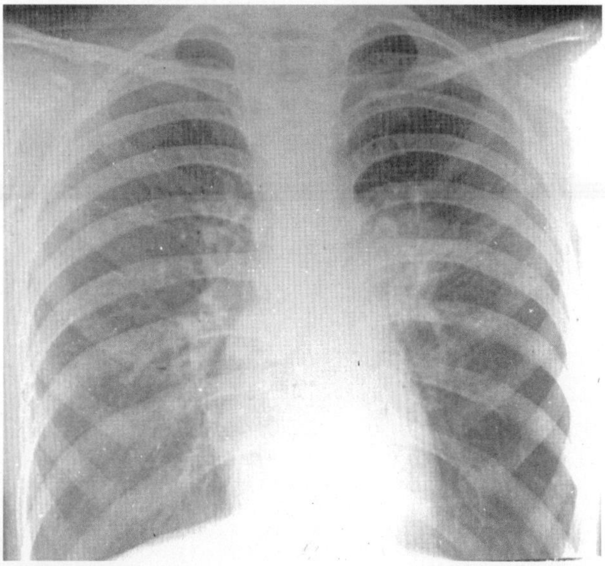

►图3-13 原发性肺结核（病例11）

左肺门明显增浓增大。结核菌素试验强阳性。

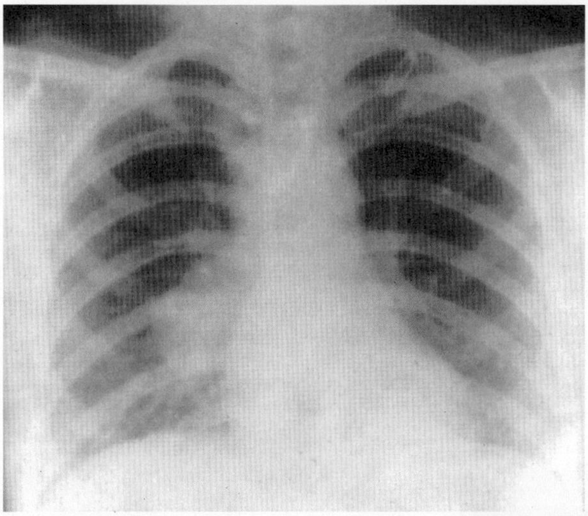

◄图3-14 原发性肺结核（病例12）

右肺门淋巴结明显肿大，边界清晰，有少许分叶状。经抗痨治疗后好转。

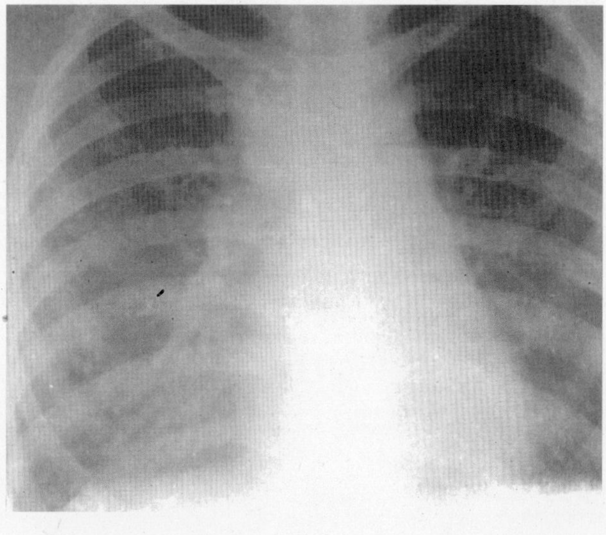

►图3-15 原发性肺结核（病例13）

右上纵隔旁有一半圆形结节影突出，边缘清晰，右上肺门亦有一小结节。典型的气管支气管旁淋巴结结核。

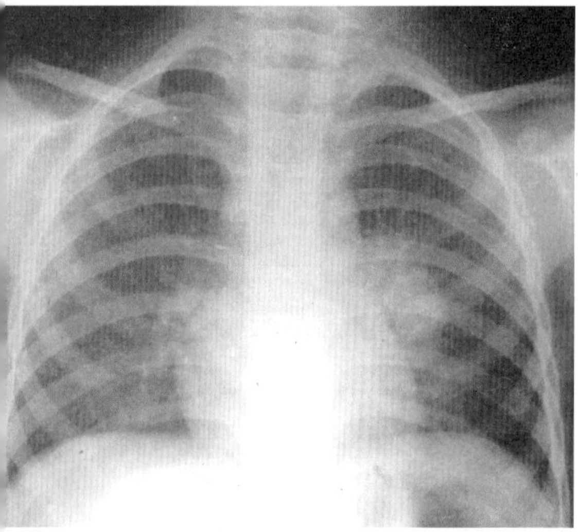

◄图3–16　原发性肺结核（病例14）

左肺门淋巴结肿大，边缘清晰，为肿瘤型淋巴结结核。

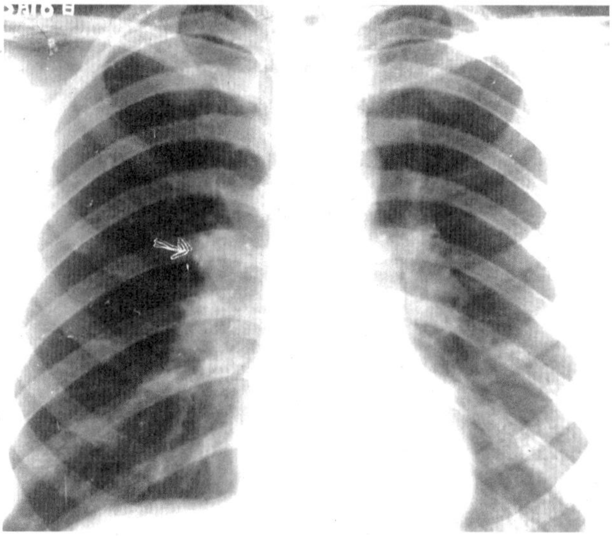

►图3–17　原发性肺结核（病例15）

在右肺门角处突出一小结节致密影，为肿大的淋巴结（箭头所指）。

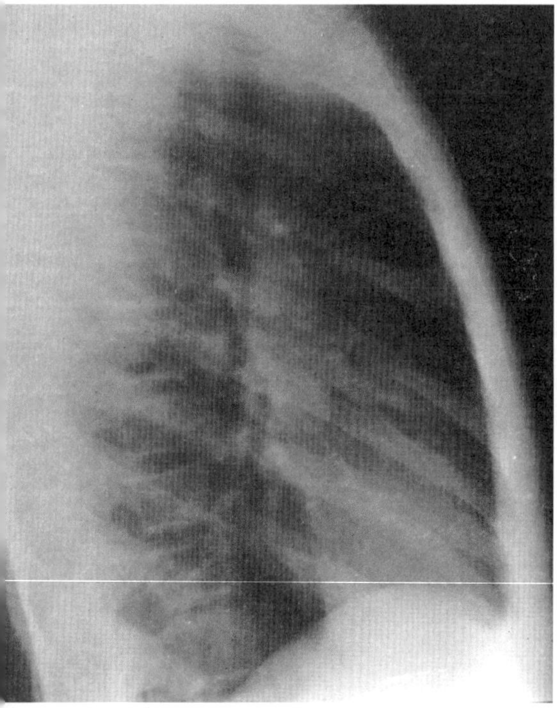

◄图3–18　原发性肺结核（病例15）右侧位片

右侧位片显示肺门区明显肿大的淋巴结，特别是下肺门的肿大淋巴结更清楚。患者结核菌素试验强阳性，经抗痨治疗后好转。

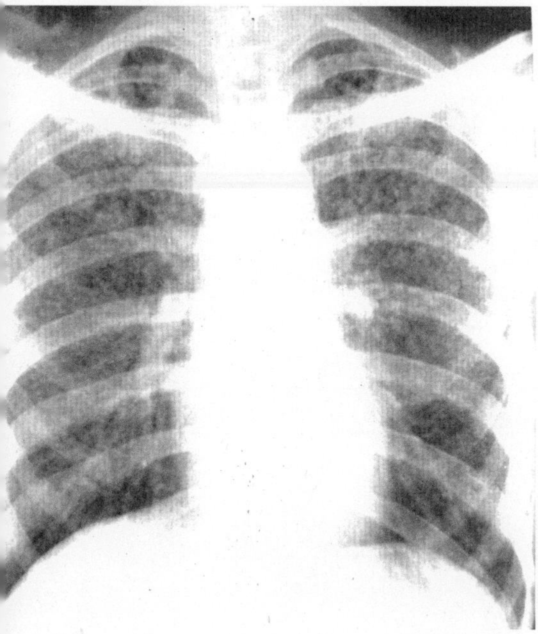

▲图3-19 急性粟粒型肺结核（病例16）

双侧肺野布满1～3 mm的粟粒样结节，双上中肺野多于下肺野，双肺尖亦明显受累，双侧病灶呈“三均匀”现象：分布均匀、密度均匀、大小均匀。

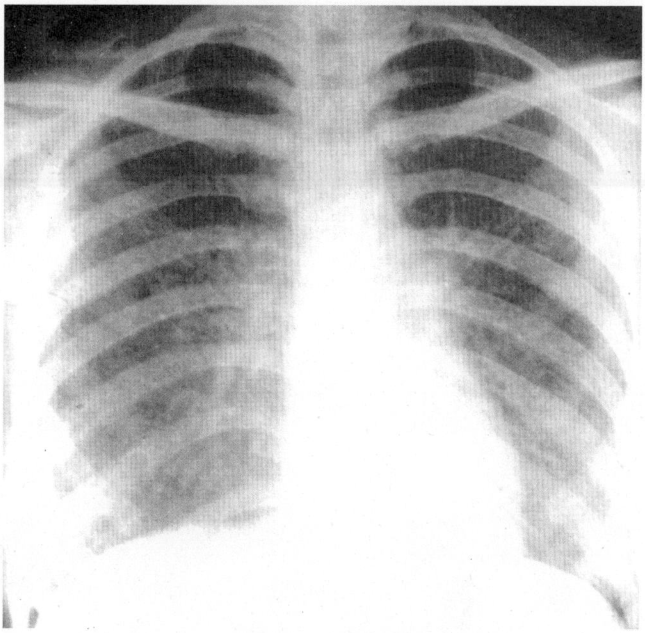

▲图3-20 急性血行播散性肺结核（病例17）

双侧肺野对称地密布大小相若、密度一致的粟粒样结节，上中肺野多于下肺野，双肺尖亦受累。

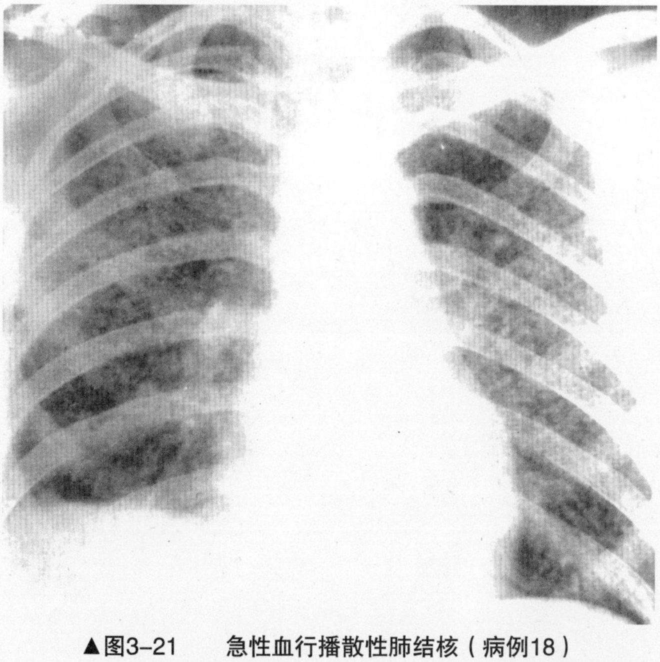

▲图3-21 急性血行播散性肺结核（病例18）

双侧肺野密布粟粒样结节，以上中肺野中内带居多，双肺尖亦有粟粒结节影，右肋膈角胸膜肥厚粘连。

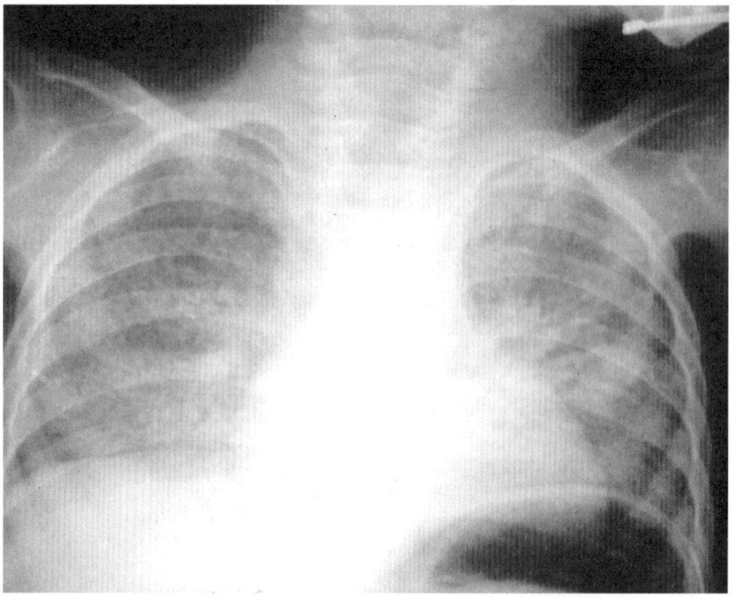

▲图3-22　急性血行播散性肺结核（病例19）

这是由原发性肺结核引起的血行播散，左肺的原发结核病灶或肺门淋巴结中的干酪物侵入血管后引起，双侧肺野密布粟粒样结节，从肺尖直到肺底，以双侧肺中内带为著。

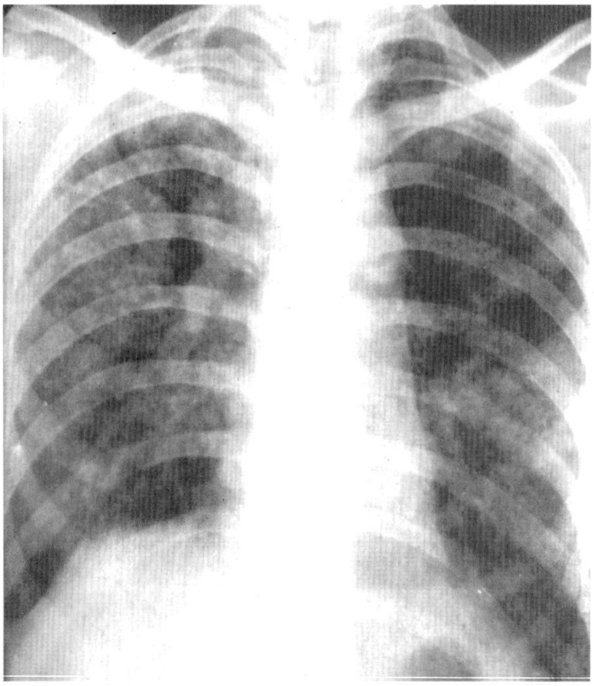

▲图3-23　亚急性、慢性血行播散性肺结核（病例20）

双侧肺野从肺尖到肺底有大小不一、分布不均的粟粒样结节，部分融合成小片状，边缘模糊。

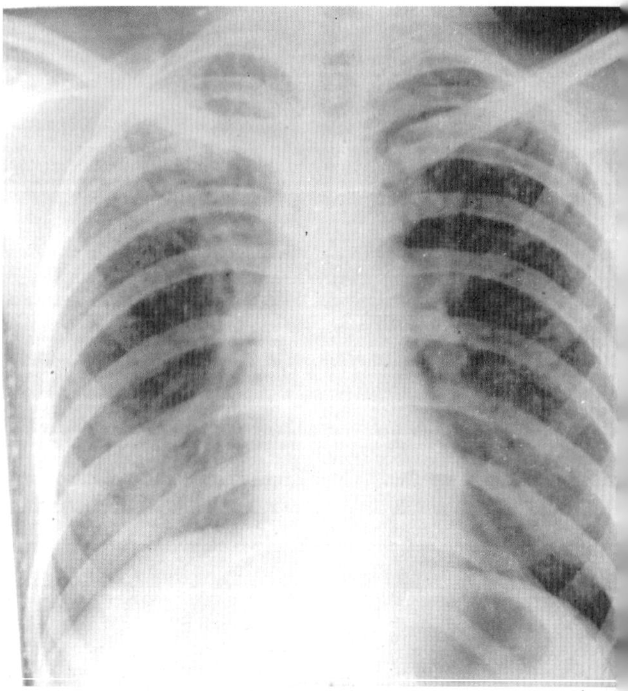

▲图3-24　亚急性、慢性血行播散性肺结核（病例21）

双肺从肺尖到肺下野散布有大小不一的粟粒样结节，以上肺野较多，有部分融合。

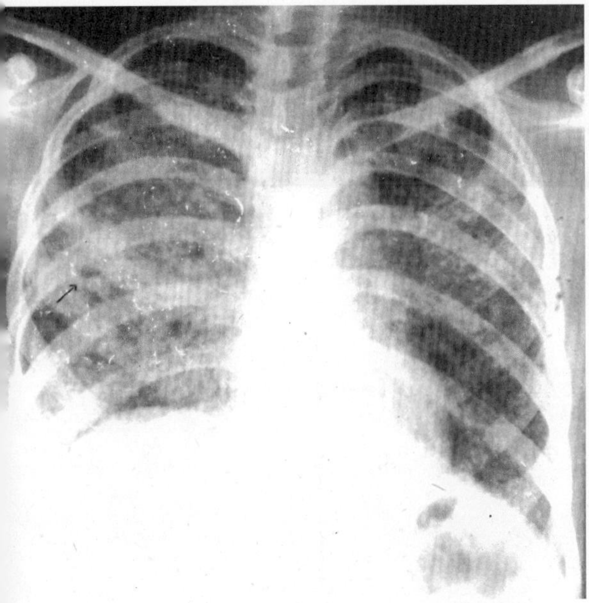

▲图3-25 亚急性、慢性血行播散性肺结核（病例22）

双肺密布大小不一的粟粒样结节，部分融合，右第三前肋间有小空洞，双上肺野外带呈代偿性肺气肿，右肋膈角胸膜肥厚粘连。

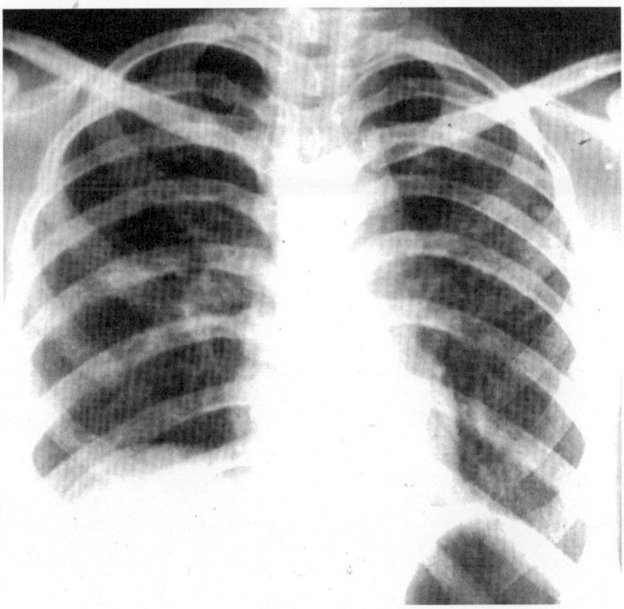

▲图3-26 亚急性、慢性血行播散性肺结核（病例22）治疗后

经抗痨治疗两个月后，肺部结核灶明显减退，空洞消失。但双肺出现不少细小气囊，密集于右侧肺及左上肺野，并呈网织样结构。左上纵隔旁可见“船帆征”——肥大的胸腺。

（三）继发性肺结核

继发性肺结核为成人肺结核最常见的一种类型，其X线表现形态多种多样，主要有以下几种：

1. 片状浸润

片状浸润为早期继发性肺结核的典型代表，常见于上肺野的锁骨上下区域，侧位片多位于气管后，其次在下叶背段。X线呈片状边缘模糊致密影，往往密度较均匀，但亦可见细小索状影夹杂其中。病变早期范围往往较小，直径为1～2 cm，但也可见大片状浸润或数小片浸润病灶相聚一起（见图3-27至图3-32）。

2. 圆形或椭圆形致密影

它常为增殖性病变，密度均匀一致或内有钙化斑。如果其中的干酪病灶溶解排出，则可见透光区。圆形或椭圆形结核病灶的典型代表是结核球，结核球的外围由纤维组织包裹，故有时可见球形病灶外有一层包膜（见图3-33至图3-35）。结核球内的空洞多位于中央或靠近肺门一侧，有时可见引流支气管呈“双轨征”与肺门相连（见图3-36和图3-37）。结核球直径的大小一般为1～3 cm，有时边缘可出现“分叶征”（常为浅分叶）和“尾巴征”（见图3-33），但不多见，常常在其附近有卫星灶（见图3-38和图3-39）。有时正位片不见圆形病变而在侧位片显示（见图3-40至图3-44）。

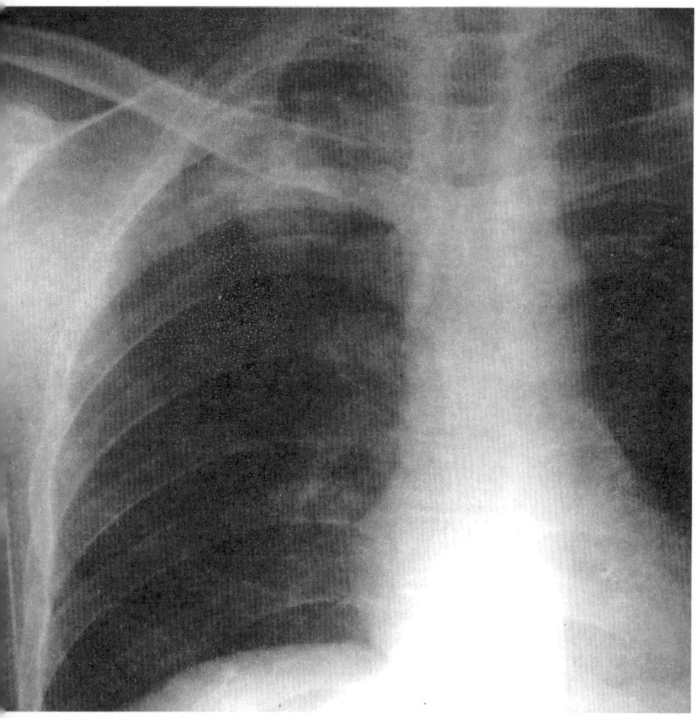

▲图3-27 继发性肺结核——片状浸润（病例23）

右肺尖及第一前肋间有数片致密影，边缘模糊，中间密度略高，为典型的锁骨后结核性浸润。

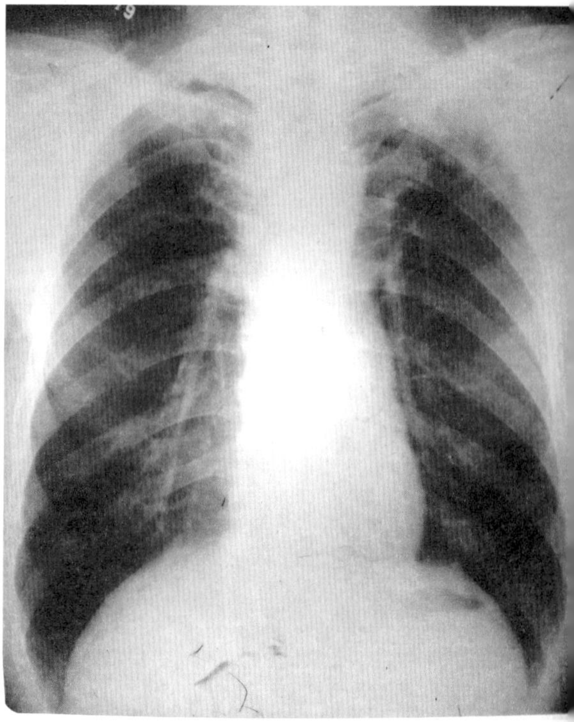

▲图3-28 继发性肺结核——片状浸润（病例24）

双肺尖及左第一前肋间均有结核性浸润，双下肺野出现代偿性肺气肿。

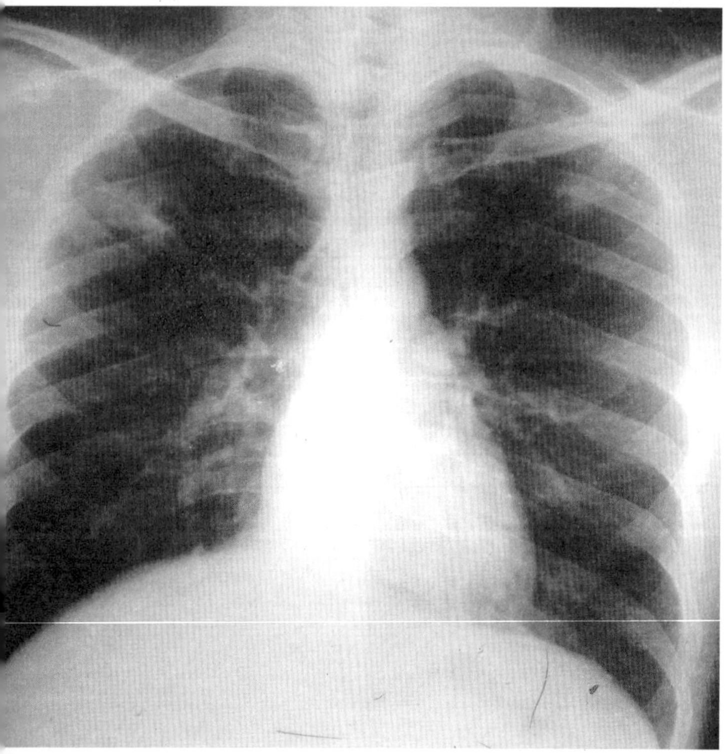

◀图3-29 继发性肺结核——片状浸润（病例25）

双侧肺纹明显增多增粗，双上肺野有结核浸润及纤维增殖病变。

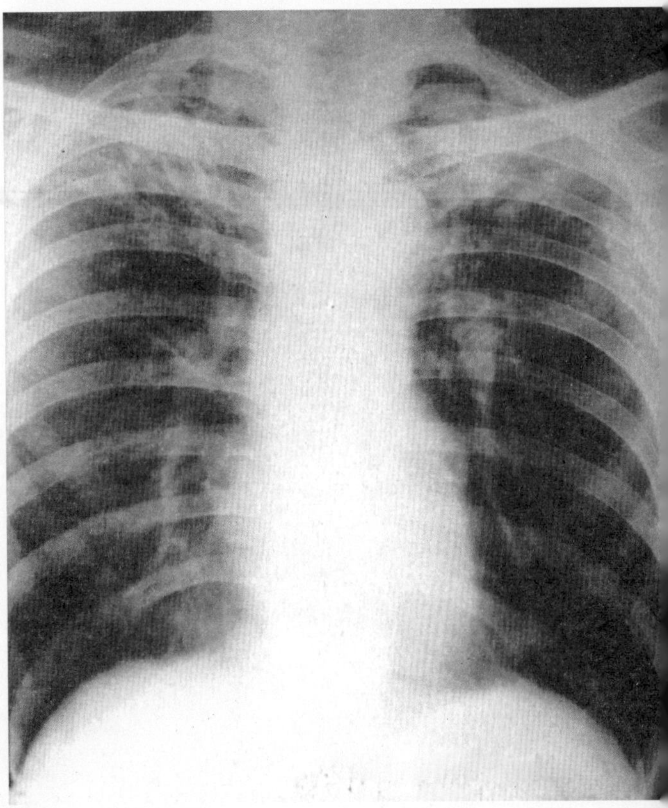

▶图3–30　继发性肺结核——片状浸润（病例26）

双上肺野有较密集的纤维渗出及增殖性病变，双下肺出现代偿性肺气肿。

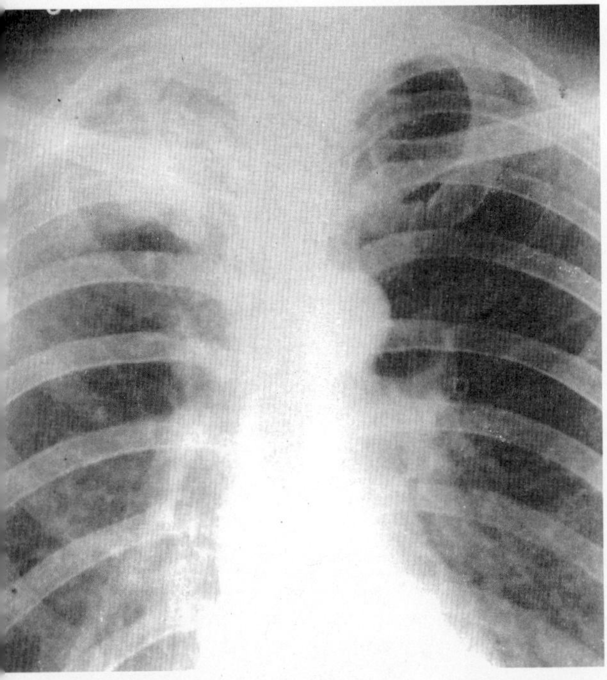

◀图3–31　继发性肺结核——片状浸润（病例27）

右锁骨后结核性浸润。

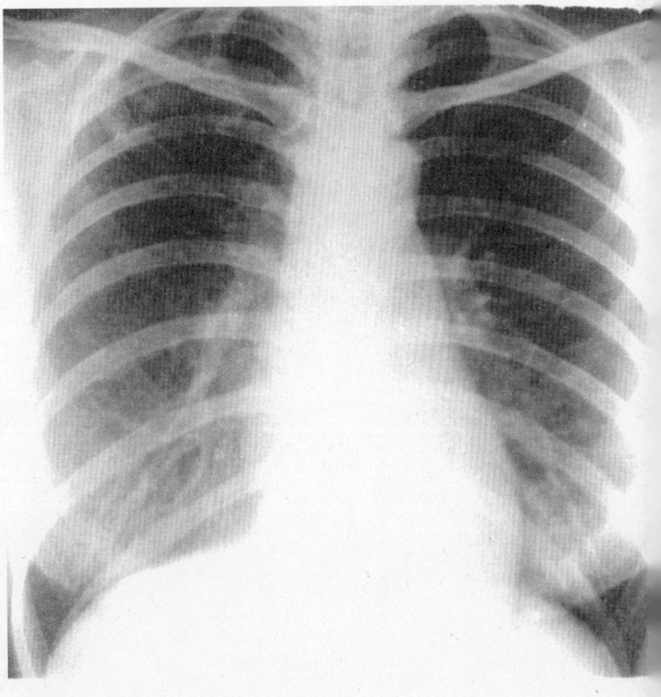

▶图3–32　继发性肺结核——片状浸润（病例28）

右锁骨下结核性浸润。

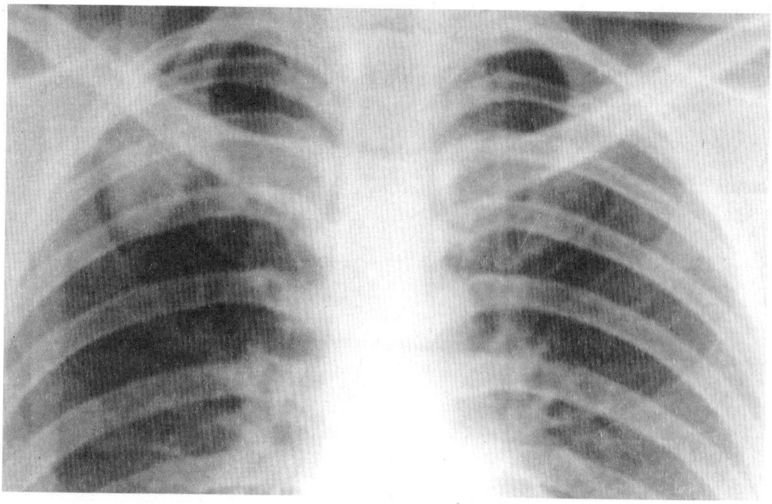

◀图3-33　继发性肺结核——结核球（病例29）

右上肺第一前肋间外带有一球形病灶，约3 cm×2.5 cm，密度不均，球内靠肺门一侧密度明显较低。

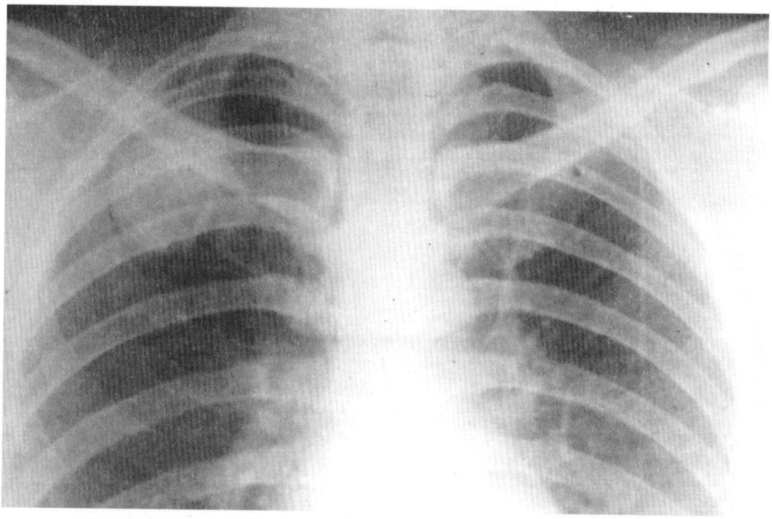

◀图3-34　继发性肺结核——结核球（病例29）复查

两个月后复查，结核球增大，边缘较前清晰并出现一层纤维包膜，球内密度仍然不均匀。

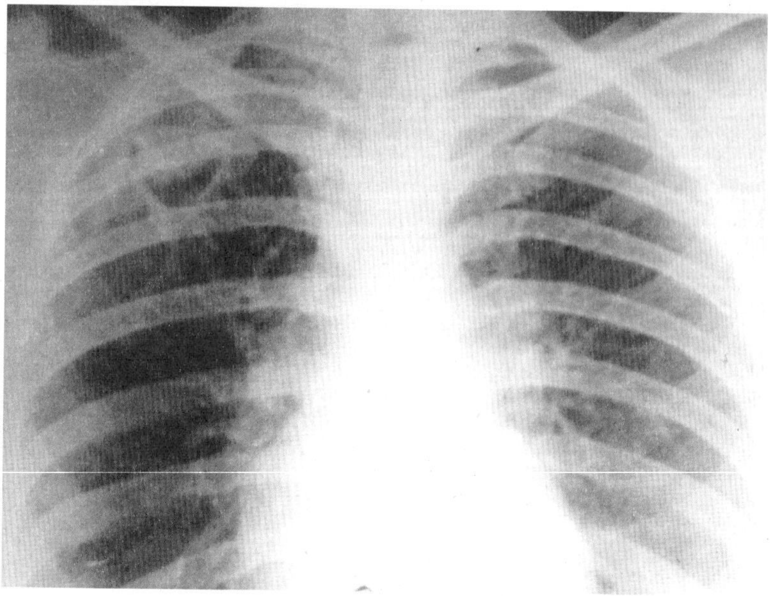

◀图3-35　继发性肺结核——结核球（病例29）形成空洞

结核球内干酪物质排出，空气进入，形成空洞，洞内密度不均匀，洞内远端仍可见致密影。

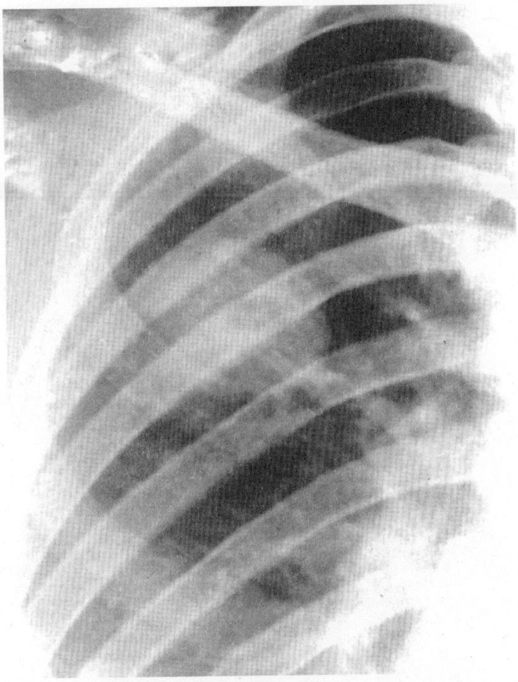

▶图3-36　继发性肺结核——结核球（病例30）

右第一前肋间有结核球，约3.5 cm × 2.8 cm，边缘较清楚，结核球内密度不均，内有纤维索状影，结核球有索状影与右肺门相连。

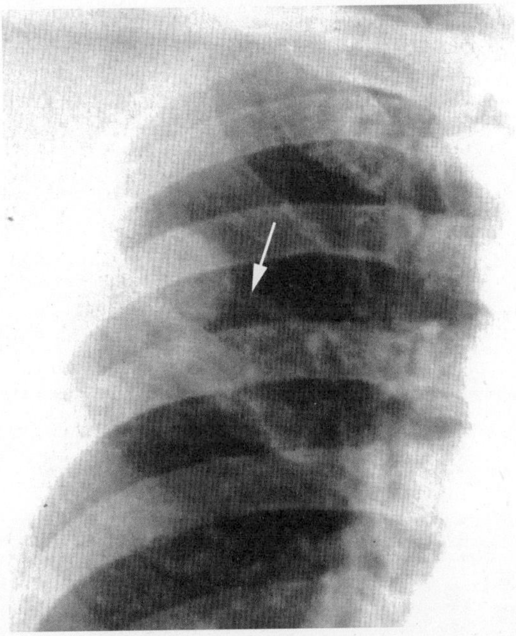

◀图3-37　继发性肺结核——结核球（病例31）

右肺第二前肋间外带有一结核球，约2.5 cm × 2 cm，边缘清晰，内部密度不均，可见一“空气造影”的支气管（双轨征，白箭头所指）与右肺门相连。

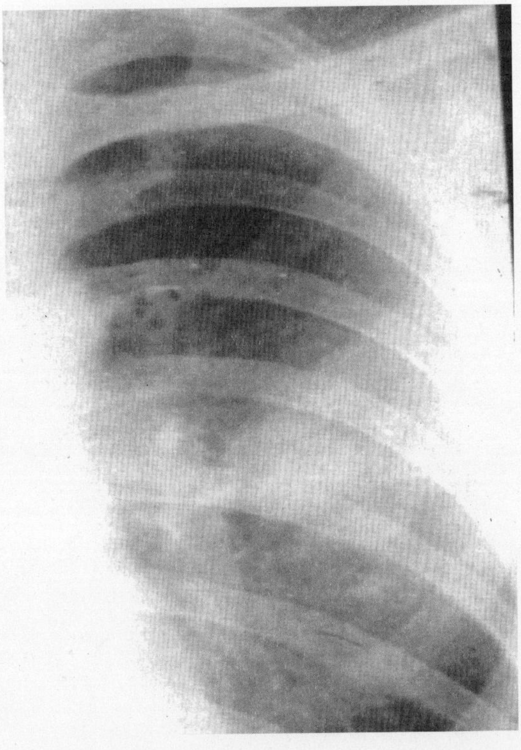

▶图3-38　继发性肺结核——结核球（病例32）

左中肺野之结核球边缘模糊，旁边有卫星灶。

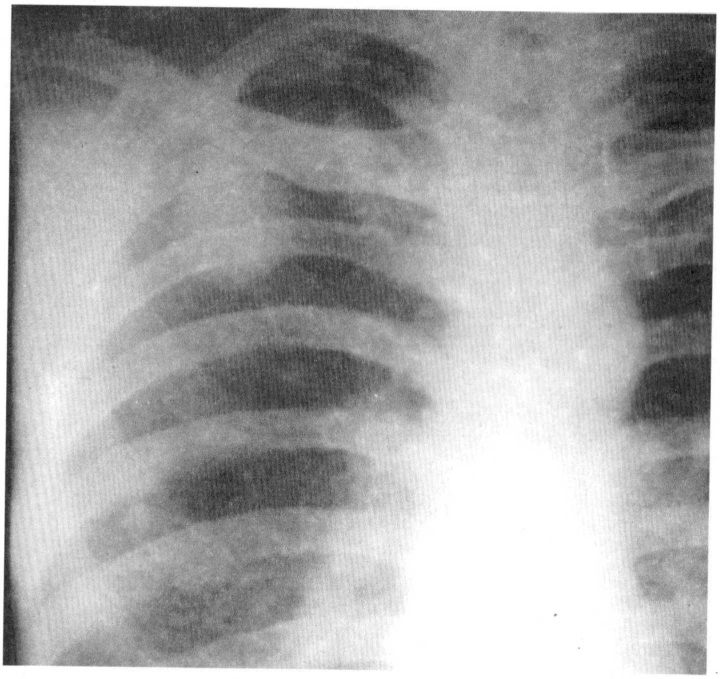

▲图3-39　继发性肺结核——结核球（病例33）

右第一前肋后方有一结核球，边缘模糊，有索条影与肺门相连，附近有卫星灶。

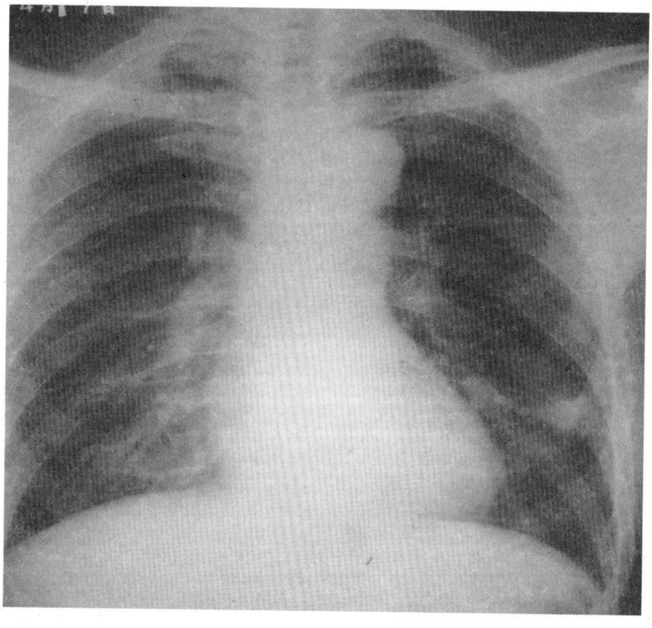

▲图3-40　继发性肺结核——结核球（病例34）

右肺尖有结核浸润灶，左肺第四前肋间有一团块状致密影，边缘模糊，并有索状影与左肺门相连。

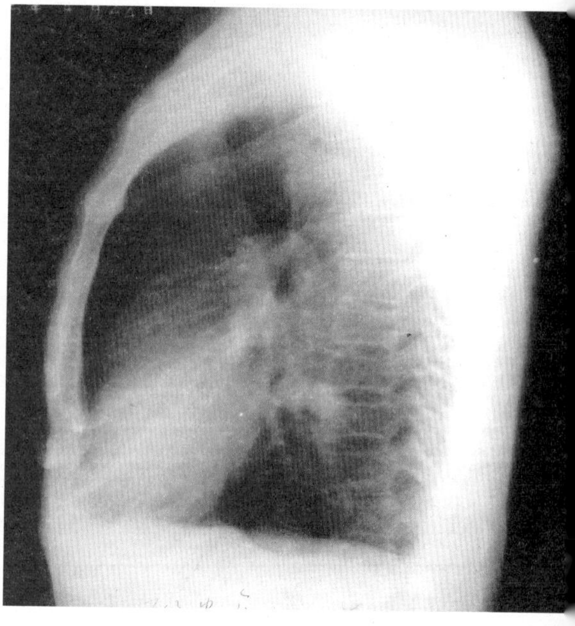

▲图3-41　继发性肺结核——结核球（病例34）侧位片

侧位片心后方有明显小团块影，边缘清晰，提示病变位于左下叶。后行手术切除，证实病变是左下叶后基底段结核球。

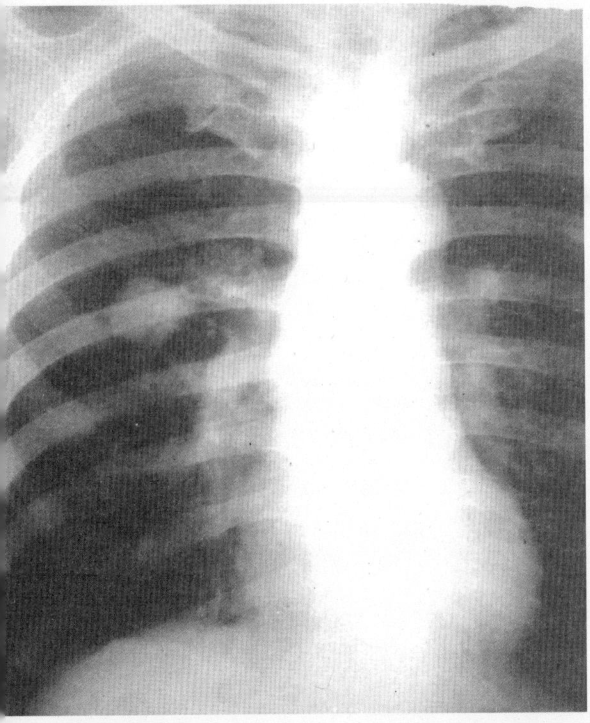

◀图3–42　继发性肺结核——结核球（病例35）

右肺第三前肋间有一直径约2.5 cm的球形致密影，边缘清晰，其外下缘有较浅的凹入，球内有数点钙化，球形灶有索状影与右肺门相连，附近肺纹反应不明显，但附近未见明显卫星灶。手术切除为右上叶结核球。

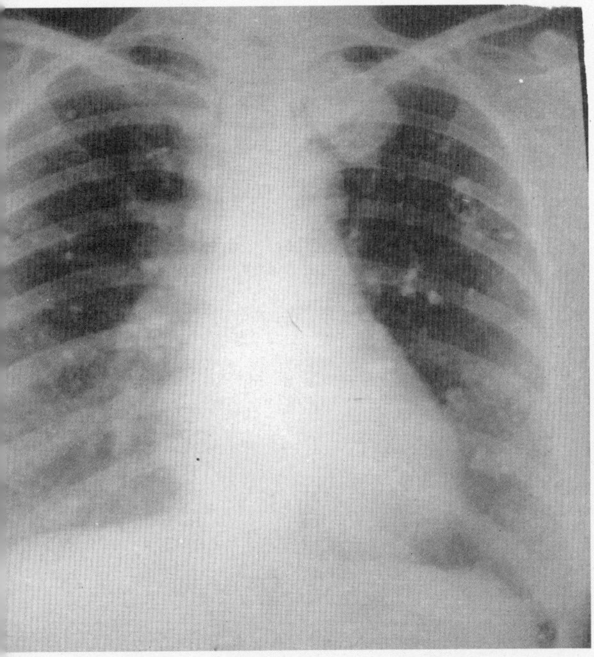

▲图3–43　继发性肺结核——结核球（病例36）

左上肺结核球及双侧支气管播散灶钙化。

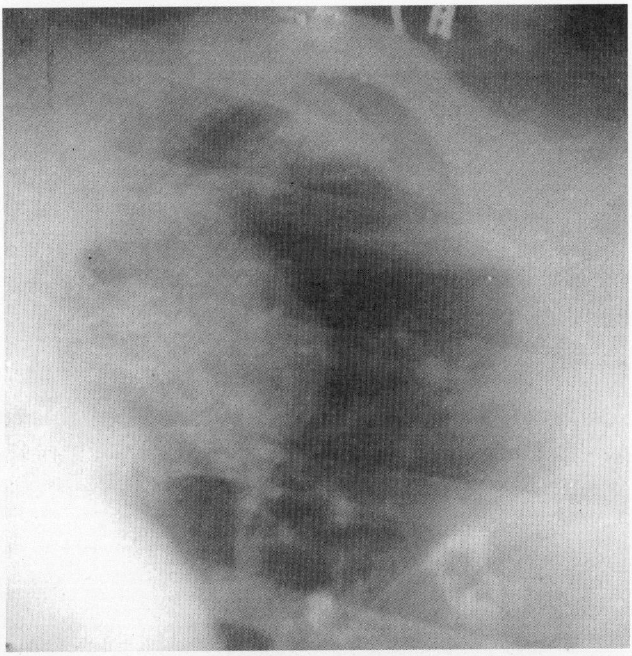

▲图3–44　继发性肺结核——结核球（病例36）前弓位照

前弓位投照，可见结核球外围的包膜明显钙化，且断断续续，球内有斑片状钙化。球形病灶包膜钙化多见于结核球。

3. 空洞

由于干酪病变溶解液化排出，空气进入而形成空洞，可单发或多发，按病理基础和X线表现将结核性空洞分为以下四种：

A. 虫蚀样空洞

虫蚀样空洞多继发于大叶性或小叶性干酪性肺炎，为急性空洞，因干酪病变迅速恶化溶解而形成，故洞壁不明显，且形态不一，可单发或多发。在X线上表现为大片浓密影中有大小不等、形态不一的密度减低区，亦可因多房性呈蜂窝状透光区。同侧肺野或双侧肺野多有播散性病灶（见图 3-45 和图 3-46）。

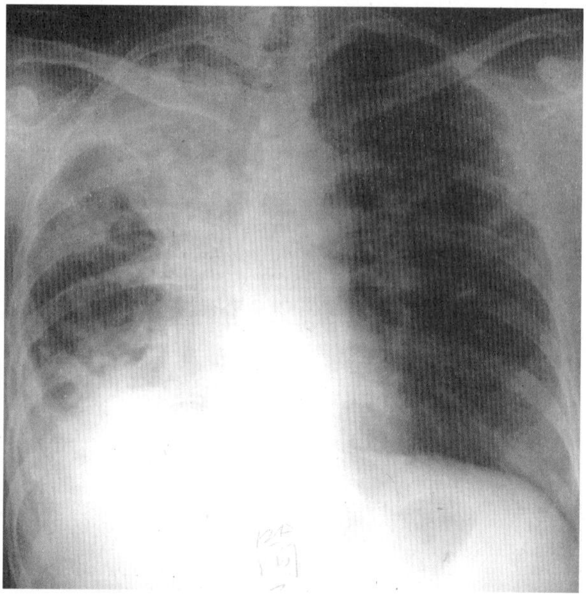

▲图3-45　继发性肺结核——虫蚀样空洞（病例37）

右上肺叶膨胀不全，下缘达第二前肋，内为一片非均匀浓密影，其中有多个虫蚀样空洞，右中下肺野及左中肺野有密集的支气管播散灶，并有多个小空洞。气管右移，右横膈上提，右横膈面胸膜肥厚粘连。痰结核菌检查强阳性。

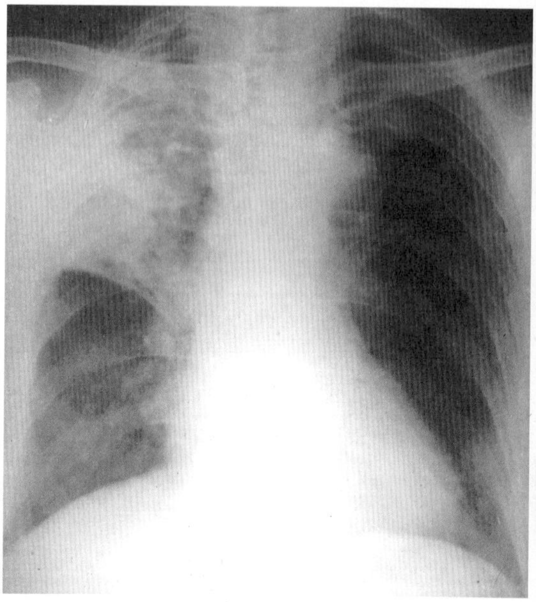

▲图3-46　继发性肺结核——虫蚀样空洞（病例38）

右上肺叶膨胀不全，内呈一片非均匀浓密影，有多个虫蚀样空洞，为干酪性肺炎所致。双侧肺野有少量支气管播散灶。痰结核菌检查强阳性。

B. 纤维薄壁空洞

空洞外围被一层厚度不超过 3 mm的纤维组织包裹，往往表现为圆形或卵圆形薄壁透光区，洞壁厚薄较均匀（洞壁周围发炎时可能出现不均匀），内壁光滑（见图 3-47 至图 3-49），附近常伴有卫星灶或纤维索状影，亦可在一大片非均匀致密影中发现一个或多个薄壁纤维空洞。如果引流支气管因炎症阻塞形成活瓣样时，则空气易入难出，发展成“张力性空洞”，这种空洞膨胀较快，常有少量液体存留，在X线上，表现为较大的薄壁空洞，常呈圆形或椭圆形（见图 3-50）。如果空洞很大而使周围肺组织受压，此时洞壁表现较厚。纤维薄壁空洞一般比较新鲜，经积极抗痨治疗容易闭合，在追踪观察过程中张力性空洞忽大忽小。

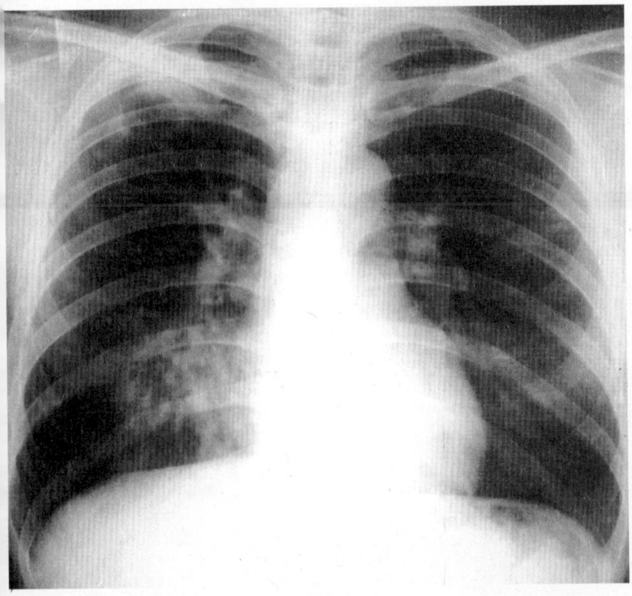

▲图3-47　继发性肺结核——薄壁纤维空洞（病例39）

右肺第一前肋间有薄壁纤维空洞，附近有片状浸润及纤维增殖性病变，余右肺及左中肺野有支气管播散灶。

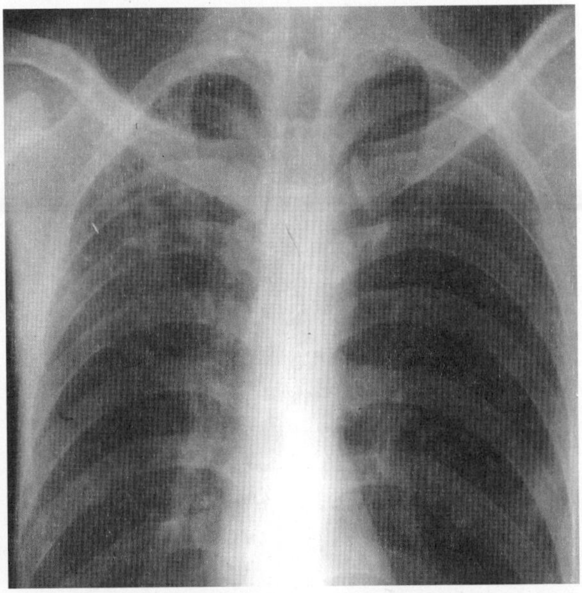

▲图3-48　继发性肺结核——薄壁纤维空洞（病例40）

右上肺野有较密集的小片结核浸润，第一前肋间有椭圆形薄壁纤维空洞。

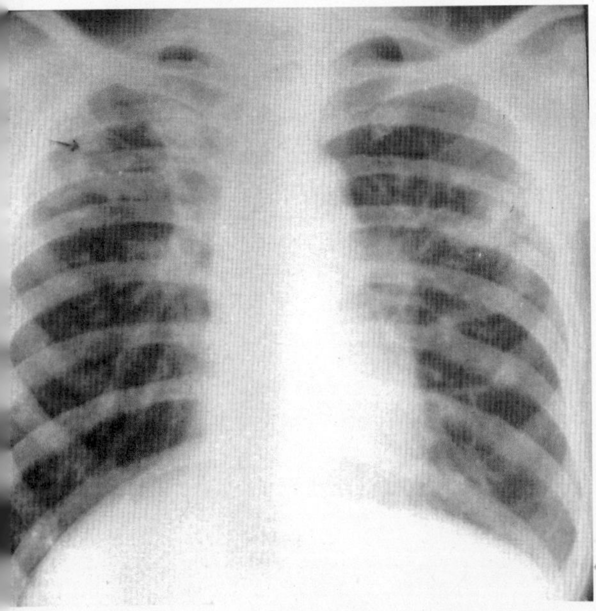

▲图3-49　继发性肺结核——薄壁纤维空洞（病例41）

右上肺有一个大的薄壁纤维空洞，内有小液平面，双侧肺野均有支气管播散灶。

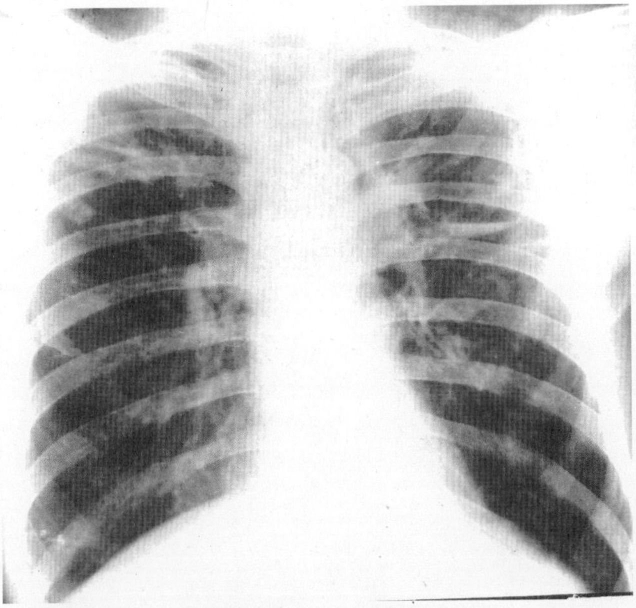

▲图3-50　继发性肺结核——薄壁纤维空洞（病例42）

左上肺野从肺尖到第三前肋间有一个大的椭圆形薄壁纤维空洞，内有小液面，右肺尖至第一前肋间亦有一个类圆形薄壁纤维空洞，双上中肺野有散在性卫星灶。

C. 干酪厚壁空洞

干酪厚壁空洞为结核球中央坏死液化经引流支气管排出而成，此种空洞内壁因有肉芽组织增生或干酪性病灶溶解时间不同，故常不规则。洞壁比较厚且密度较均匀，X线表现为圆形或椭圆形厚壁透光区，结核球外壁为较薄的纤维组织包裹，故此外缘清晰，内缘多不规则。常可见引流支气管与肺门相连（见图3–51至图3–54）。

D. 纤维厚壁空洞与净化空洞

纤维厚壁空洞与净化空洞是多型肺结核继续发展的晚期表现。特点是纤维厚壁空洞形成，洞壁厚度超过3 mm，大量纤维组织增生。空洞多位于锁骨后方，常呈长条形透光区，洞壁较光滑，洞周围常有浸润病变及附近胸膜肥厚粘连，相应胸廓缩窄，上纵隔向患侧移位，患侧肺门上提，下肺野的肺纹呈垂柳状，同侧或对侧肺野常有支气管播散性病变和代偿性肺气肿（见图3–55和图3–56）。

部分病人经抗痨治疗后空洞呈开放性治愈（净化空洞），空洞有时会被增生的纤维组织或肥厚的胸膜遮盖而不显影。病人的痰结核菌检查长期阴性（三年以上），临床上无结核中毒症状，表示为慢性纤维厚壁空洞性肺结核的好转。

慢性纤维空洞性肺结核常引起结核性支气管扩张，X线表现为蜂窝状透光区、壁厚，支气管造影时可见支气管呈柱状或囊状扩张，常见远端细支气管呈鸡爪样扭曲。要检查支气管有无扩张，目前常用CT检查。

不论是纤维厚壁空洞或者净化空洞或肺硬变（见图3–57至图3–60），常常需要了解患者的过去与目前状况、临床资料以及一系列的X光追踪观察，才能对其作出较合理的诊断。

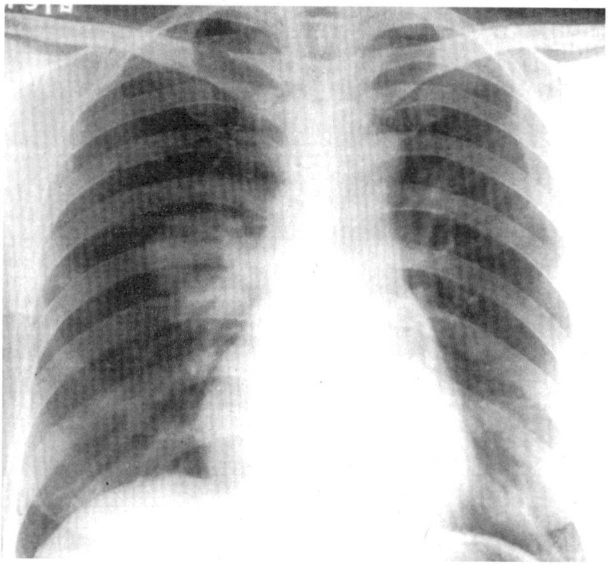

▲图3–51　继发性肺结核——干酪厚壁空洞（病例43）

右下叶背段结核球，中央坏死液化排出后，形成干酪厚壁空洞。

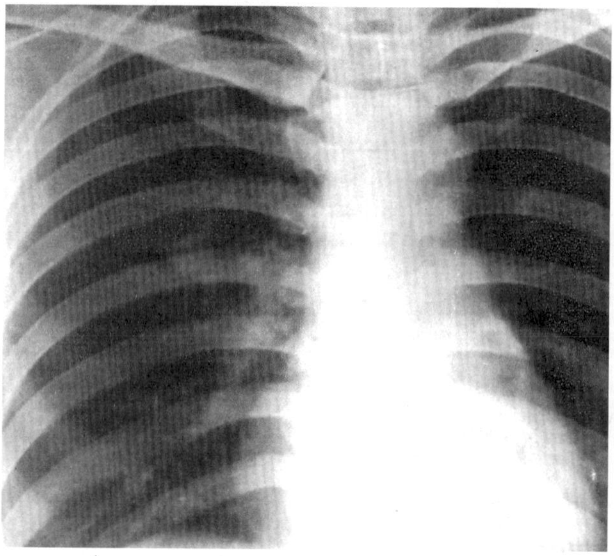

▲图3–52　继发性肺结核——干酪厚壁空洞（病例43）治疗后

经抗痨治疗后，空洞消失，仍有小片状病灶。

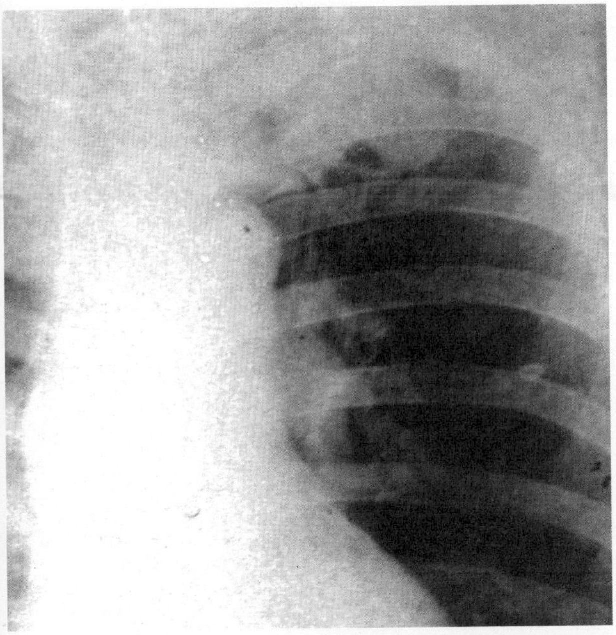

▲图3-53 继发性肺结核——干酪厚壁空洞（病例44）

左上肺野第一前肋间有一直径约3.5 cm的结核球，其内近肺门侧有一弯月形透亮区，并可见引流支气管与左肺门相连。

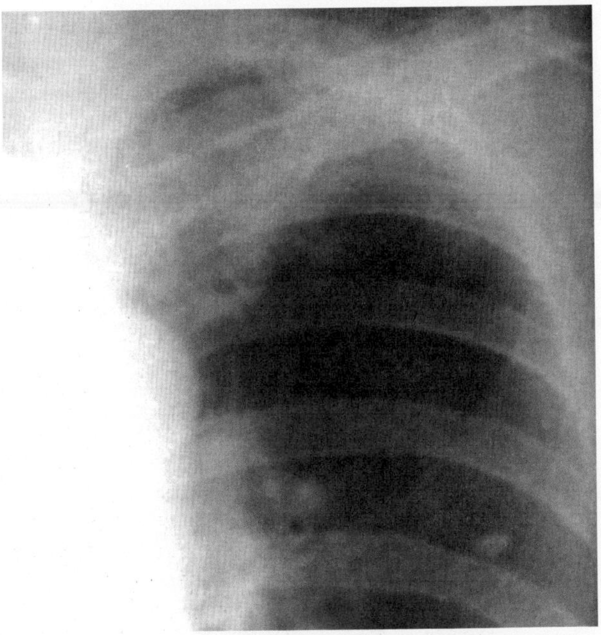

▲图3-54 继发性肺结核——干酪厚壁空洞（病例44）治疗后

经抗痨治疗后，空洞消失，仅见少许纤维增殖性病灶。

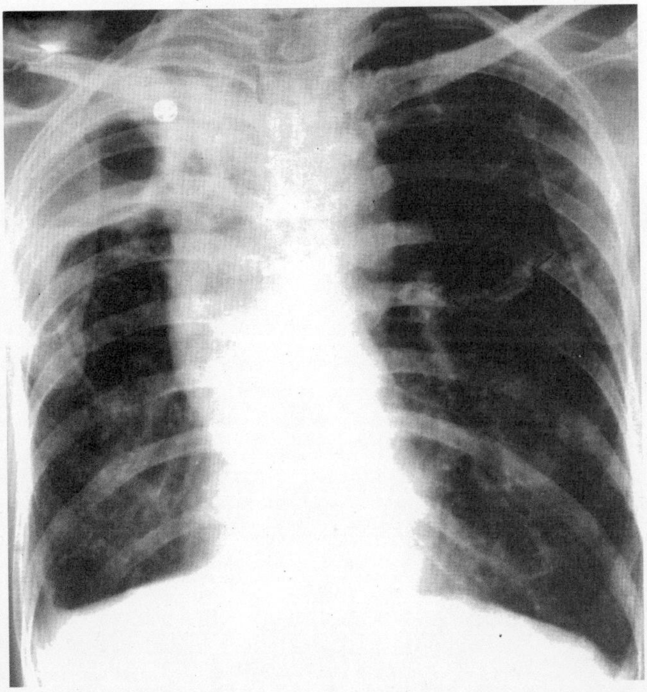

◀图3-55 继发性肺结核——纤维厚壁空洞（病例45）

右上肺野中外带有纤维厚壁空洞，约7 cm×4.5 cm，右上胸膜明显肥厚粘连，纵隔右移，右肺门上提，右上胸廓轻度收缩；余双侧肺野均有支气管播散灶，左中肺野尚可见一直径约1 cm的薄壁纤维空洞。左肺代偿性肺气肿。

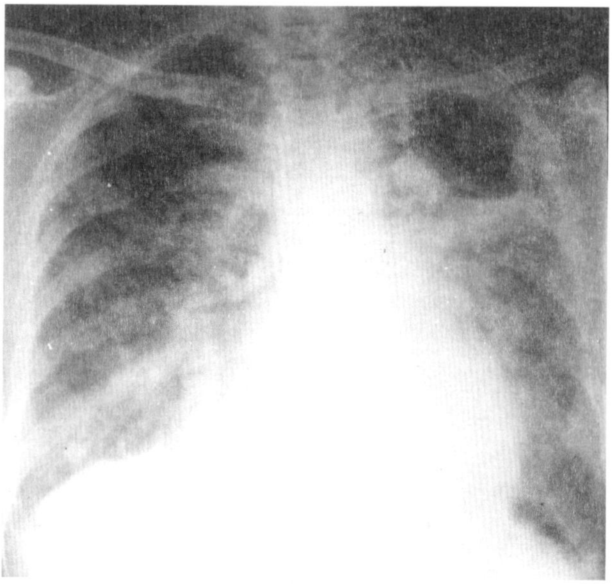

▲图3-56　继发性肺结核——纤维厚壁空洞
（病例46）

左上肺有一纤维厚壁空洞，约6 cm×4 cm，洞壁部分钙化，空洞内有小液平面；双侧肺野有广泛的支气管播散灶，以双侧中下肺野的内带为甚。患者结核病史8年，不规则间断治疗。痰结核菌阳性。

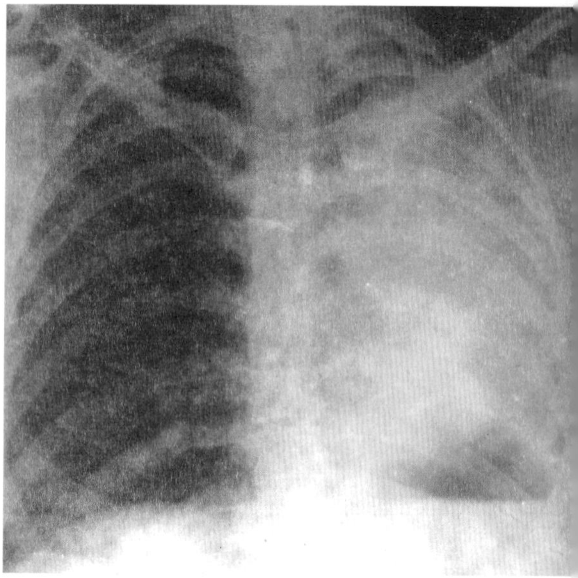

▲图3-57　继发性肺结核——肺硬变
（病例47）

患者发现肺结核病9年，不规则抗痨治疗，近3年痰结核菌检查一直阴性，无明显结核中毒症状；X线平片显示左肺野呈一片非均匀浓密影，纵隔明显左移，左横膈显著升高。右肺有少许纤维增殖性病灶，右侧肺纹增多增粗，以右肺外带较明显。

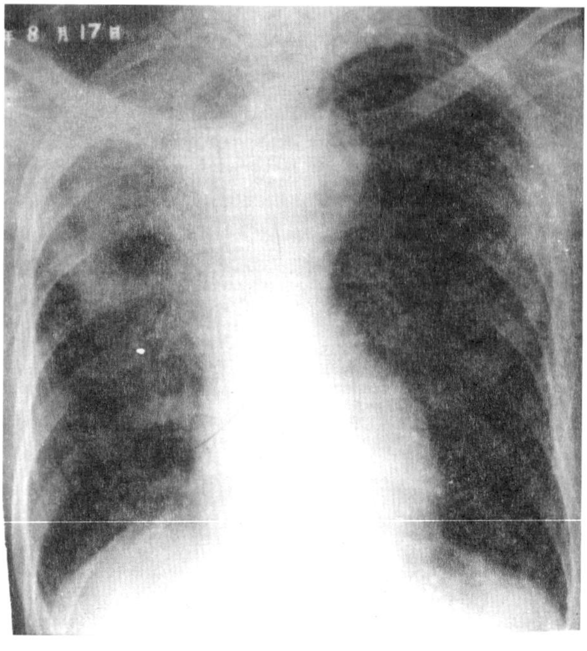

◀图3-58　继发性肺结核——肺硬变
（病例48）

右上肺结核多年，曾出现右上肺叶结核性空洞并向双侧肺支气管播散，痰结核菌检查强阳性。经抗痨治疗后，病人临床症状好转，痰结核菌检查已转阴4年多。本片示右上肺叶膨胀不全，气管右移，右肺门上提，右上胸廓稍缩窄，其余双侧肺野支气管播散灶基本吸收，左肺呈代偿性肺气肿，右上肺硬变。

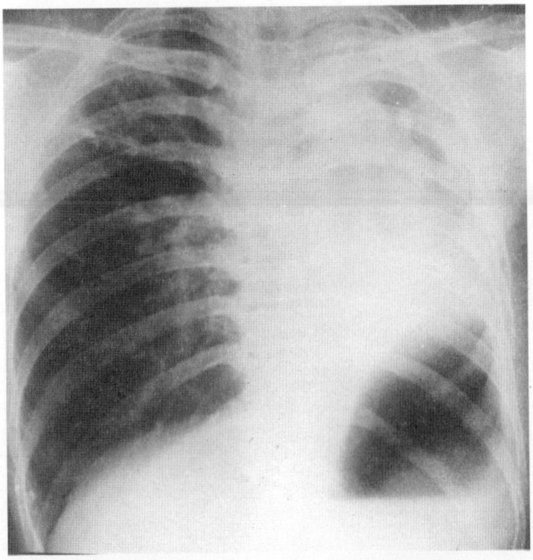

◀图3-59　继发性肺结核——净化性空洞（病例49）

患者发现肺结核病15年，早期不规则抗痨治疗，左上肺原有纤维薄壁空洞及双侧肺较广泛的支气管播散灶，痰结核菌检查阳性，患者结核中毒症状明显，后经积极治疗，双侧播散灶基本吸收，右肺野仅余少量散在性纤维增殖性病灶，左侧胸膜明显肥厚粘连，纵隔显著左移，左横膈上提，左上肺有一长条形厚壁纤维空洞，患者在近3年中痰结核菌检查（涂片及培养）一直阴性，临床症状基本消失。

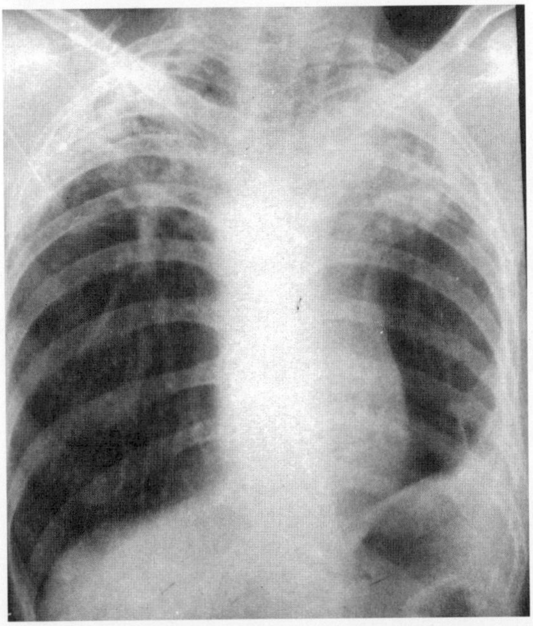

◀图3-60　继发性肺结核——左上肺硬变（病例50）

患者63岁，肺结核病史15年，前期不规则治疗，病情反复，左上肺曾出现纤维厚壁空洞，临床上结核中毒症状明显，后入住医院，经积极抗痨治疗，临床症状明显好转，痰结核菌转阴，出院后坚持治疗已5年，痰结核菌检查一直阴性（涂片及培养）。本片显示左上肺叶膨胀不全，内有一片非均匀浓密影，气管左移，左肺门上提，左上肋间隙缩窄，左胸膜肥厚粘连，左肋膈角消失；右上肺野有较多纤维增殖性结核灶，并有小片状钙化灶。右肺门上提，右上局部胸膜肥厚。

了解肺结核病人有无空洞存在及空洞性质，对于治疗方案的确立与预后有直接影响，故应详细观察。有时正位片不易观察，空洞可能被病灶、骨骼、心脏、肺门、纵隔等遮盖，应考虑加照前弓位或斜位、侧位或多轴位透视（见图3-61和图3-62）、CT等检查。见有支气管播散性病灶的常常提示有空洞存在的可能性。

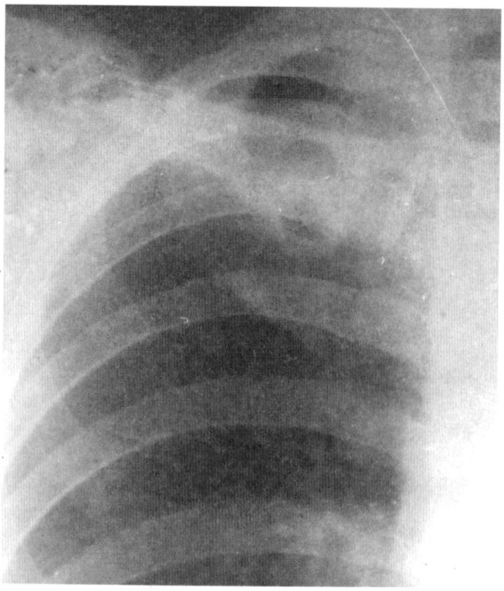

▲图3-61 右上肺结核性空洞（病例51）

右锁骨内后方有一可疑透光区，右肺尖及第一前肋间有少许卫星灶，痰结核菌检查阳性。

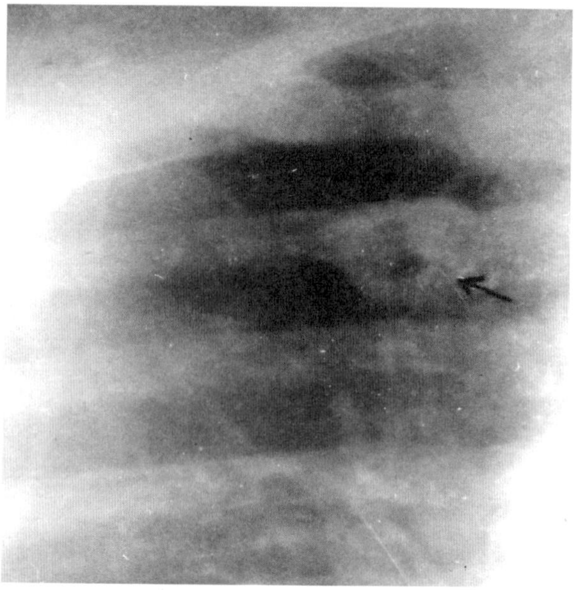

▲图3-62 右上肺结核性空洞前弓位片（病例51）

前弓位照片，右上肺空洞清晰可见（箭头所指）。

4. 干酪性肺炎

干酪性肺炎是肺结核病中较严重的一种，为大量高毒力结核杆菌侵入及患者机体抵抗力低下而在肺内形成大叶性或小叶性肺炎。

大叶性干酪性肺炎大部分病例发生在上肺叶，早期在X线上表现为一整叶或一叶的大部分呈密度增高影，密度较均匀，但此种表现为时不长。由于干酪物质在短期内溶解排出而形成空洞，使病灶变为大片不均匀的浓密影，内有一个或数个透光区（无壁空洞），而且往往在同侧下肺野或对侧肺野出现播散性病灶，这点对鉴别诊断有参考价值（见图3-63至图3-65）。

小叶性干酪性肺炎在X线上表现为一侧或两侧肺野内沿支气管分布有小片状致密度（见图3-66），其密度较一般浸润病变高，边缘模糊，可互相融合，其干酪物质溶解排出后可出现数量不等的小透光区。

5. 下肺结核

下肺结核又称“肺底结核”，为下叶或右中叶、左舌叶结核，或由于肺门淋巴结结核穿破引起淋巴支气管瘘向下叶各基底段播散，常在下叶背段或肺门区见有空洞，下肺野沿支气管散布有小片状软性阴影（见图3-67至图3-71）。因此当看见下肺野结核应该考虑肺门淋巴结结核和淋巴结支气管瘘同时存在的可能性。

6. 支气管结核

支气管结核是由于结核杆菌侵犯气管、支气管内膜及内膜下层所致，以前常称为“支气管内膜结核”，多发生在继发性肺结核基础上，但有少数原发性肺结核病人合并支气管结核。

发病者多为青壮年，女性略多。临床上可见反复咳嗽，痰黏厚，一般量较多，痰中常带血丝或整口咳血，常有哮喘。当肺内有活动性病变而无明确空洞，但在同侧肺或对侧肺出现播散灶，痰中又找到大量结核菌时，应考虑为该病。有部分病人表现为双侧肺不同部位同时存在多个薄壁纤维空洞，部分空洞的大小变化较快，空洞周围较少浸润病灶，痰中有大量结核杆菌。支气管结核因其支气管不够通畅，所以可能出现阻塞性肺气肿、支气管扩张、肺不张或张力性空洞（见图3-72和图3-73）。支气管纤维镜检查可确诊为该病。

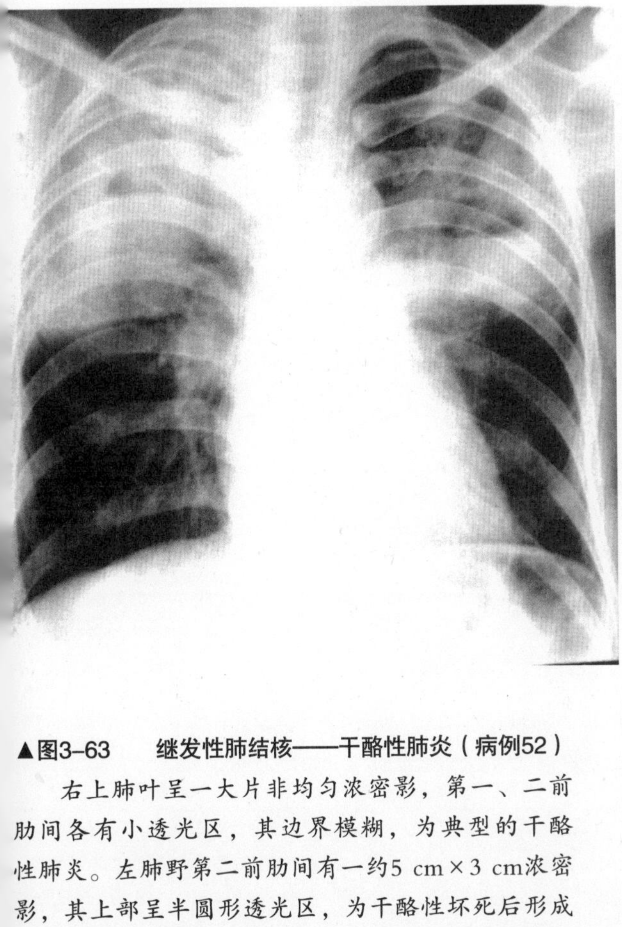

▲图3-63　继发性肺结核——干酪性肺炎（病例52）

右上肺叶呈一大片非均匀浓密影，第一、二前肋间各有小透光区，其边界模糊，为典型的干酪性肺炎。左肺野第二前肋间有一约5 cm×3 cm浓密影，其上部呈半圆形透光区，为干酪性坏死后形成的干酪空洞，其下为液平面。患者结核中毒症状明显，痰结核菌检查强阳性。

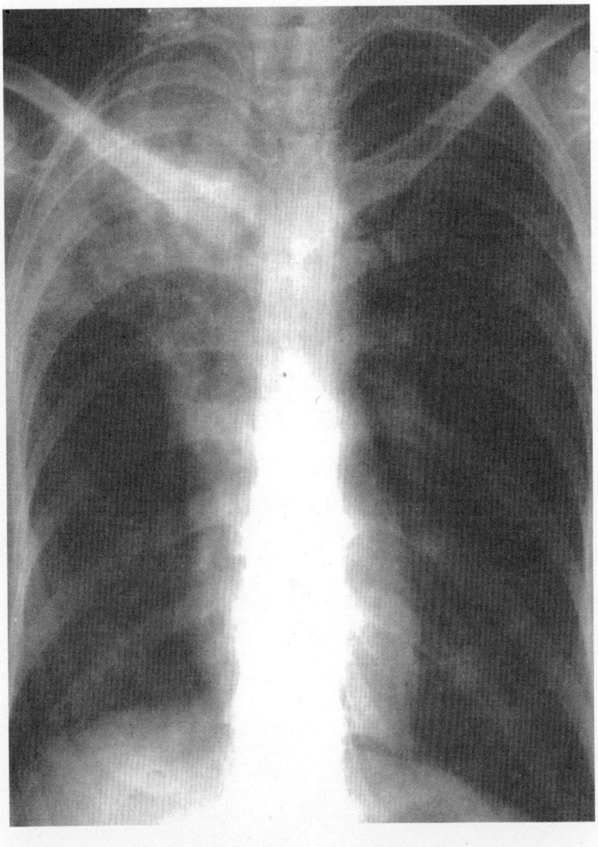

▲图3-64　继发性肺结核——干酪性肺炎（病例53）

右上肺干酪性肺炎，右上叶膨胀不全，内有干酪性病变及无壁空洞，左肺第一、二前肋间有明显支气管播散灶。痰结核菌检查强阳性。

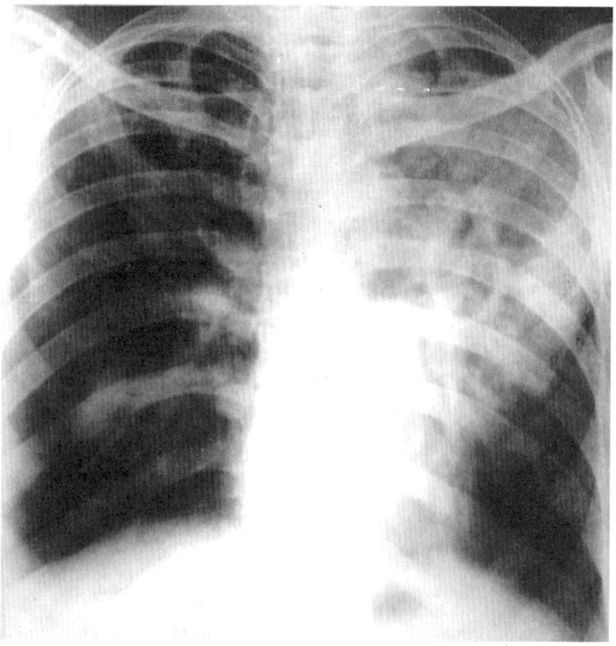

◀图3–65　继发性肺结核——干酪性肺炎（病例54）

左上肺叶干酪性肺炎，内有无壁空洞与纤维薄壁空洞，右肺有播散性病灶，右第一前肋间有纤维增殖性病变。该病例为继发性肺结核恶化形成干酪性肺炎。痰结核菌检查强阳性。

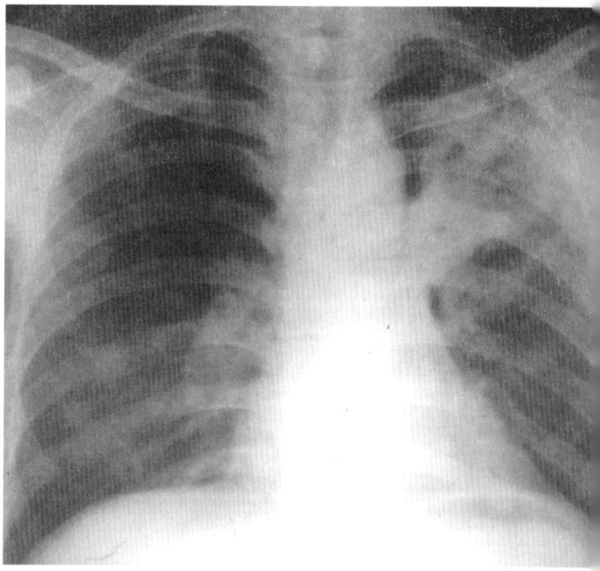

▶图3–66　继发性肺结核——小叶性干酪性肺炎（病例55）

左上肺第一、二前肋间有大片干酪性病变，内有多个大小不等的无壁空洞，有些空洞内有小液平面，左中肺野及右上肺野均有结核病灶。痰结核菌检查强阳性。

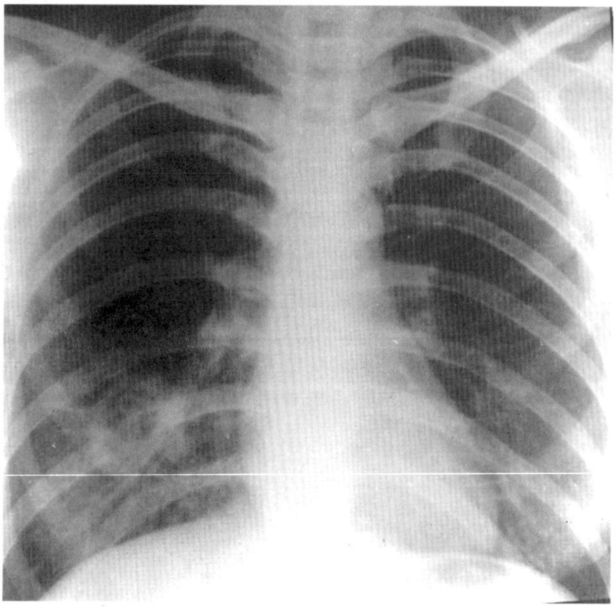

◀图3–67　继发性肺结核——下肺结核（病例56）

右第四前肋间中内带有纤维空洞，洞内壁光滑规则，洞外壁厚薄不均，为洞壁周围炎所致，洞外侧壁有纤维索状影伸向外侧胸壁。痰结核菌检查强阳性。

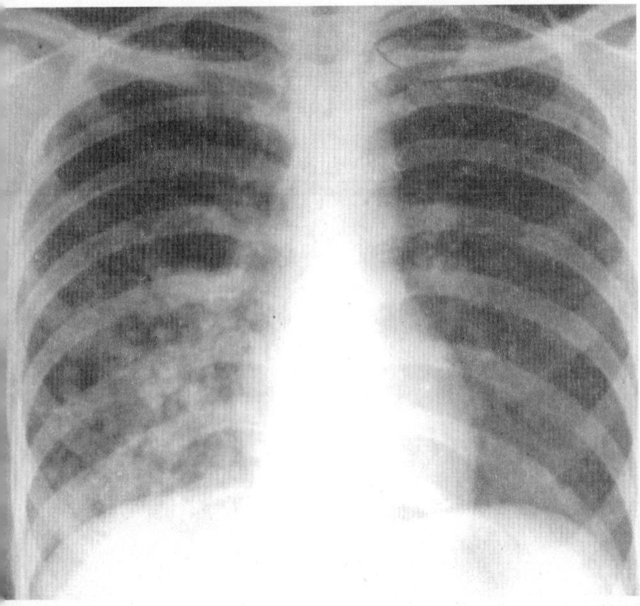

▲图3-68 继发性肺结核——下肺结核（病例57）

右下叶背段有一直径约3 cm纤维薄壁空洞，内有小液平面，其下肺野有密集的支气管播散灶。痰结核菌检查强阳性。

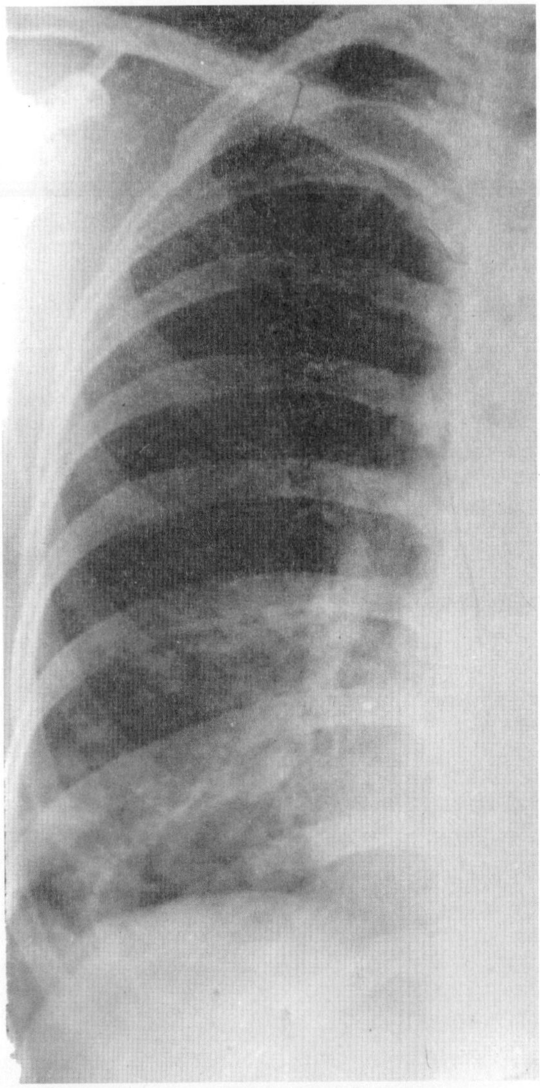

▲图3-70 继发性肺结核——下肺结核（病例58）治疗后

经积极抗痨治疗45天后复查，空洞消失，但仍然有较密集的支气管播散灶。

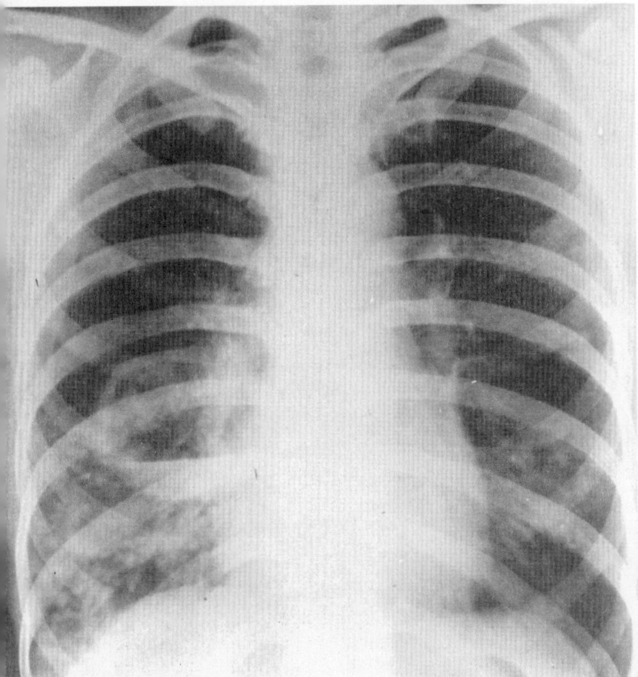

◀图3-69 继发性肺结核——下肺结核（病例58）

右第四前肋间中内带有一约5 cm×4 cm纤维薄壁空洞，内有小液平面，右下肺野有密集的支气管播散灶。痰结核菌检查强阳性。

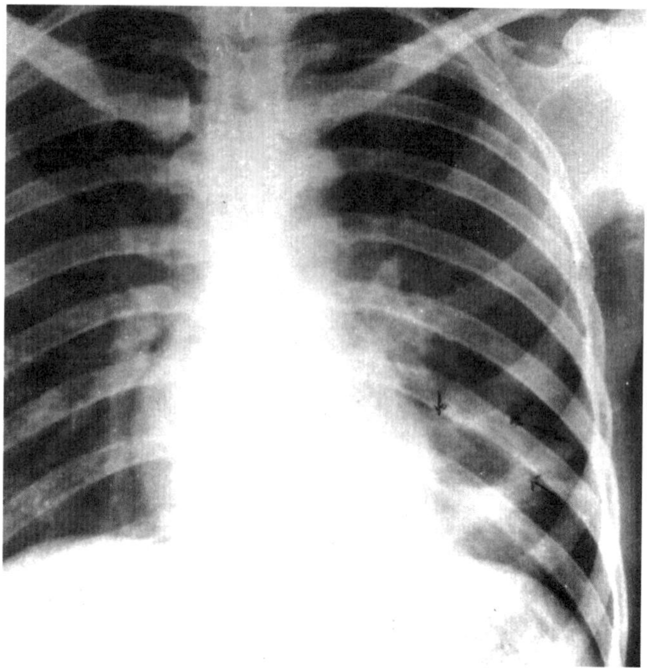

▲图3–71　继发性肺结核——左下肺结核（病例59）

左下肺野内带有一椭圆形空洞，内有小液平面，空洞下方有卫星灶，左肺门增浓增大。痰结核菌检查强阳性。

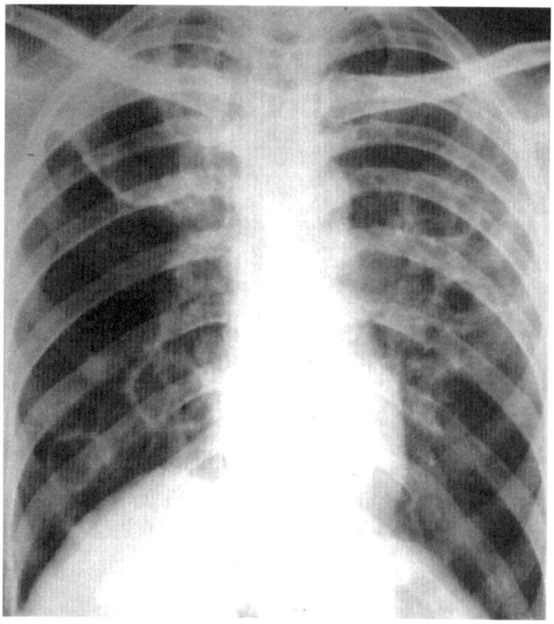

▲图3–72　支气管结核（病例60）

两侧肺出现多个纤维薄壁空洞，空洞旁较少结核病灶，同时痰中找到大量结核杆菌，这有别于非结核性分支杆菌肺病。支气管纤维镜活检，病理报告：支气管内膜结核。

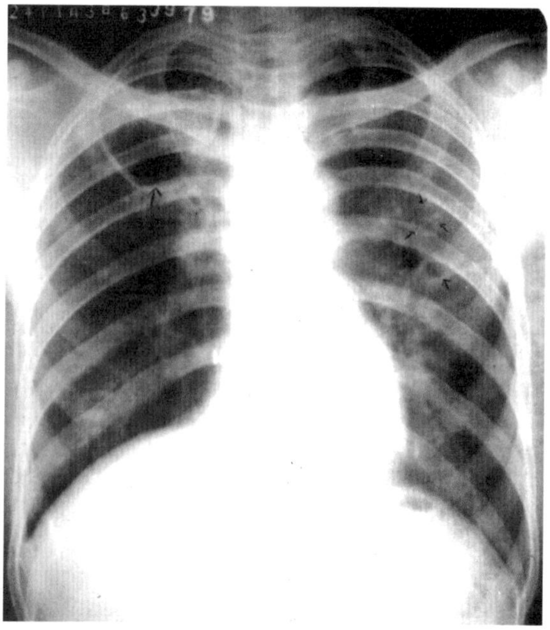

▲图3–73　支气管结核（病例60）治疗后

经抗痨治疗后双侧肺空洞明显缩小，痰结核菌检查转阴。

（四）结核性胸膜炎

肺结核在任何时期均可以发生胸膜炎，胸膜炎分干性和渗出性两种。

干性胸膜炎X线征象不明显，可表现为患侧胸廓密度略高呈磨砂玻璃状，当横膈胸膜受累时，在透视下可见横膈运动受限。

渗出性胸膜炎即胸腔积液有如下几种可能性。

1. 少量积液

X线常难以发现 200 mL以下的游离积液，早期可做斜位、左或右侧倾斜、侧位投照，可能见到患侧肋膈角或后肋膈角变钝，故侧位片观察后肋膈角有无变钝是观察早期少量积液的方法。此外，令患侧向下的水平位投照可能见到外侧胸壁有细小镶边状致密影。透视下令病者向患侧倾斜站立，深呼气后突然深吸气可见患侧积液从肋膈角沿侧胸壁突然上升。当积液达到 200 mL以上时才可见到肋膈角变钝。再多些积液时，液体将患侧肋膈角与横膈遮盖，呈一外高内低凹面向上的弧线。一般将此弧线在第四前肋以下的称为少量积液（见图3-74和图3-75）。

2. 中等量积液

当少量积液的弧线上升到第四前肋甚至第二前肋时，称之为中等量积液，此时可见纵隔及心脏向对侧移位。单纯结核性胸积液达到中等量以上时常见纵隔移位，此现象对于鉴别诊断有参考价值（见图3-76至图3-79）。

3. 大量积液

液体达第二前肋或直达肺尖顶部，患侧胸腔成一片均匀致密影（见图3-80和图3-81）。纵隔被推向对侧，患侧肋间隙增宽。

4. 叶间积液

根据叶间积液的多少及部位，正位片在相应的部位显示云絮状致密影，侧位片有典型的X线征，在两肺叶间有梭形边缘清晰密度增高阴影，并可见附近叶间胸膜肥厚。但斜裂下段积液时不一定表现为梭形而呈斜向的三角形致密影，其尖端向肺门，基底止于横膈面前段或前肋膈角区，需与中叶不张鉴别。如果梭形密影中上部密度低于下部，那是因为液体的重力作用所致（见图3-82至图3-85）。

5. 包裹性积液

胸膜粘连将液体包围形成局限性积液，正位片有时呈一片均匀致密影，作切线位投照可见包裹性积液呈一扁平样或椭圆形致密影，紧靠胸壁的一侧较宽，其内侧缘清晰（见图3-86和图3-87）。

6. 肺下积液

肺下积液指位于肺底部与横膈之间的局限性积液，又称为“肺底积液”。此时形似“横膈”上升，横膈运动减弱，如果发生在左肺底可见胃气泡与假横膈面之间的距离增大。正常横膈面最高点位于横膈的内1/3处，不超过锁骨中线，肺下积液时其最高点往往外移到外1/3处，且最高点至肋膈角的弧线陡峭，不像正常横膈面最高点至肋膈角的坡度较小。

为了鉴别是否肺下积液，可做平卧位投照或患侧向下的侧卧位水平投照，此时肺底积液向胸壁流散，假横膈面消失，出现原来位置的真横膈，平卧时可见患侧胸腔密度增高，侧卧位水平投照时可见外侧胸壁有带状致密影。人工气腹亦可显示肺下积液（见图3-88至图3-90）。

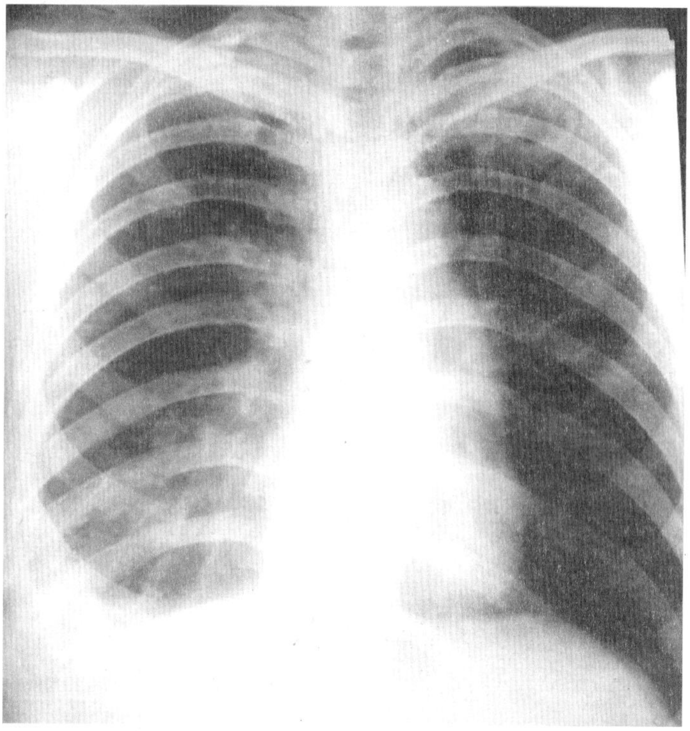

▲图3-74 继发性肺结核合并右侧结核性胸膜炎——少量积液（病例61）

左上肺结核性空洞，右下胸少量积液，有一外高内低凹面向上的弧线与右第六前肋相齐，右肋膈角消失，右横膈面模糊。

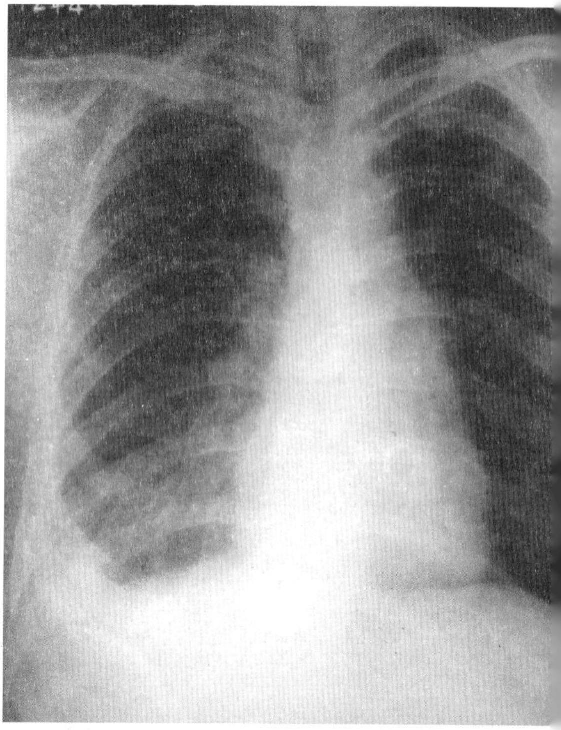

▲图3-75 继发性肺结核合并右侧结核性胸膜炎——少量积液（病例61）治疗后

经抗痨治疗后，左上肺空洞消失，右下胸积液减少，右横膈面较前清楚。

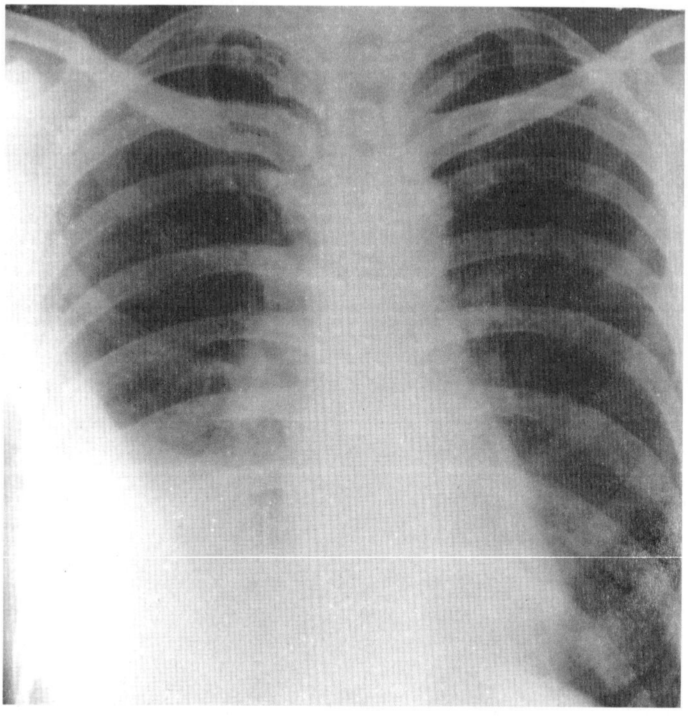

◀图3-76 结核性胸膜炎——中等量积液（病例62）

右第三前肋间以下为一片积液影，将右肋膈角及右横膈遮盖。

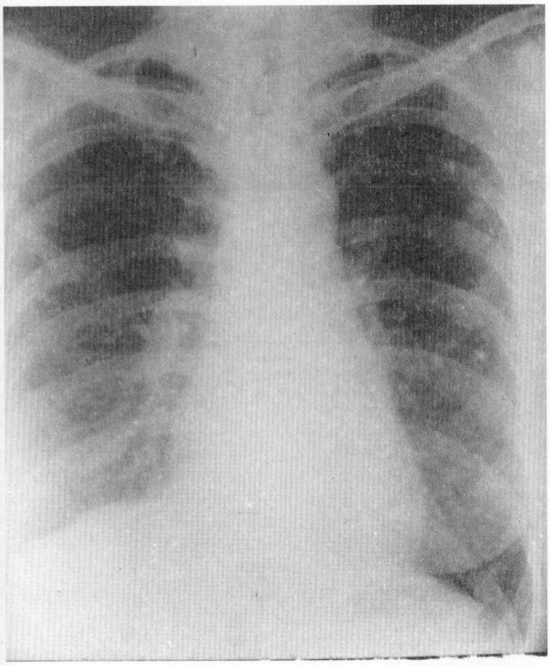

◄图3–77　结核性胸膜炎——中等量积液（病例62）治疗后

经抗痨治疗后右胸积液明显减退，右横膈面可见，右下胸胸膜肥厚，肋间隙略缩窄。

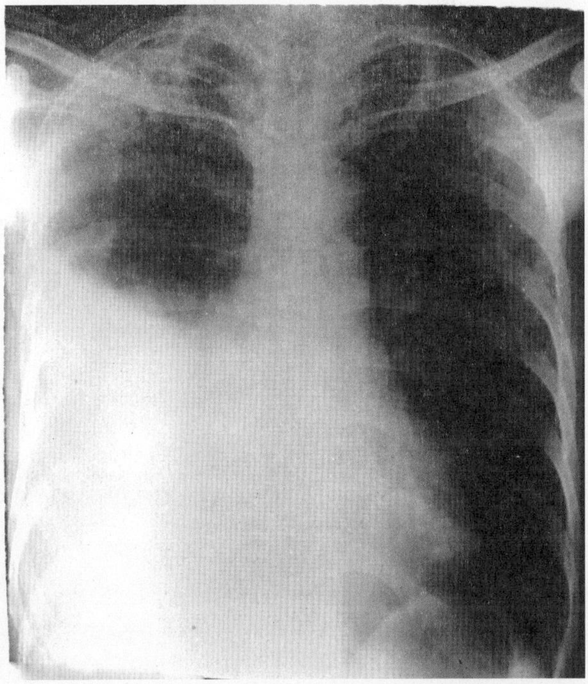

►图3–78　双上肺继发性肺结核合并右胸结核性胸膜炎——中等量积液（病例63）

双上肺野有纤维渗出性结核灶，右第三前肋以下为胸积液影，将右下肺野及右横膈面遮盖，心脏略左移。

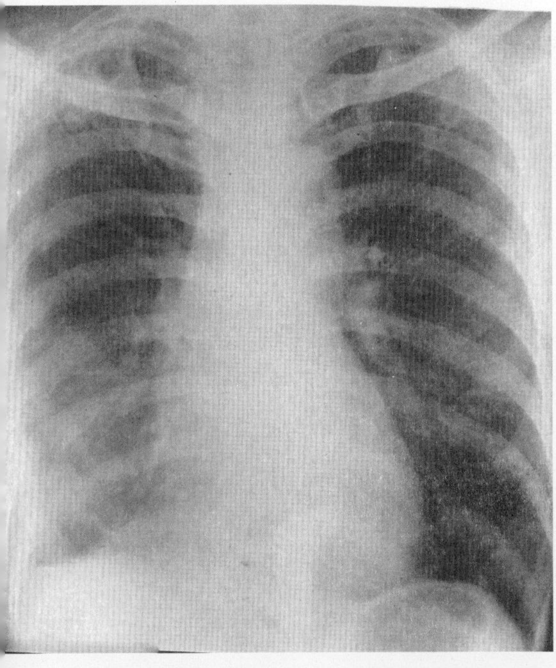

◄图3–79　双上肺继发性肺结核合并胸结核性胸膜炎——中等量积液（病例63）治疗后

经抗痨治疗后，双上肺结核灶减退，右胸积液明显减少，可见右下胸膜肥厚粘连，右下侧胸壁略向内收缩，右横膈面可见，右肋膈角闭锁。

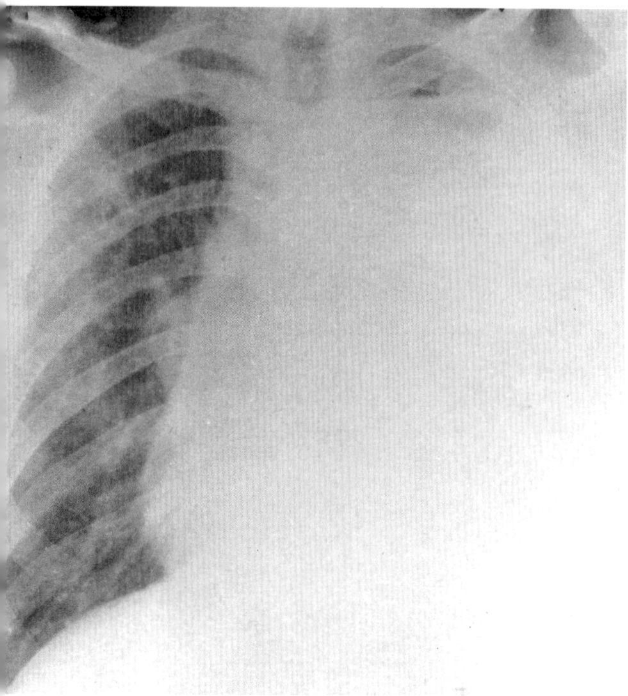

▲图3-80　继发性肺结核合并左侧液气胸——大量积液（病例64）

右上中肺野有索条状及点状致密影，为结核病灶。左侧液气胸有大量积液，液平面达肺尖，将纵隔向右侧推移。

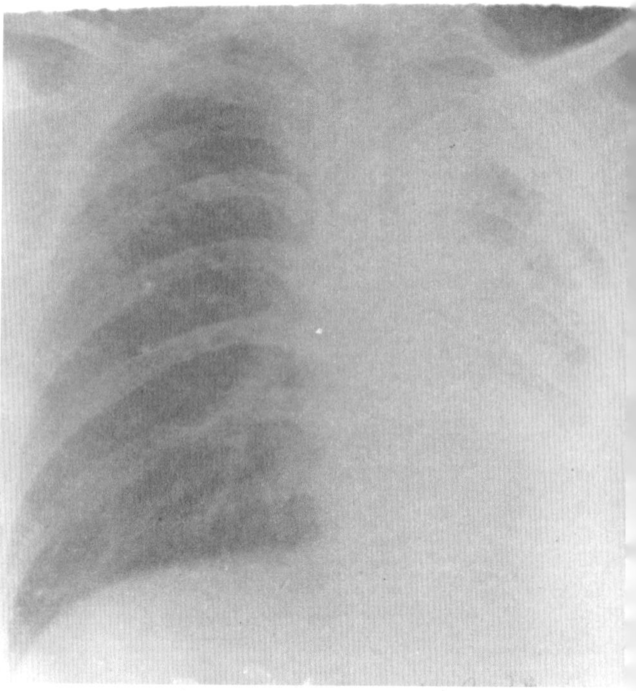

▲图3-81　继发性肺结核合并左侧液气胸——大量积液（病例64）治疗后

经抗痨治疗4个多月后复查，左侧液气面消失，左胸以胸膜肥厚粘连为主，纵隔左移，左侧胸廓收缩，右侧结核灶有所减退。

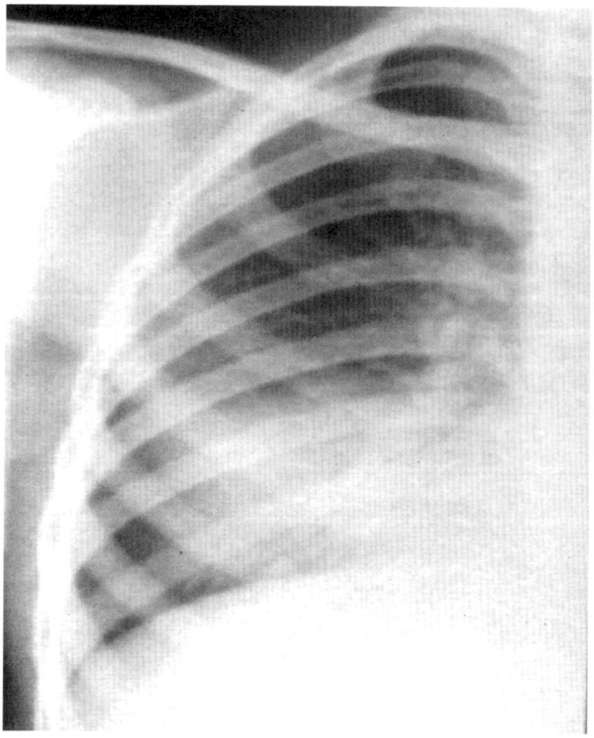

◀图3-82　结核性胸膜炎——右侧叶间积液（病例65）

正位片见右下肺野中内带有一大片较均匀致密影，边缘模糊，将右心缘及右下肺门遮盖。

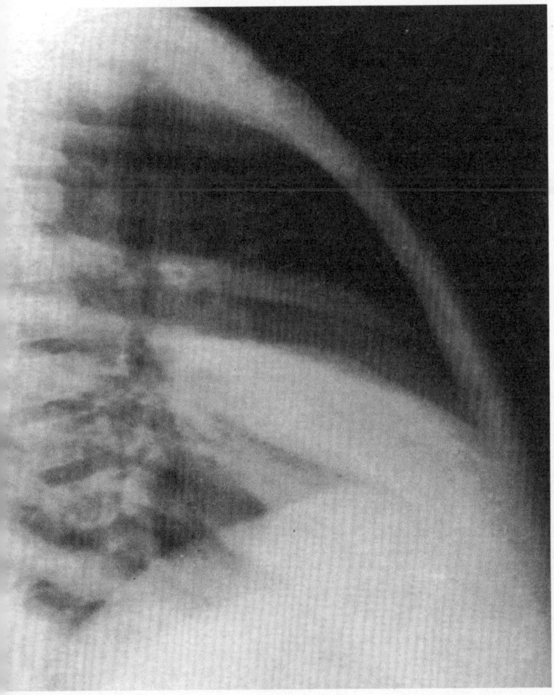

◀图3–83　结核性胸膜炎——右侧叶间积液右侧位片（病例65）

右侧位片见一梭形致密影与心影重叠，其密度较均匀，根部位肺门远端位前肋膈角为右斜裂下段叶间积液。该病例经抗痨治疗后，叶间积液完全吸收。

▼图3–84　结核性胸膜炎——左侧叶间积液（病例66）

左心缘旁一大片浓密影，边缘模糊，左横膈面清晰可见。

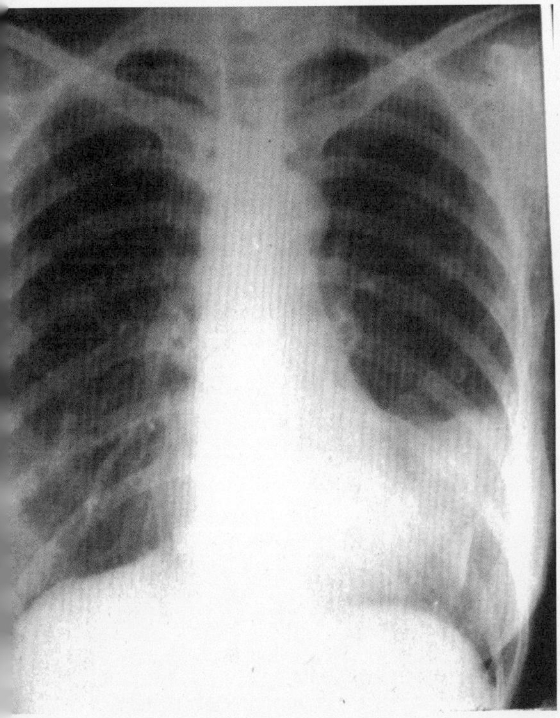

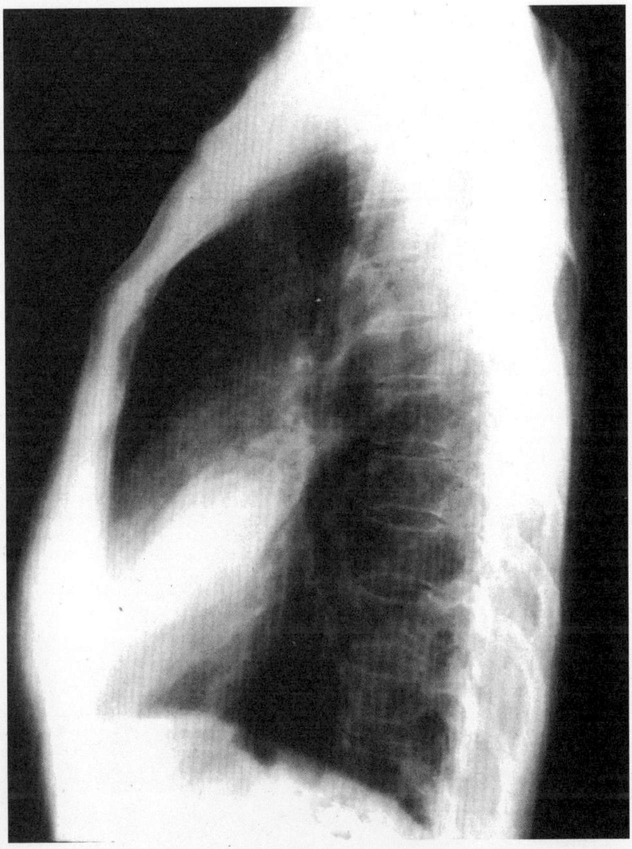

▲图3–85　结核性胸膜炎——左侧叶间积液（病例66）左侧位片

左侧位片见与心影重叠处有一梭形致密影，一端向肺门，另一端近前下胸壁，梭形影内的上部密度较下部低，为叶间积液内液体下堕所致。患者经抗痨治疗后，积液完全吸收。

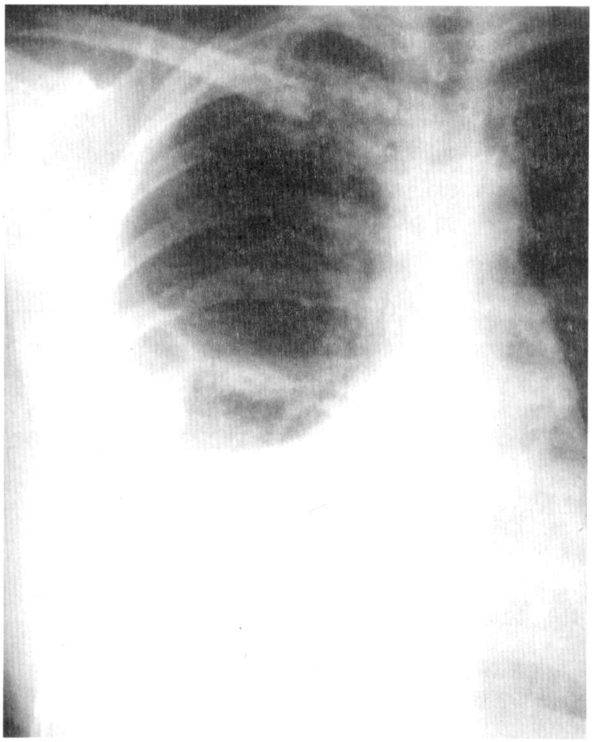

◀图3-86　结核性胸膜炎——右胸包裹性积液（病例67）

右第三前肋间以下为一片均匀浓密影，上缘为一凹面向上的弧线，并可见肥厚的斜裂及横裂。

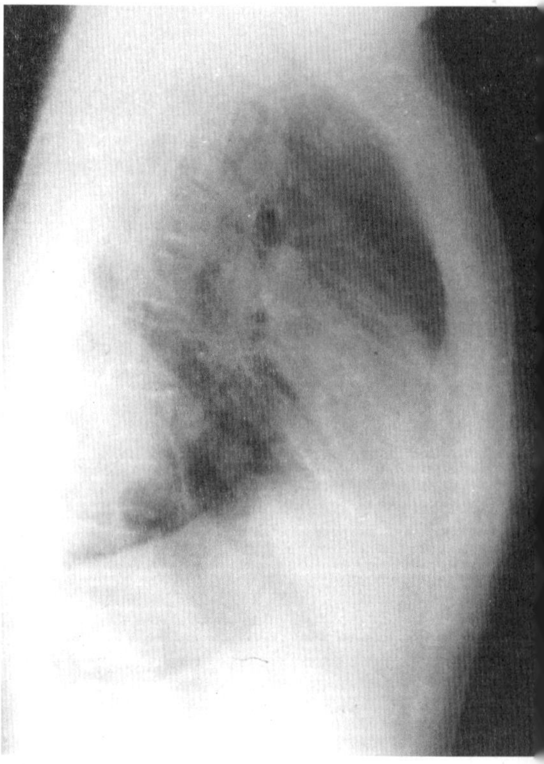

▶图3-87　结核性胸膜炎——右胸包裹性积液（病例67）右侧位片

右侧位片见包裹积液位于后胸壁，由于粘连所致呈三角形凸出，右前后肋膈角及右横膈面粘连，可见部分肥厚的斜裂及横裂。患者经抗痨治疗三个月后复查，积液基本吸收。

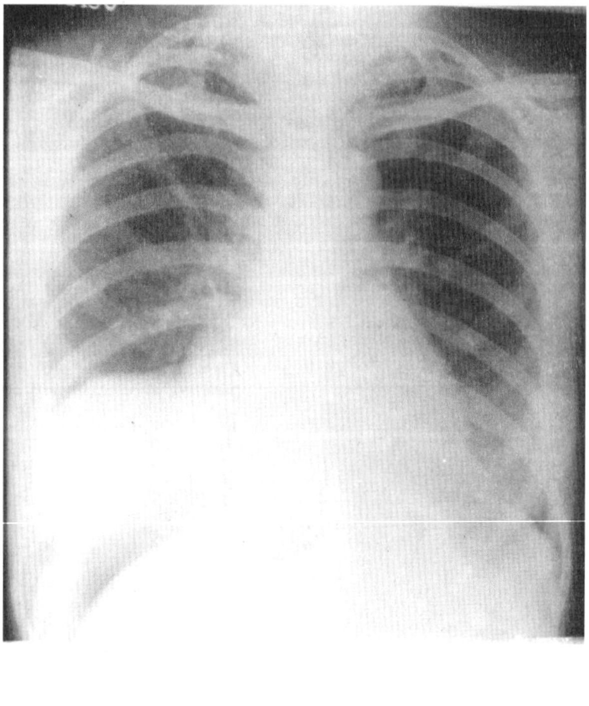

◀图3-88　右侧肺下积液（病例68）

人工气腹显示右横膈与右肺底之间的积液，假“横膈”之最高点外移，最高点与肋膈角之间的陂度陡峭。

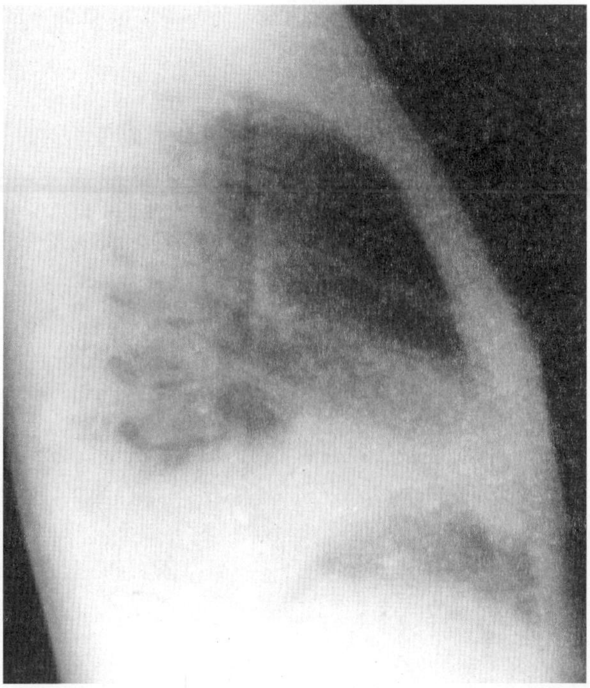

▲**图3-89　右侧肺下积液（病例68）右侧位片**

右侧位片，人工气腹显示右侧肺下积液，右侧前后肋膈角闭锁，胸膜肥厚。患者经抗痨治疗后，积液完全吸收。

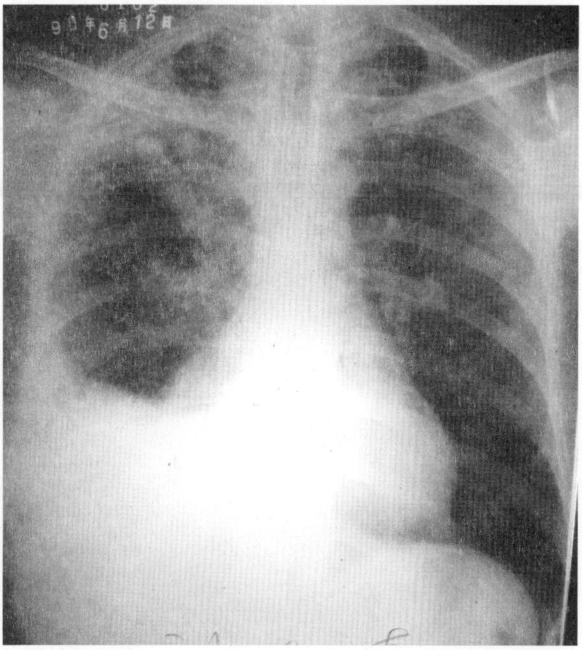

▲**图3-90　继发性肺结核合并右下胸积液（病例69）**

双上中肺野有纤维索状及小片状结核病灶，以渗出性为主，右锁骨后方有纤维薄壁空洞。心膈角、肋膈角及右肺下均有积液。

7. 纵隔积液

纵隔积液在正位胸片时常与心脏、纵隔阴影重叠，并常与肺顶部或横膈面的胸膜炎连成一片，其中唯孤立的包裹性纵隔积液在诊断上有时较困难，需与纵隔肿瘤、心脏病变鉴别。此时，X线表现为肺门上方或下方有半圆形致密影凸出于肺野，边缘清晰，密度一致，有时其下部常呈袋状，较上方宽，乃积液下坠所致。侧位片观察对鉴别诊断常有很大帮助（见图3-91至图3-96）。

（五）各型肺结核的好转

原发性肺结核治愈后，多数不留痕迹，少数在原有肺部的原发灶位置留下少量纤维索状影或钙化点，有些会在原肿大的淋巴结处留下钙化斑。

血行播散性肺结核及继发性肺结核当病变处好转时，可出现纤维增殖性病变或片状硬结性病变，密度较高，边缘较清晰。当结核完全治愈后可完全吸收不留任何痕迹，或留下纤维索状影、小钙化斑或成片状高度致密钙化影（见图3-97至图3-102）。很少数的结核空洞会变成“净化空洞”，附近纤维组织增生牵引。

结核性胸膜炎治愈后可完全无痕迹，间有治愈者出现患侧胸膜肥厚、粘连、钙化；不论是干性还是渗出性胸膜炎均可能导致胸膜肥厚、粘连；大量纤维素沉积于胸膜则形成胸膜肥厚。大片胸膜肥厚的密度比积液高、边缘清晰，有时可见胸膜呈条状或斑片状钙化。此时常常见到同侧肋间隙变窄、纵隔向患侧移位（见图3-103至图3-106）。

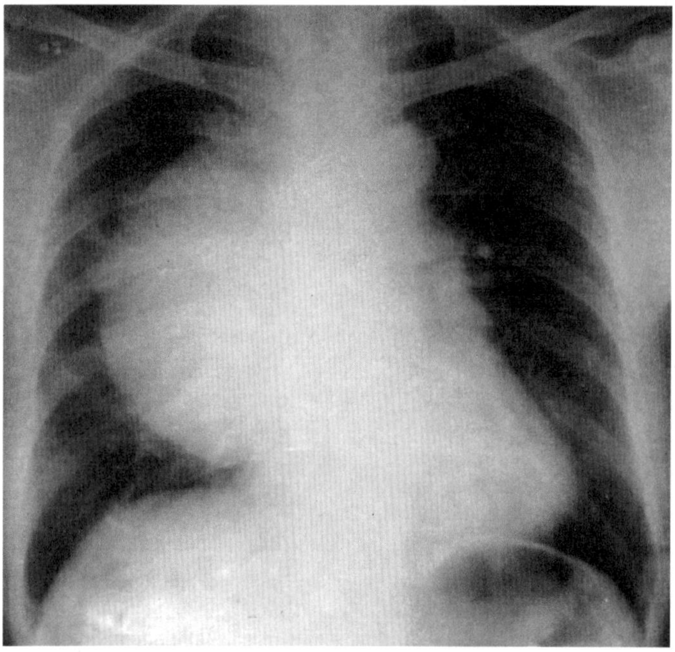

◀图3-91　前纵隔包裹性积液（病例70）

右纵隔有一半圆形致密影凸出于右肺野，基底从右锁骨内缘至心膈角，外缘直达肺野外带，边缘清晰，半圆形致密影内密度均匀，与纵隔影连成一片，右心膈角清晰可见。

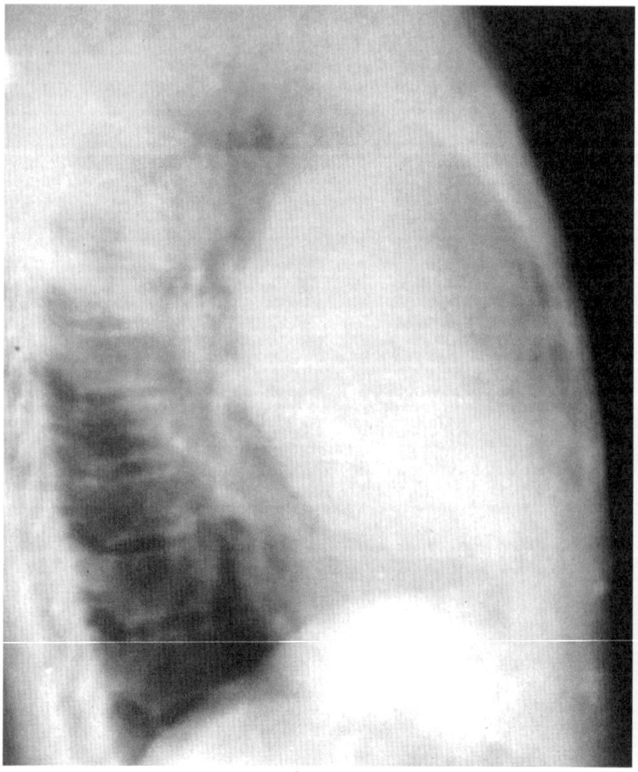

▶图3-92　前纵隔包裹性积液（病例70）右侧位片

右侧位片显示包裹性积液位于前纵隔。

此病例为孤立的纵隔包裹性积液。一般纵隔积液的密度较皮样囊肿高，多时见到其底部较上部宽，此例亦然。

该病例经抗痨治疗一个月后复查，积液明显减少，三个月后复查，积液基本吸收。

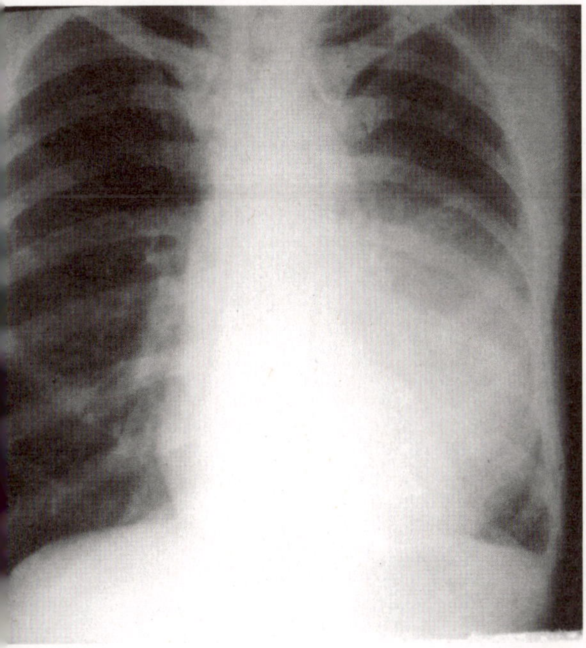

◀图3-93 结核性胸膜炎——纵隔包裹性积液（病例71）

有一半圆形致密影凸出于左侧纵隔，其基底从第一前肋间内带至左心膈角呈半圆形凸出，并达左侧胸壁，密度较均匀，边缘较清晰。为左纵隔包裹性积液。

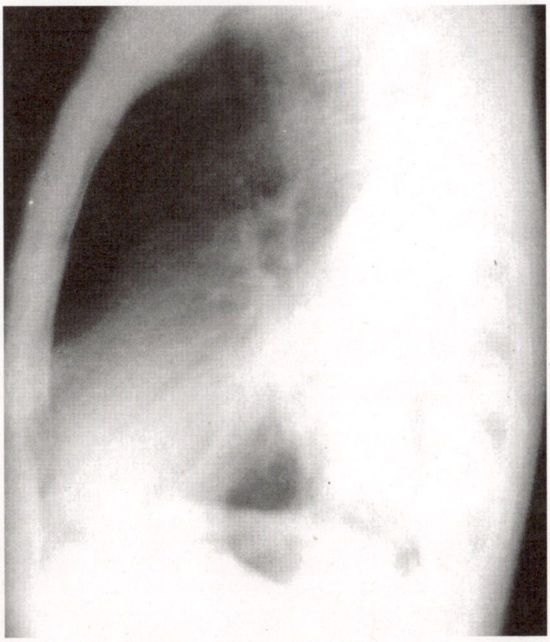

▶图3-94 结核性胸膜炎——纵隔包裹性积液（病例71）左侧位片

左侧位片显示包裹积液位于左后胸壁，呈半圆形凸出，从后胸壁达肺门区。经积极抗痨治疗后好转。

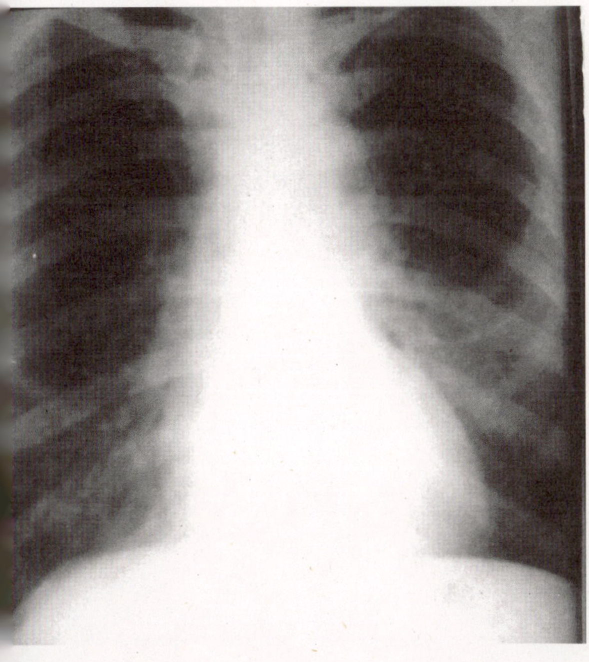

◀图3-95 结核性胸膜炎——纵隔包裹性积液（病例71）治疗后

经抗痨治疗后，积液基本吸收，可见该处胸膜肥厚。

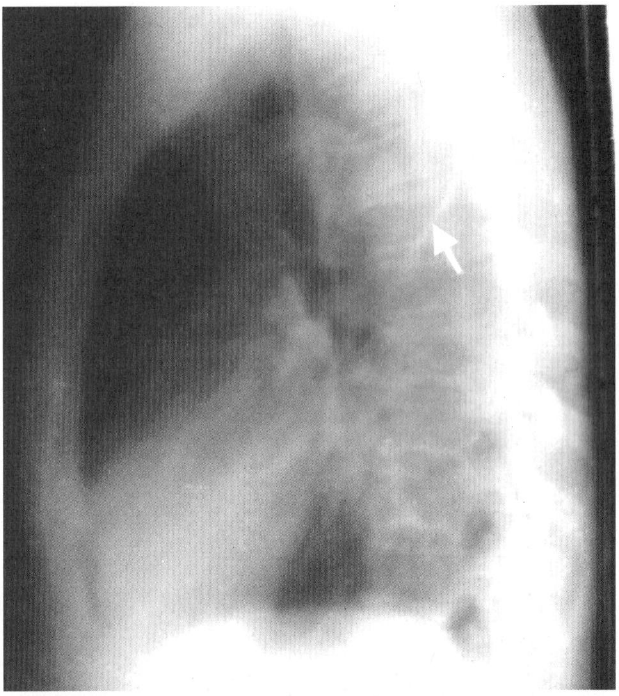

◀**图3–96　结核性胸膜炎——纵隔包裹性积液（病例71）治疗后的左侧位片**

原包裹积液影消失，仅见后胸壁及前肋膈角有少许胸膜肥厚及斜裂上段肥厚影（白色箭头所指）。

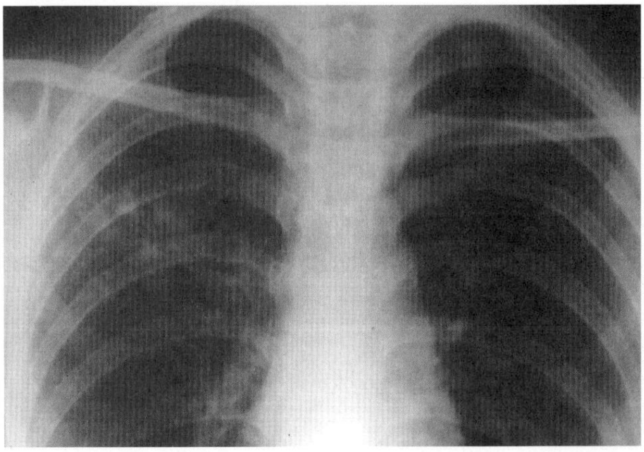

◀**图3–97　继发性肺结核的好转稳定期（病例72）**

右上肺结核病灶以纤维增殖为主，有些病灶边缘尚模糊。病变处于好转、稳定中，必须追踪观察。

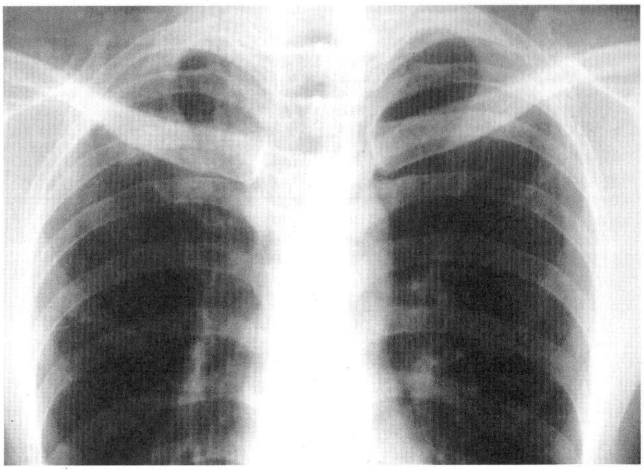

◀**图3–98　继发性肺结核的好转稳定期（病例73）**

右上肺结核，从肺尖至第二前肋间有小片状及索条状致密影，中央密度较高，大部分病变边缘较清晰。

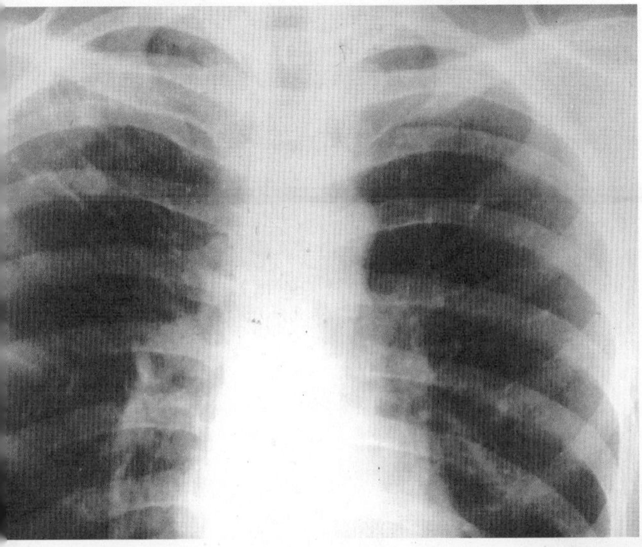

◀图3-99 继发性肺结核的好转稳定期（病例74）

右上肺结核吸收好转，仅见少许纤维索状影及点状致密影，提示病变已处好转稳定期。

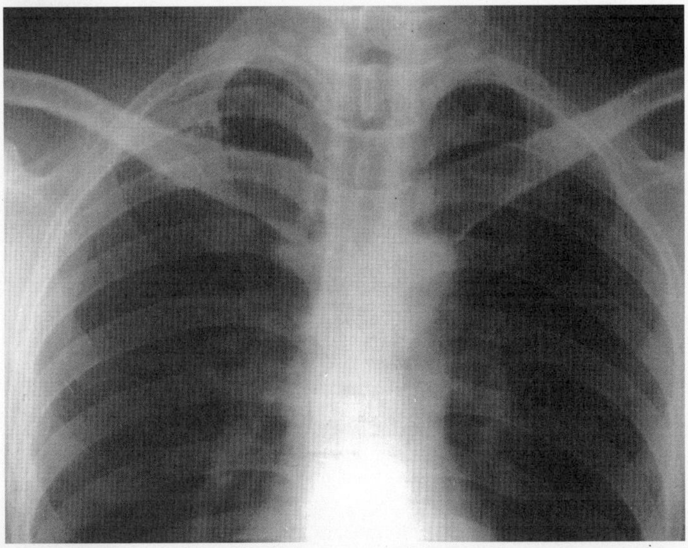

►图3-100 继发性肺结核——硬结钙化期（病例75）

右肺尖区结核灶硬结、钙化。

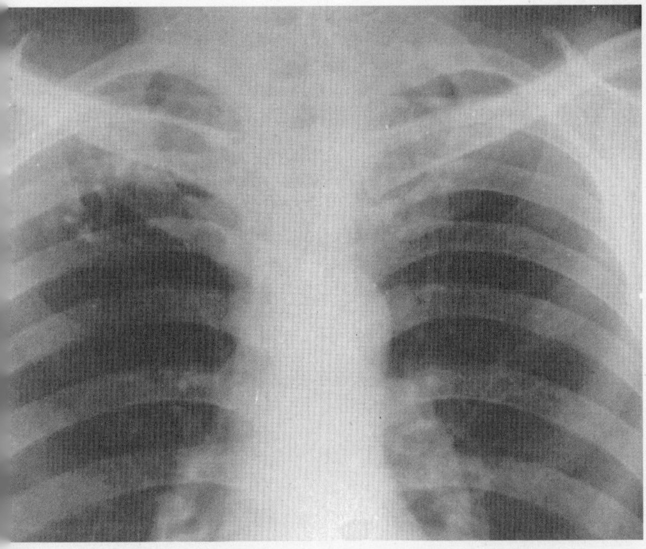

◀图3-101 继发性肺结核——硬结钙化期（病例76）

双上肺野的结核灶已硬结、钙化。

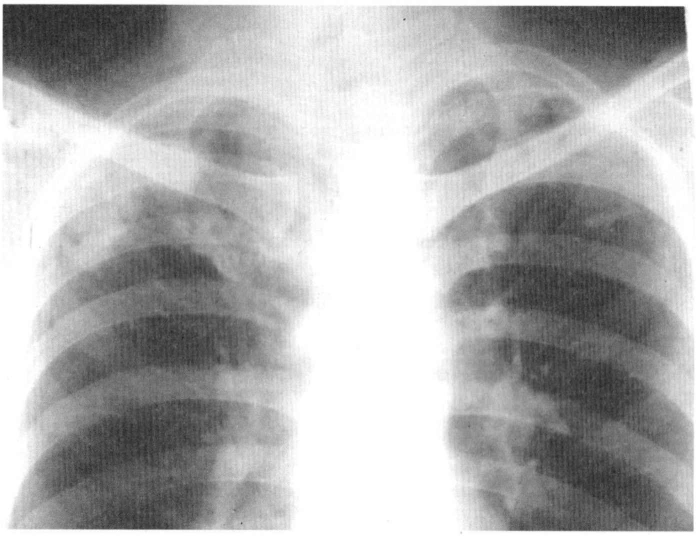

▲图3-102　继发性肺结核——硬结钙化期（病例77）

双上肺野之结核灶片状硬结，有部分钙化。

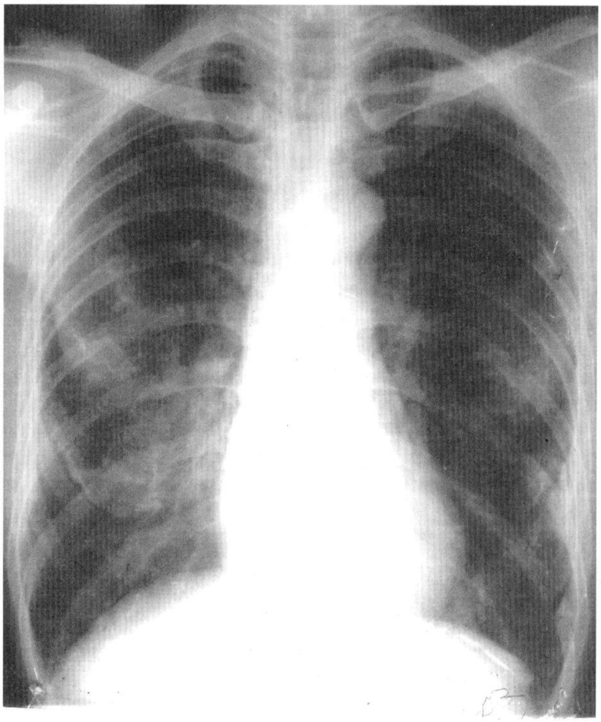

▲图3-103　胸膜肥厚钙化（病例78）

此为胸膜炎后出现的斑片状钙化，双侧的侧胸壁可见胸膜肥厚形成的带状致密影。

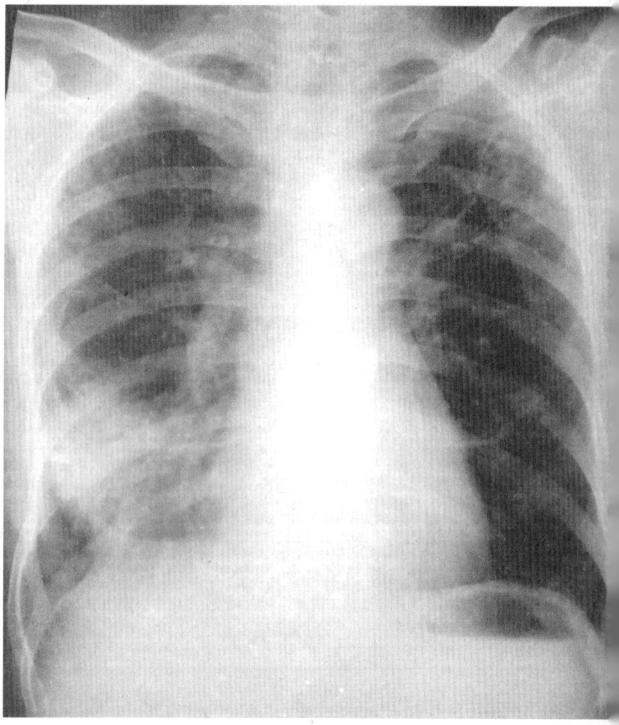

▲图3-104　右下胸膜肥厚粘连（病例79）

双上肺陈旧性肺结核，右下胸膜肥厚粘连，该处肋间隙缩窄。

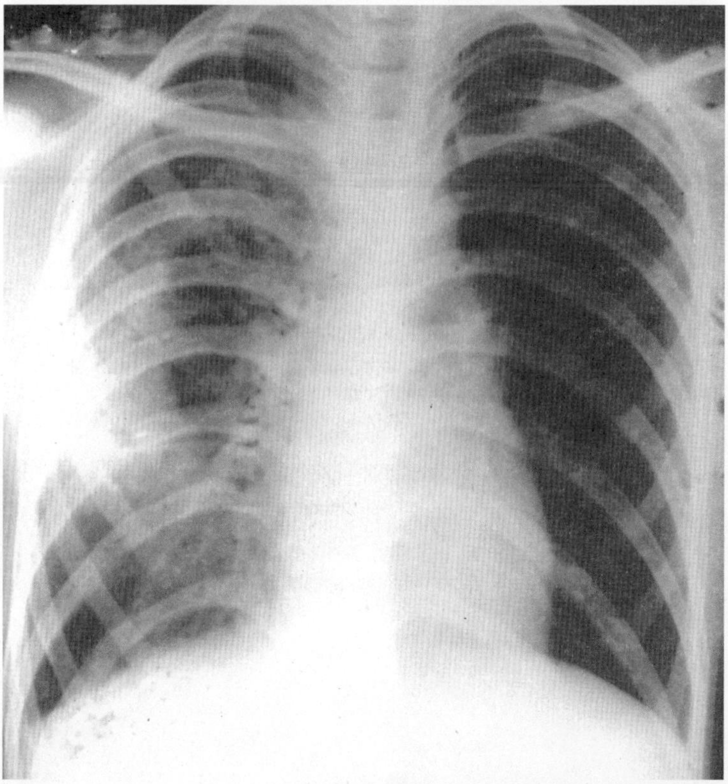

◀图3-105　右侧胸膜肥厚粘连（病例80）

右第一至第四前肋间中外带出现一片致密影，密度较大，边缘较清晰，越靠近外胸壁，密度越大。右第一、二前肋间的片状影内有点状钙化。

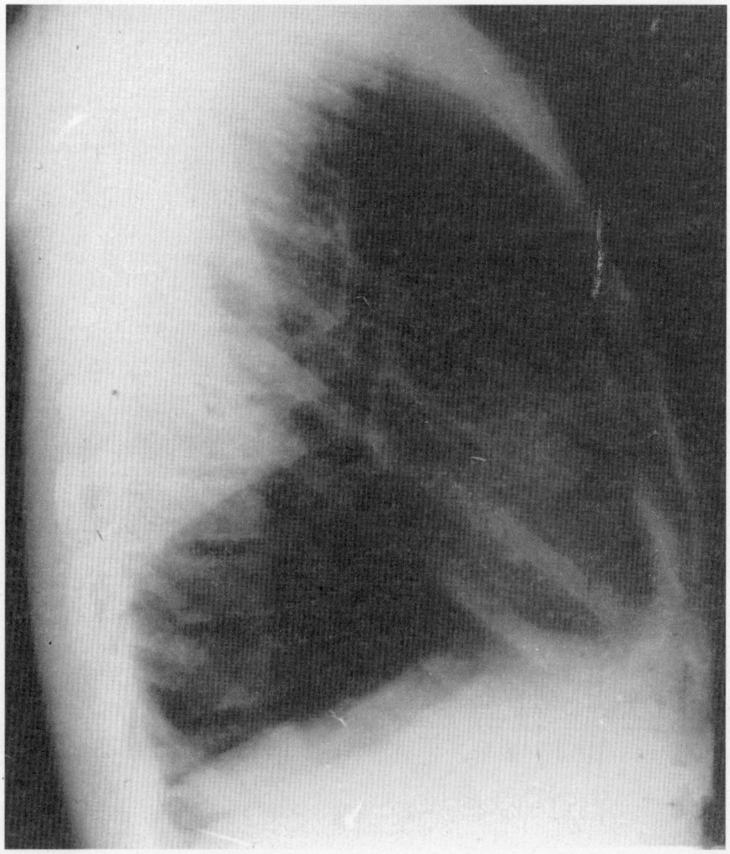

◀图3-106　右侧胸膜肥厚粘连（病例80）右侧位片

右侧位片显示肥厚粘连的胸膜位后胸壁，呈三角形，尖端向前，与增厚的横裂相连，三角形致密影的下缘呈向上凹入的弧线，与积液所见的下缘向下凸出的X线征刚好相反。

四、肺结核的合并症

（一）自发性气胸

空气进入胸膜腔内谓之气胸，它可以是外伤的（包括人工的），但大多数是自发的。自发性气胸可继发于许多疾病后，但以肺结核和肺气肿病人多见，而肺结核又经常合并代偿性肺气肿和肺大泡，故此气胸是肺结核常见而重要的合并症，重者可致命，轻者可无症状或症状轻微，大多起病急，剧咳或打喷嚏后突然胸痛、呼吸困难为其临床特点。

X线检查是诊断气胸最方便的方法，气胸的X线表现容易辨别，因可见明显的被压缩的肺界，肺界的弧度总是向着外胸壁（见图4-1）。严重者可见患侧肺被压缩呈一团状致密影于肺门区，气胸区高度透亮无纹理（见图4-2）。轻者只有少量气体，往往仅在肺尖的外上方隐约见到被压缩的肺界（见图4-3），呼气照片比吸气照片较易观察，或行患侧在上的侧卧位水平投照，使气体流向侧胸壁，这样较易观察且可与胸膜下大疱鉴别，必要时可做CT协助。

当气胸为局限性，即气胸附近的脏层和壁层胸膜粘连时，气体不能上升到肺尖区。局限性气胸常发生在肋膈角附近，使下肺叶萎缩，若气胸位于侧胸膜腔时，正位片易于观察；若位于前或后胸膜腔时，因有后方或前方的肺脏重叠，故此在正位片往往不能观察到而漏诊，所以当临床上怀疑有气胸时，需转动病人进行多体位观察，将前或后胸膜腔的局限性气胸显示出来（见图4-4和图4-5）。

（二）液气胸及支气管胸膜瘘

胸膜腔内积液又积气谓之液气胸，是肺结核的常见并发症之一，它可以发生在如下情况下：

（1）胸膜腔积液时因穿刺抽液漏入空气。

（2）气胸时间长引起渗出性胸膜炎。

（3）胸膜腔积液加上支气管胸膜瘘，肺脏的气体进入积液的胸膜腔。

液气胸患者X线表现液体呈水平状，上为空气影，不管病人如何变动体位，其水平面始终与地面平行，此可以与粘连成水平状的横膈膜鉴别，怀疑病人液气胸时应进行站立位或侧卧水平位投照，这样才能显示液平面（见图4-6和图4-7）。

局限性液气胸可出现在胸膜腔的任何部位，以肋膈角区多见。可以是单房或多房的，多房性液气胸可见多个高低不一的液平面，用各种位置观察此液平面都紧贴胸壁，附近胸膜明显肥厚粘连，有别于肺脓疡的多房性空洞（见图4-8至图4-10）。

叶间胸膜也可以出现局限性液气胸（见图4-11和图4-12）。

胸腔积液未进行过胸膜穿刺而突然出现液气胸时，说明已有支气管胸膜瘘形成，故当胸腔积液照片复查突然出现液气胸时，应了解是否进行过穿刺。

（三）纵隔气肿及皮下气肿

气体积聚于纵隔内谓之纵隔气肿，原因是多方面的。肺结核合并纵隔气肿是较严重的并发症。结核病人因肺泡破裂，空气进入肺间质，形成间质性肺气肿，肺间质的空气沿着支气管和血管壁通过肺门进入纵隔，形成纵隔气肿，它可局限于纵隔，但绝大多数是沿纵隔上升到颈部、面部、肩部、上臂、胸壁形成皮下气肿。间质性肺气肿的气体可破入脏层胸膜进入胸膜腔，形成气胸。因此纵隔气肿病人常有气胸及皮下气肿。纵隔气肿病人可能突然感到胸骨后疼痛，呼吸困难，严重者压迫上腔静脉回流。皮下气肿病人面部和颈部会突然浮肿，皮下可触捻发音。

纵隔气肿在X线正位片可见上部胸椎、心脏、主动脉弓两侧缘有透亮带至上颈部，尤以左侧缘较明显。侧位片观，在胸骨后方有一增宽和透亮度增高的区域，将纵隔胸膜向后推移成一致密的带状影，侧位片观察纵隔气肿有时与皮下气肿重叠不易分别。

其实观察纵隔气肿最佳位置是照颈部侧位片，可见颈椎前缘、气管食道后方有一条与颈椎平行的透亮带自胸腔上延至头部，此位置观察纵隔气肿较正位片灵敏，较侧位胸片清楚，因纵隔气肿的气体很容易进入颈部，有时正侧位胸片不见明确的阳性征而此位置清晰可见，我们可将它称为**“颈椎前气带征”**，为观察纵隔气肿的特殊征象（见图4-13）。

有极少数纵隔气肿只局限于纵隔下部，此时较难观察，除非较多气体将心脏下部与两侧横膈清楚显示。

合并皮下气肿时，胸部正位片见两侧胸壁、颈部、肩部软组织有气体形成的透亮影，并在胸壁见两侧对称的横行条纹，为气体衬托显影的肌纤维（见图4-14至图4-17）。

（四）支气管扩张

肺结核合并支气管扩张常见于结核病的后期，也可见于干酪性肺炎、结核性肺不张等，结核性支气管扩张的原因可以是结核杆菌对支气管壁破坏直接引起扩张，也可以是由于结核性肉芽肿或干酪物质堵塞支气管，使远端较小的支气管引流不畅继发感染而产生扩张，还可以是邻近结核病灶愈合过程中纤维组织收缩牵引支气管而产生扩张。

X线平片上有时在干酪病变内可见由扩张的支气管形成的细管状影和多个囊状透光区，在纤维组织明显增强的区域有时可见环形透亮区及增粗的纹理，甚至可见支气管空气造影图，以前用支气管造影来确诊，但由于造影的多种弊病现已被HRCT（高分辨薄层扫描）所代替。

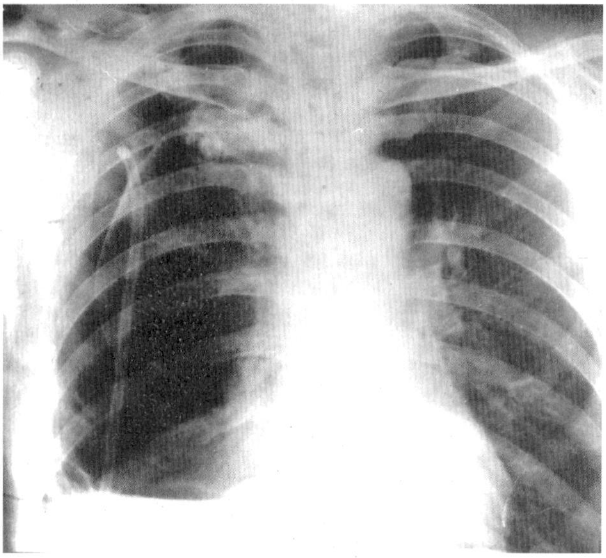

◀图4-1　右侧气胸（病例81）

被压缩的右肺界位于右胸中带，右肋膈角变钝，附近胸膜肥厚粘连，右横膈被拉平似液平面。抽气导管位于第二前肋间，被压缩的右肺尖可见钙化斑。

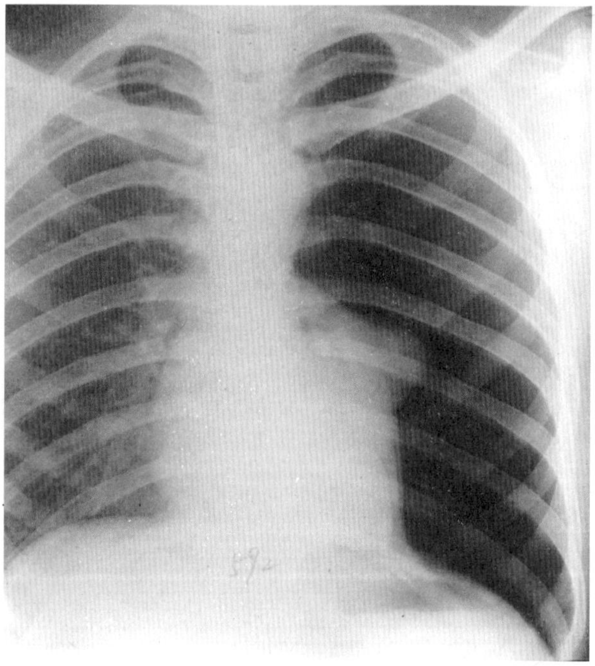

▶图4-2　左侧气胸（病例82）

左侧气胸占左胸95%左右，左肺被压缩到肺门区成一团致密影，左肋膈角锐利。左横膈面光滑清晰。

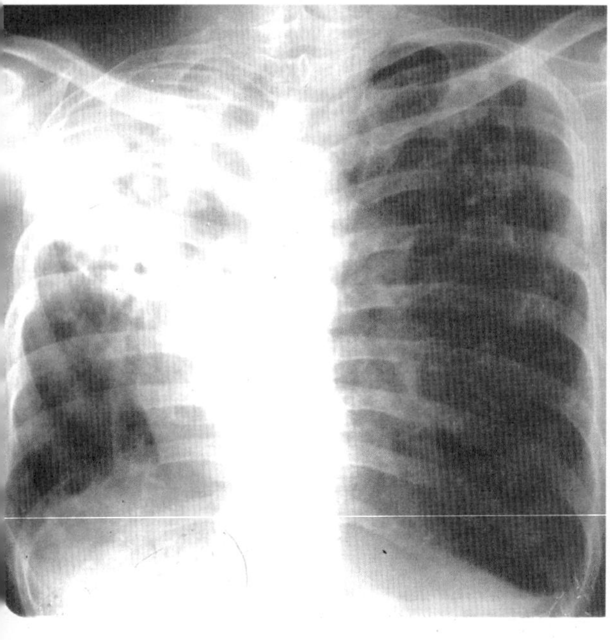

◀图4-3　继发性肺结核合并左侧气胸（病例83）

右上肺有纤维厚壁空洞，右上胸膜明显肥厚粘连，气管右移，右肺门上提，右上胸廓明显缩窄。

左上气胸，约占左胸15%，被压缩的左上肺叶边界向内移，被压缩的左上肺叶内可见新旧不同的支气管播散灶，左中下肺野呈明显代偿性肺气肿。

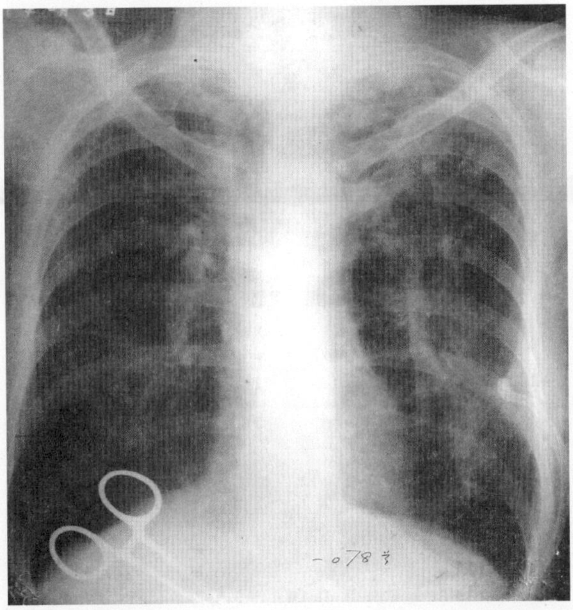

◄图4-4　继发性肺结核合并左侧局限性气胸（病例84）

左上中肺野及右上肺野均可见纤维渗出及增殖性结核病灶。左侧气胸，左侧第二至四前肋间外带及第十后肋下缘均可见被压缩的肺界，左横膈位于第十一后肋，膈面光滑，左肋膈角锐利。第五前肋间外带可见抽气导管。

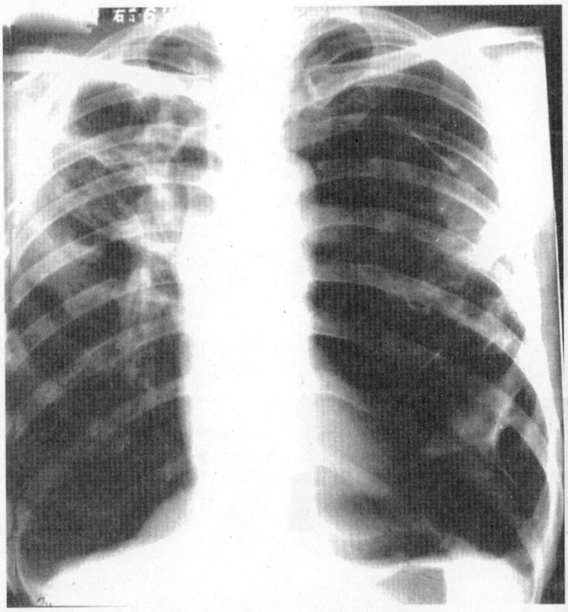

►图4-5　继发性肺结核合并左侧局限性气胸（病例86）

右上肺叶膨胀不全，右上肺叶下缘位于第二前肋，第一前肋间可见薄壁纤维空洞，右中肺野有纤维索状及小片状结核病灶，右下肺代偿性肺气肿。

左侧局限性气胸，呈多房性：左上胸外带、左心缘旁、左横膈上方均可见气胸征，左肋膈角锐利，被压缩的左肺可见结核病变。

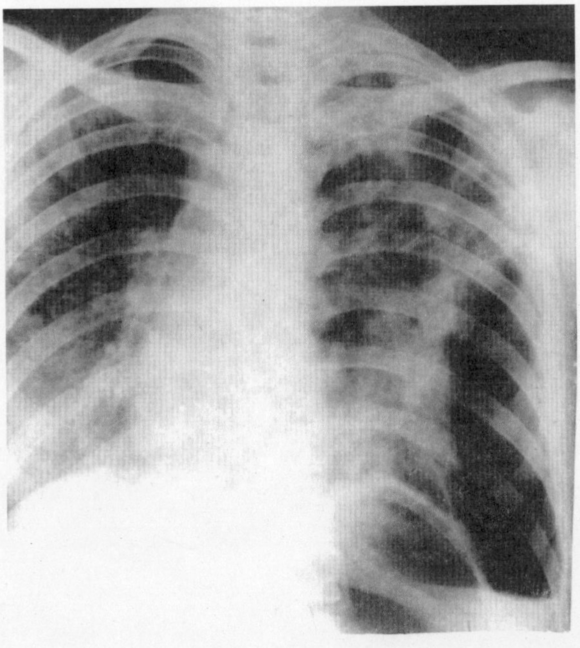

◄图4-6　继发性肺结核合并左侧局限性液气胸（病例86）

左肺第一前肋间有纤维薄壁空洞。余左肺野及右中下肺野有密集的播散性病灶。左胸中下野外带为局限性液气胸，液平面位于左肋膈角。

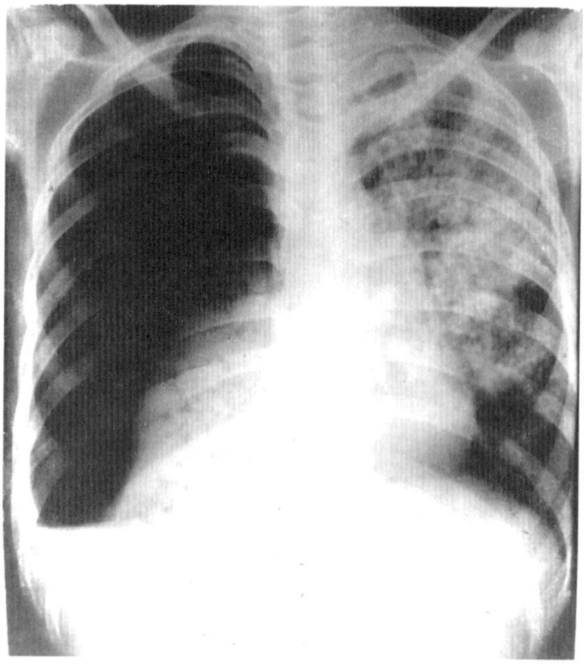

▲图4-7　继发性肺结核合并右侧液气胸（病例87）

双侧小叶性干酪性肺炎合并右侧液气胸，右肺被压缩到右心膈角区，气胸约占右侧胸腔70%，液平面位于右第七前肋水平。

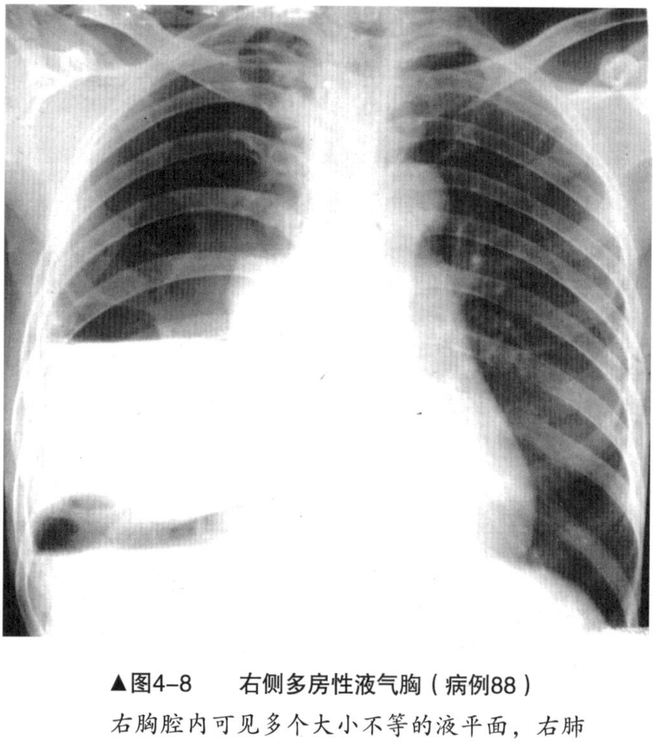

▲图4-8　右侧多房性液气胸（病例88）

右胸腔内可见多个大小不等的液平面，右肺被压向右肺门区。各个液平面均紧贴胸壁。

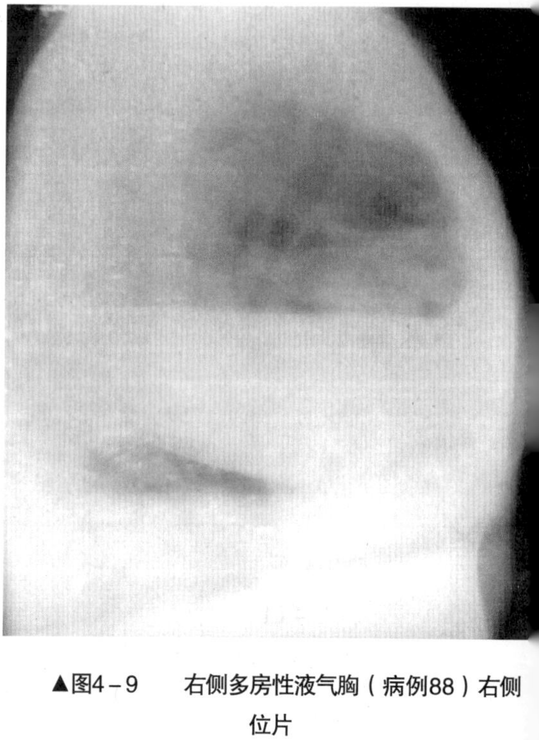

▲图4-9　右侧多房性液气胸（病例88）右侧位片

可见多个大小不等的液平面，始终紧贴胸壁。

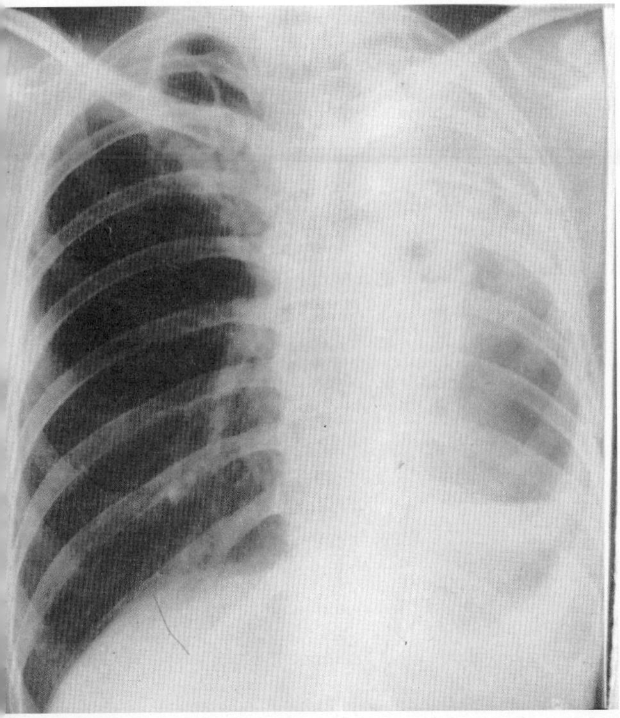

▲图4-10 继发性肺结核合并左侧局限性液气胸（病例89）

双上肺均有结核性空洞，左上肺叶膨胀不全，纵隔左移。左第二前肋间以下为包裹性液气胸，液平面位于左第五前肋间，左横膈面被遮盖。

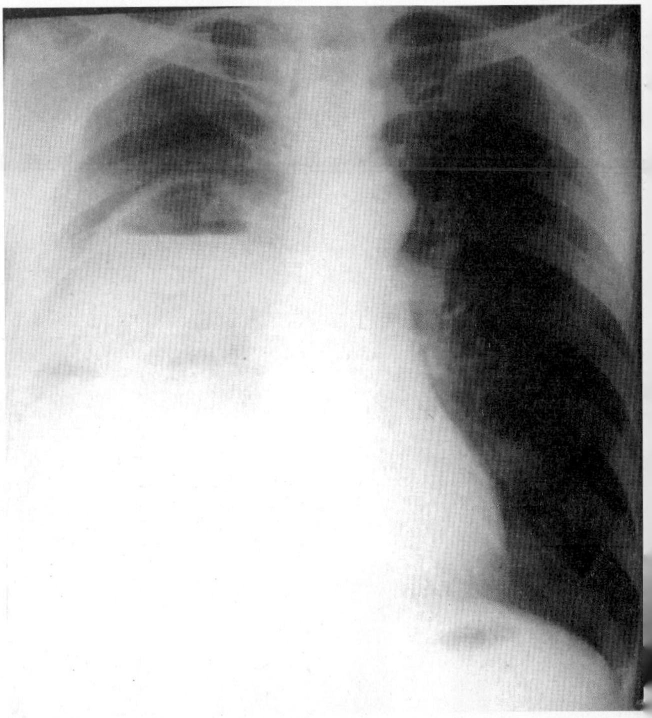

▲图4-11 右侧包裹性液气胸（病例90）

正位片仅见右中肺野中内带有一团致密影，其内有液平面，以下为一片实影，将右下肺野及右横膈遮盖。

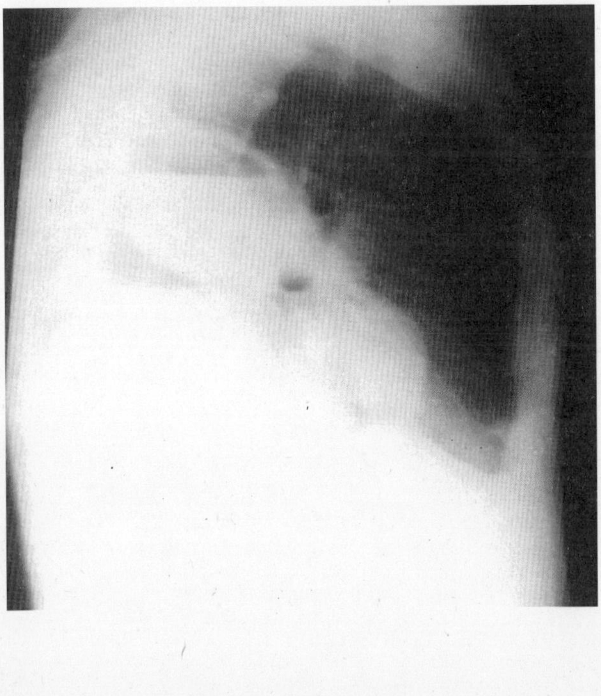

◀图4-12 右侧包裹性液气胸（病例90）右侧位片

该团致密影及液平面位于斜裂上部。斜裂下半部有梭形致密影，其上缘弧线向上鼓起，其下方肺野呈一大片浓密影，将右横膈遮盖。

手术证实为右斜裂包裹性液气胸，右下胸包裹性积液。

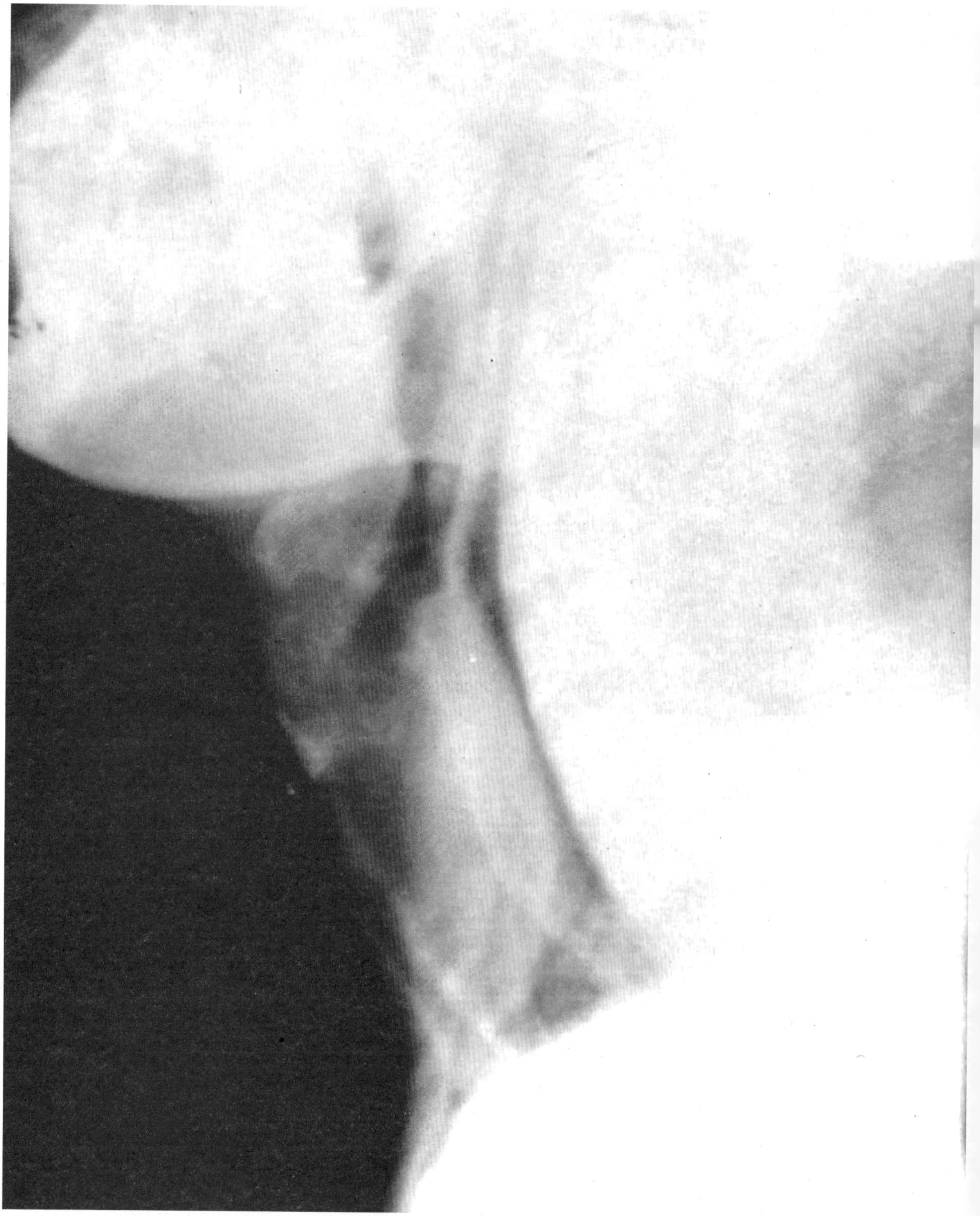

▲图4-13　颈椎前气带征（病例91，观察纵隔气肿的最佳位置）

正常情况下，颈椎前应该是软组织的致密影，不应该有透亮气带，只有在纵隔气肿时才会出现此透亮带。

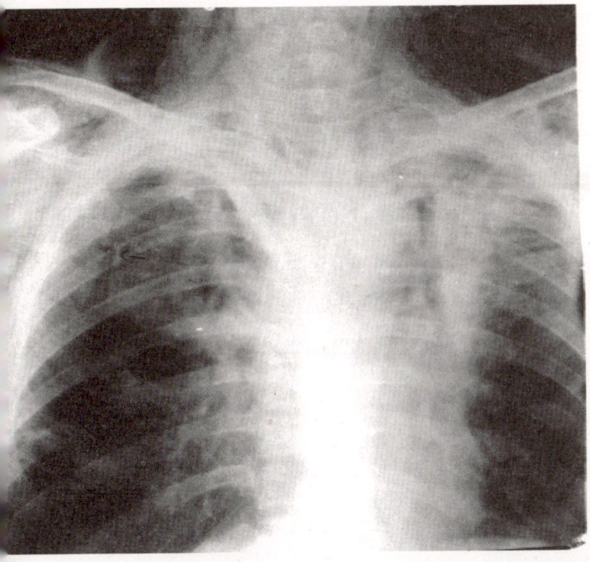

◀图4–14 继发性肺结核合并右侧气胸、纵隔气肿及皮下气肿（病例92）

右侧气胸可见被压缩的肺界，上纵隔两旁均见气带影，为纵隔气肿所致，而皮下气肿将两侧胸部及肩颈部肌纤维显影。

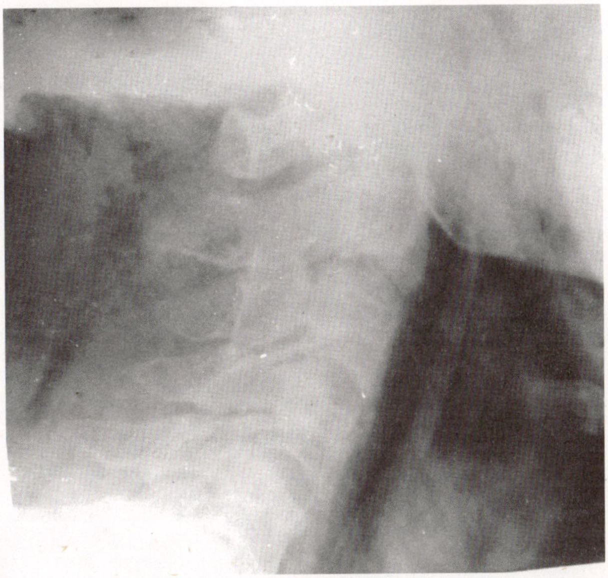

▶图4–15 继发性肺结核合并右侧气胸纵隔气肿及皮下气肿（病例92）颈部侧位片

"颈椎前气带征"提示有纵隔气肿。颈椎棘突后之纵行气带是皮下气肿。

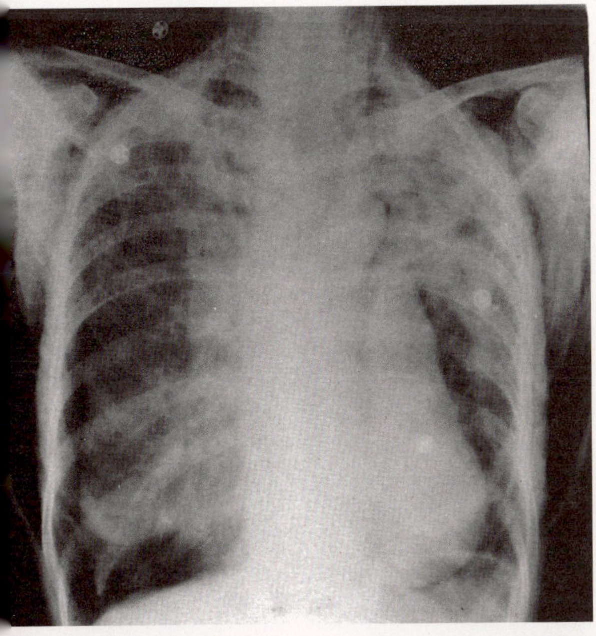

◀图4–16 继发性肺结核合并右侧气胸、纵隔气肿及皮下气肿（病例93）

右侧气胸可见被压缩的肺界位于右胸外带；纵隔两旁，特别是主动脉弓旁的纵行气带为纵隔气肿征；两侧皮下及两侧胸部肌纤维被皮下气肿衬托出来。

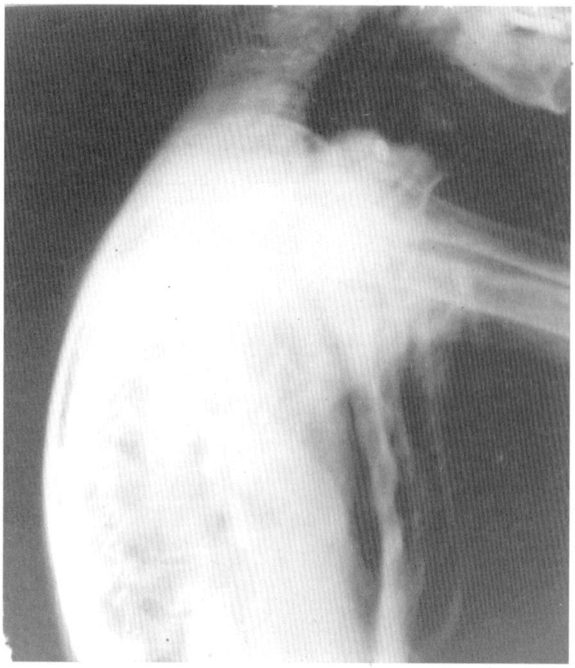

◀图4-17　继发性肺结核合并右侧气胸、纵隔气肿及皮下气肿（病例93）右侧位片

清楚见到“颈椎前气带征”与胸骨后方上下走向的长透亮带以及将纵隔胸膜向后推移形成的带状致密影，亦清晰可见胸部前后的皮下气肿。有时前胸的皮下气肿与胸骨后的纵隔气肿征不容易分清，但“颈椎前气带征”则容易识别。

（五）肺结核空洞内笰状菌寄生

笰状菌孢子可寄生于肺内各种空洞性或空腔性病变，如结核性空洞、肺脓疡空洞、肺囊肿、支气管扩张等，常引起反复少量或中量咯血，其出血量与笰状菌球大小成正比。肺结核空洞合并感染的真菌多见于笰状菌。笰状菌球在空洞内呈一游离的球状致密影，与空洞壁内任何一点都没有固定距离，真菌球与空洞壁之间常见弧状透明带，变更病人位置投照，可见笰状菌球位于空洞内的不同位置，但都位于空洞内最低位（见图4-18和图4-19）。

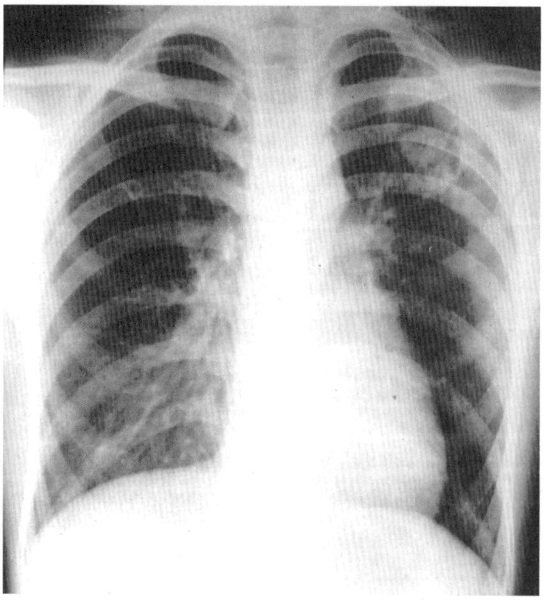

▲图4-18　左上肺结核空洞内的笰状菌球（病例94）

患肺结核多年，痰结核菌阳性，间咯血。本片见左上肺有薄壁纤维空洞，内里有类圆形致密影，与空洞壁有距离，怀疑合并真菌感染。进行左上肺叶切除，病理证实结核空洞内有笰状菌球。

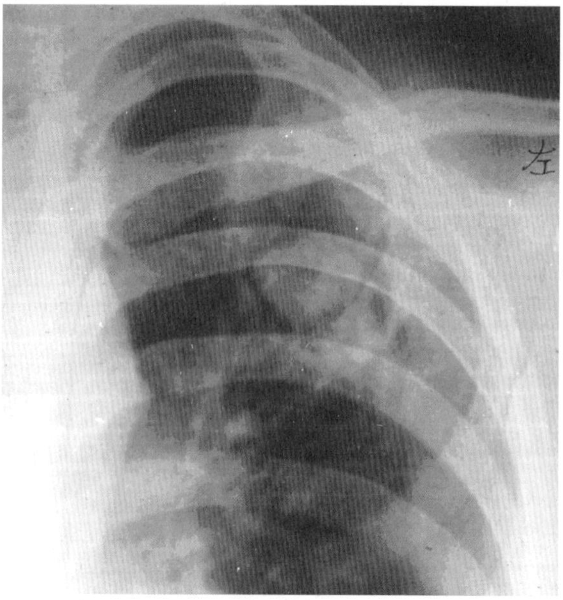

▲图4-19　左上肺结核空洞内的笰状菌球（病例94）局部放大

五、各型肺结核与常见病及某些特殊病的X线鉴别诊断

（一）原发性肺结核的鉴别诊断

1. 胸腺

在幼年，时常可见胸腺凸出于上肺野，多位于右上纵隔旁，有时可双侧凸出，“肥大”的胸腺边缘一般较直，向下逐渐增宽与其底线呈锐角（胸腺角），形成所谓“船帆征”（见图5-1）。侧位观，胸腺多位于心脏前，常因密度低显示不清。胸腺在深吸气时会缩小，正位透视下观察较明显，有助鉴别诊断。

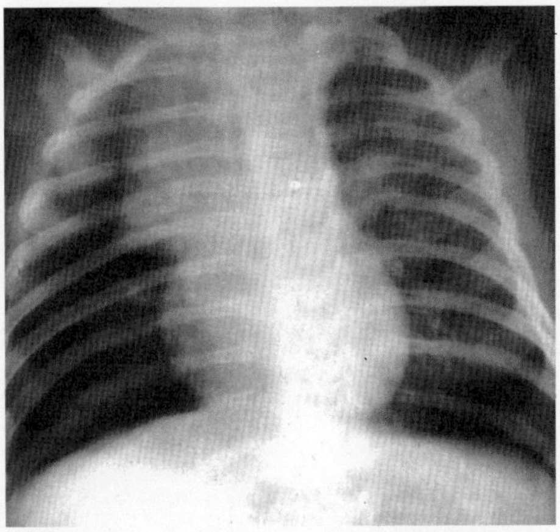

▲图5-1　未完全萎缩胸腺（病例95）

右纵隔旁出现的胸腺从上到下逐渐增宽，与其底线成锐角，是典型的“船帆征”。

2. 胸腺瘤

胸腺瘤多位于前纵隔的中部及上部，偶尔异位，可发生于任何年龄，以中年人发病较多，这点与原发性肺结核好发年龄不同。胸腺瘤通常呈扁圆形，略有分叶状，边缘整齐，密度均匀。良性胸腺瘤有时呈现完整包膜，恶性胸腺瘤包膜不完整，可直接侵犯邻近组织或转移，一般阴影只在纵隔一侧凸出。较大的胸腺瘤可向纵隔两侧凸出。胸腺瘤的质地有时较柔软，大小可随深呼吸而改变。部分胸腺瘤患者有重症肌无力症状。侧位片可见肿瘤位于胸骨后心脏大血管之前，与纵隔或肺门旁的结核性肿大淋巴结的好发部位不同（见图5-2至图5-8）。

3. 胸内甲状腺

胸内甲状腺肿位于前上纵隔，位置较高，多位于一侧，呈椭圆形或倒置锥形，边缘清晰，多与颈部肿大的甲状腺相连，气管多有偏侧（见图5-9）。透视下块状影随吞咽动作上下移动，有助诊断。个别迷走甲状腺瘤呈孤立半圆形致密影凸出于肺野（见图5-10），需结合透视尤其是“碘131”扫描进行鉴别判断。

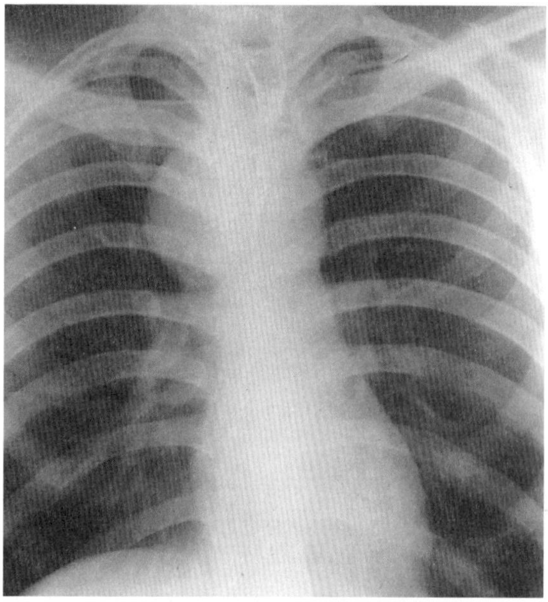

▲图5-2　右侧胸腺瘤（病例96）

右上纵隔旁有半圆形致密影凸出，边缘清晰，密度均匀，手术后病理证实为胸腺瘤。

结核性淋巴结肿大一般边缘没有如此光滑，密度也没有如此均匀。同侧肺野毫无反应的病例在结核中极少见。

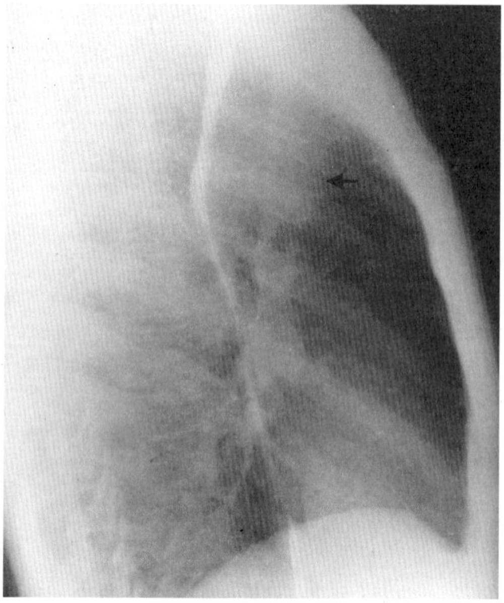

▲图5-3　右侧胸腺瘤（病例96）右侧位片

右侧位片显示病变位于气管前方（黑色箭头所指）。此位置可能是气管旁肿大的淋巴结，要结合正位片分析。

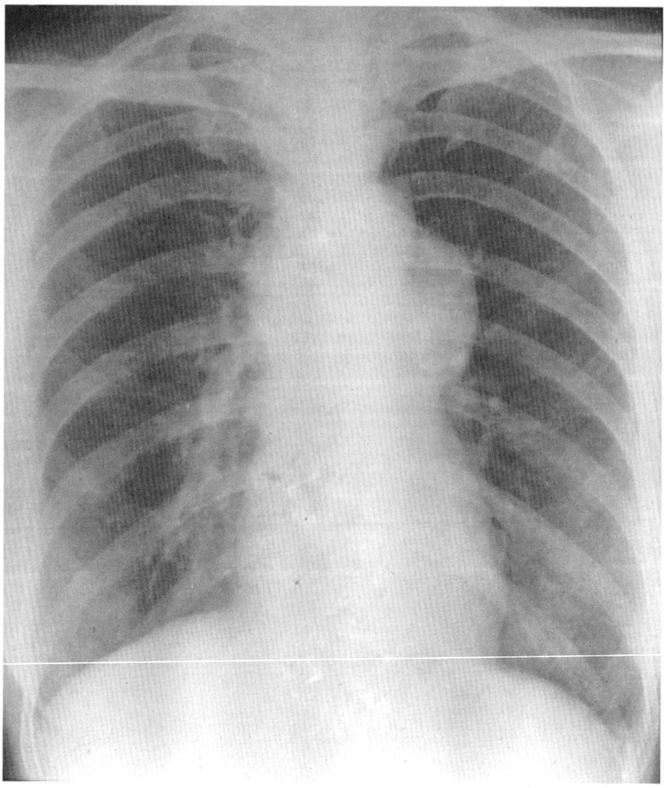

►图5-4　恶性胸腺瘤（病例97）

主动脉弓右侧及左侧均有半圆形致密影凸出，边缘清晰光滑，密度均匀，手术证实为恶性胸腺瘤。

胸内淋巴结结核很少在纵隔两侧同时见到肿大影而肺野毫无结核性病变征。此患者是40岁成人，基本上可排除结核的可能。

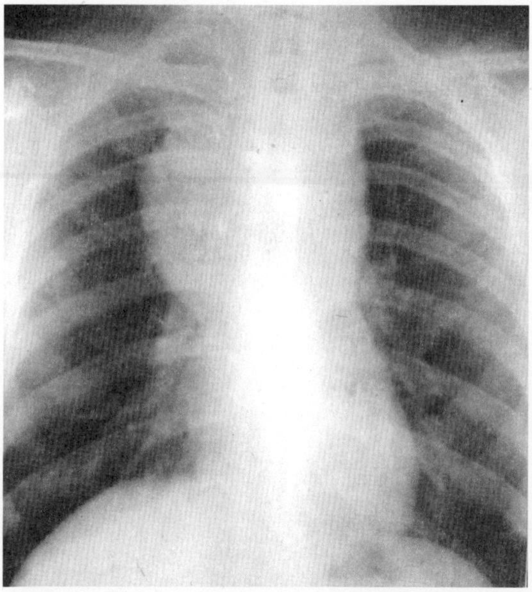

▲图5-5　恶性胸腺瘤（病例98）

患者男，33岁。上纵隔两旁均有致密影凸出，以右上纵隔为著，呈半圆形，边缘清晰，密度均匀。手术证实为恶性胸腺瘤。

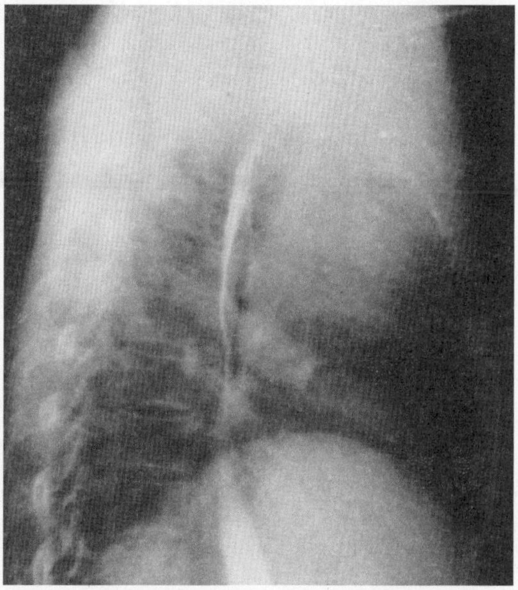

▲图5-6　恶性胸腺瘤（病例98）侧位片

侧位片显示肿大的胸腺瘤位于胸骨与气管之间，密度较均匀。

因结核而肿大的淋巴结很少如此大，再综合病变的密度、边缘、患者年龄等，可排除结核性病变的可能。

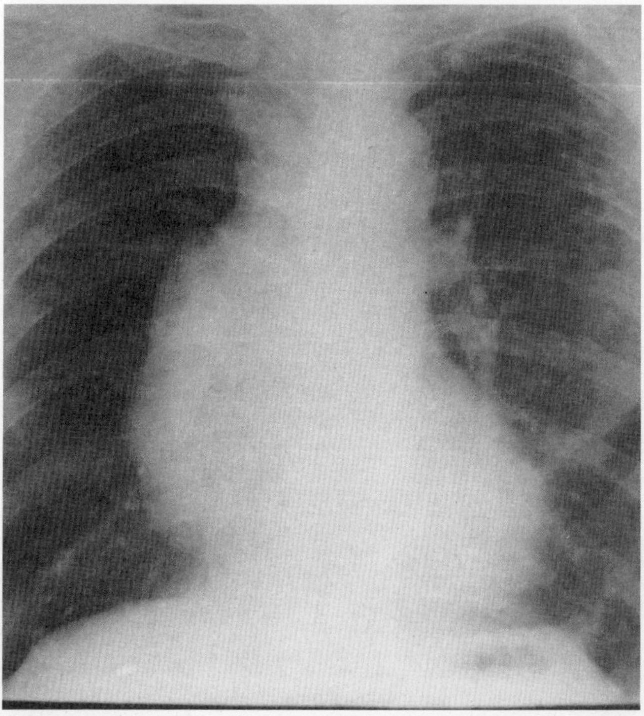

◀图5-7　混合性胸腺瘤（病例99）

右纵隔旁凸出的半圆形致密影呈分叶状，密度均匀，边缘清晰，双侧肺野未见明确病变征。

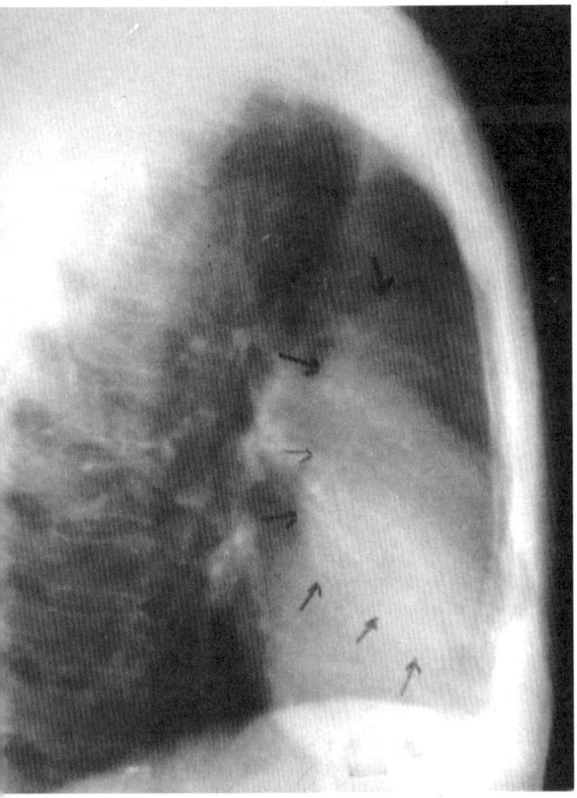

◀图5-8　混合性胸腺瘤右侧位片（病例99）

右侧位片显示肿块位于前中下纵隔，基底紧贴前胸壁。手术后证实为右前纵隔混合性胸腺瘤。

▶图5-9　胸骨后甲状腺肿（病例100）

位于上纵隔，呈倒置的锥形，边界清晰，透视显示其位于前上纵隔，与颈部甲状腺相连，并随吞咽动作上下移动。

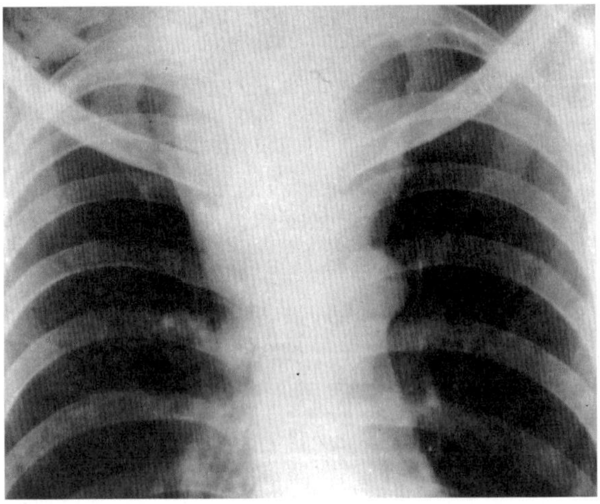

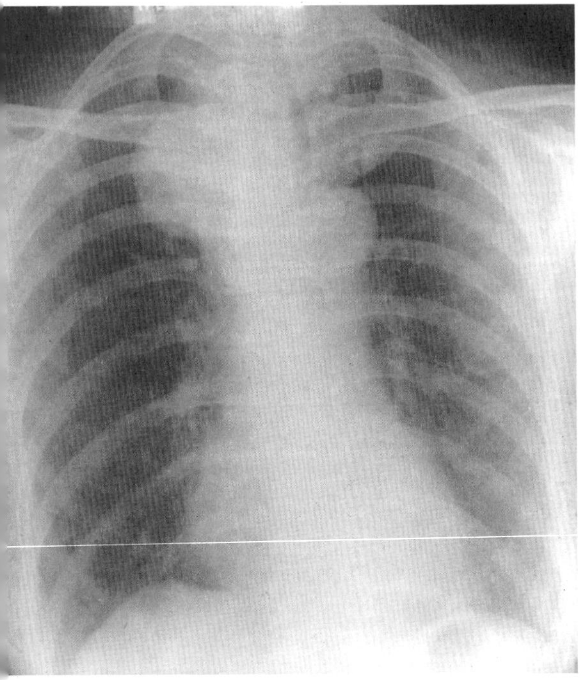

◀图5-10　胸骨后甲状腺瘤（病例101）

右上纵隔旁凸出的半圆形致密影边缘清晰光滑，密度均匀，将气管推向左侧。侧位观此团块影位于前上纵隔。患者女性，50岁。经手术切除，病理报告为甲状腺瘤。

如果是因结核而肿大的淋巴结极少会引起气管移位，此现象在迷走甲状腺瘤较常见。

4. 畸胎类肿瘤

畸胎类肿瘤是由胚胎时期的胚层组织发展而成，可分为囊性和实质性。囊性者即皮样囊肿，其内以液体为主。实质性畸胎瘤内可有人体的任何器官组织。实质性畸胎瘤恶变的可能性较皮样囊肿大。

（1）畸胎类肿瘤多位于前纵隔中部，而肿大的淋巴结多位于中纵隔。畸胎类肿瘤X线表现为圆形或分叶状致密影，边缘清晰，大小不等，如肿瘤继发感染则周围可产生炎症粘连与胸膜增厚，而使轮廓不整（见图5-11至图5-14）。

（2）患者一般无症状，肿瘤增大时产生压迫症状，胸闷痛、心悸、气紧，恶性者肿瘤常有分叶改变。而原发性肺结核患者多有症状，常见低热、咳嗽、气促、盗汗、消瘦，结核菌素试验阳性。

（3）肿瘤内含有多种不同的组织而显示密度不均匀，肿瘤内可有钙化、牙齿及骨组织阴影，此为诊断该病的主要依据（见图5-15和图5-16）。原发性肺结核的肿大淋巴结密度大多相对较均匀，愈合期可出现斑片钙化。

（4）如肿瘤与支气管相通，咳出之痰中可发现头发及豆渣样皮脂物，有助于诊断。

5. 淋巴源性细胞瘤（恶性淋巴瘤）

淋巴源性细胞瘤包括淋巴肉瘤、网状细胞肉瘤、白血病等。

（1）此类肿瘤为原发或继发于纵隔各组织淋巴结的恶性肿瘤，多侵犯中纵隔淋巴结，使纵隔阴影增宽，有时可表现为两肺门旁梭形或结节状、分叶状致密影，常由纵隔向肺门发展。肿瘤由于生长迅速，使多数肿大的淋巴结融合而形成上纵隔单侧或两侧显著增宽，一般密度均匀，边缘清晰呈波浪状。而淋巴结结核进展缓慢，极少在短期内显著增大，且极少使纵隔向双侧增宽。

（2）肿瘤生长迅速可压迫食管、气管、支气管使其变窄，可出现吞咽困难、呼吸困难，如压迫喉返神经使其麻痹则出现声嘶。这些压迫症状在淋巴结结核中极少见。

（3）常侵犯胸膜，出现胸腔积液，多为血性胸水，且生长迅速，抽液后很快又增长。结核性胸水为渗出性，经抽水及抗痨治疗吸收好转，而且淋巴结结核合并胸积液机会较少。

（4）肿瘤中晚期发生转移，常引起锁骨上或全身表浅淋巴结肿大。淋巴结活检有助于诊断。

（5）淋巴结结核患者结核菌素试验呈强阳性，经抗痨治疗后肿大的淋巴结常较快缩小或钙化。而淋巴母细胞瘤患者结核菌素试验可呈阴性或一般阳性，病情发展迅速时，患者可能很快出现恶液质。

（6）淋巴性肿瘤对放射治疗一般较敏感，经短期放射治疗后明显缩小（见图5-17至图5-19）。

6. 神经源性肿瘤

神经源性肿瘤包括良性和恶性两种，良性的有神经纤维瘤、神经鞘瘤、节细胞神经瘤；恶性的有神经性肉瘤（恶性神经鞘瘤）、节神经母细胞瘤和交感神经母细胞瘤。此类肿瘤常呈现圆形或椭圆形致密影凸出于后纵隔，极少数可见于中纵隔，与淋巴结结核鉴别如下：

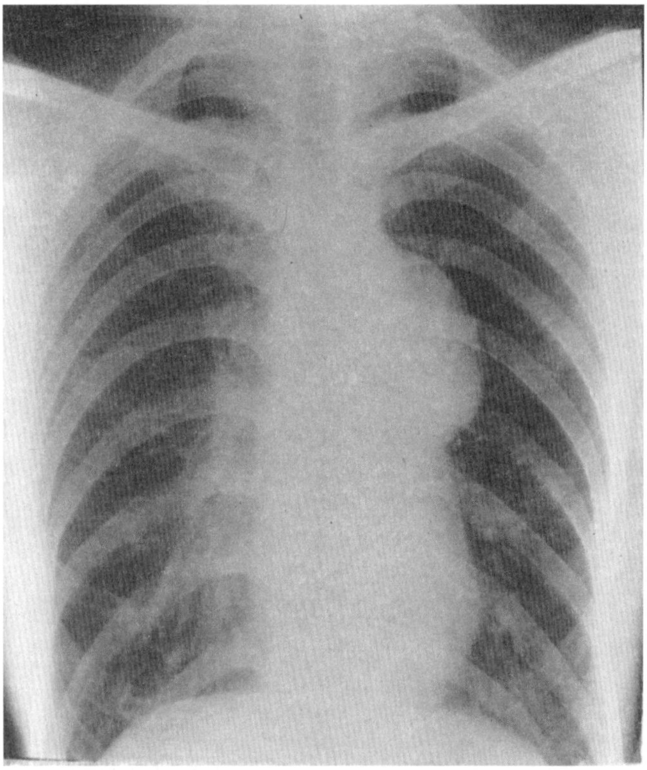

▲图5-11　皮样囊肿（病例102）

有半圆形致密影凸出于左肺门区，边缘清晰，密度均匀。

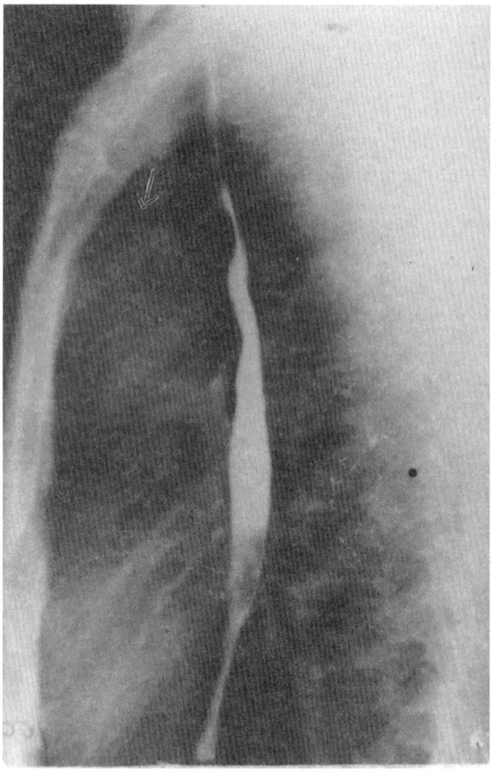

▲图5-12　皮样囊肿（病例102）左侧位片

左侧位片显示囊肿位于胸骨后。其形态、位置均与肿大的淋巴结不同。手术切除为皮样囊肿。

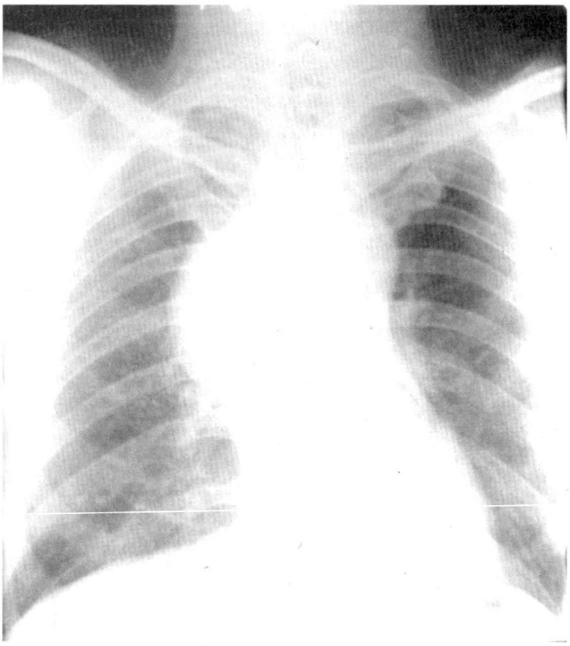

►图5-13　皮样囊肿（病例103）

右纵隔旁的皮样囊肿边缘清晰，密度均匀。

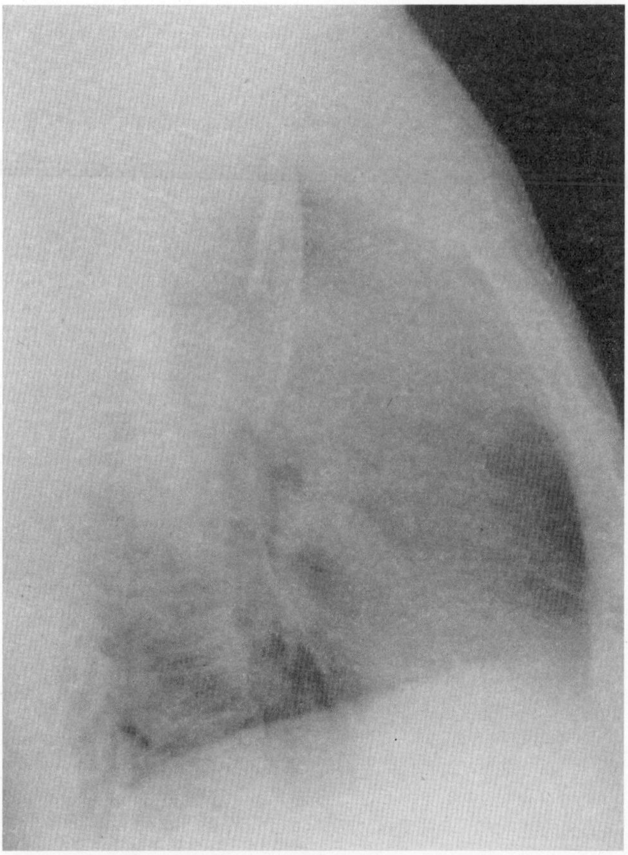

◀图5-14　皮样囊肿（病例103）右侧位片

右侧位片显示病变位于胸骨后，呈一片均匀致密影。与淋巴结结核好发部位不符。手术切除为皮样囊肿。

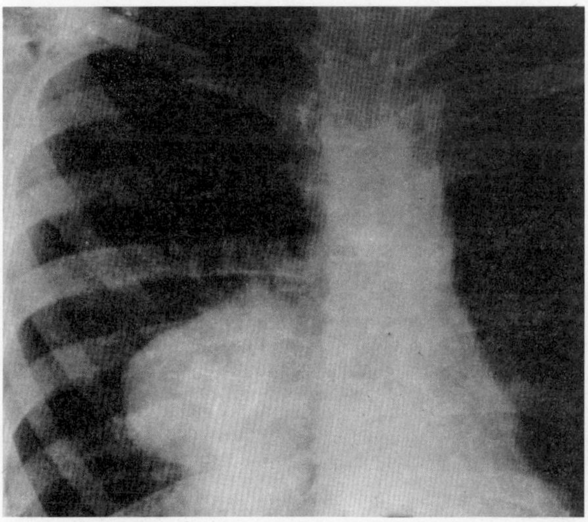

▲图5-15　畸胎瘤（病例104）

右心缘旁有团块状椭圆形致密影，边缘清晰，团块影内有钙化斑。侧位片显示病变位于前下纵隔。手术切除为畸胎瘤。

结核性淋巴结肿大一般没有如此巨大，亦不会在前纵隔下方。

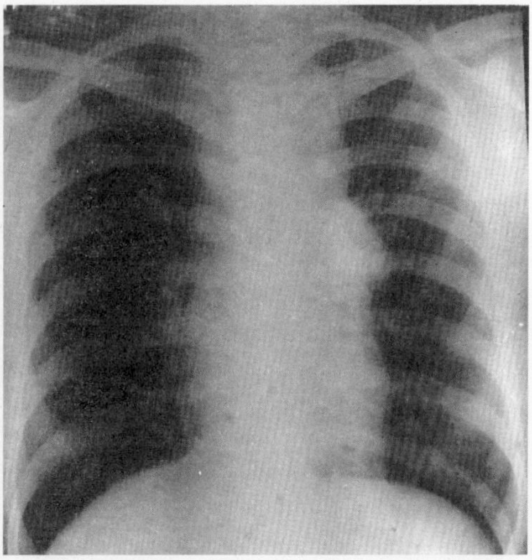

▲图5-16　畸胎瘤（病例105）

左肺门区有一椭圆形致密影，内有钙化斑，外围边缘清晰。侧位片显示病变位于前中纵隔。手术切除为畸胎瘤。

侧位片所示病变位置对于鉴别诊断有重要帮助。

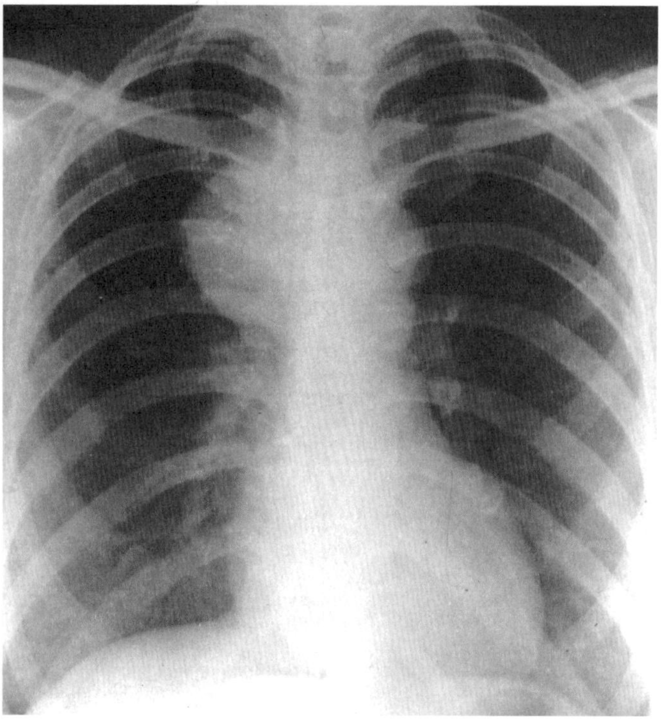

◀图5-17　淋巴肉瘤（病例106）

右上纵隔旁可见半圆形团块影，边界清楚，密度均匀。

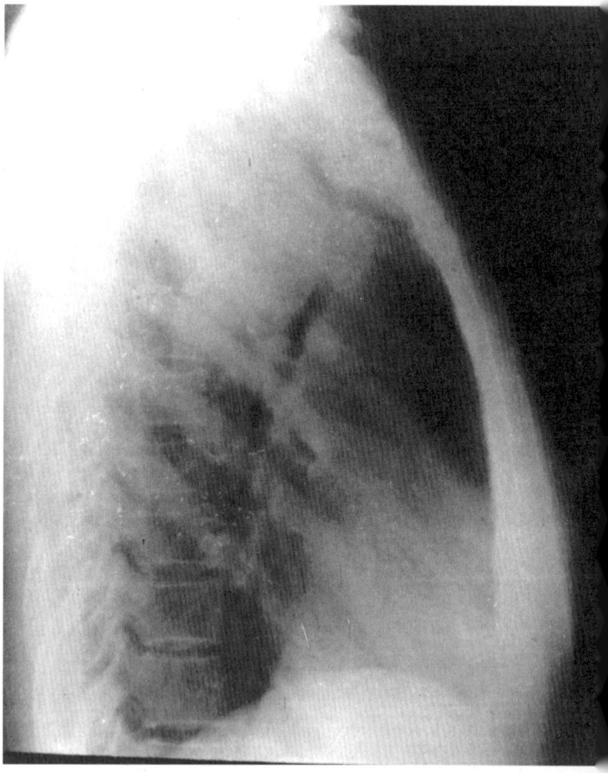

▶图5-18　淋巴肉瘤（病例106）右侧位片

右侧位片显示肿块位于上中纵隔，为淋巴性肿瘤的好发部位。此片可见肿瘤压迫气管向前推移。

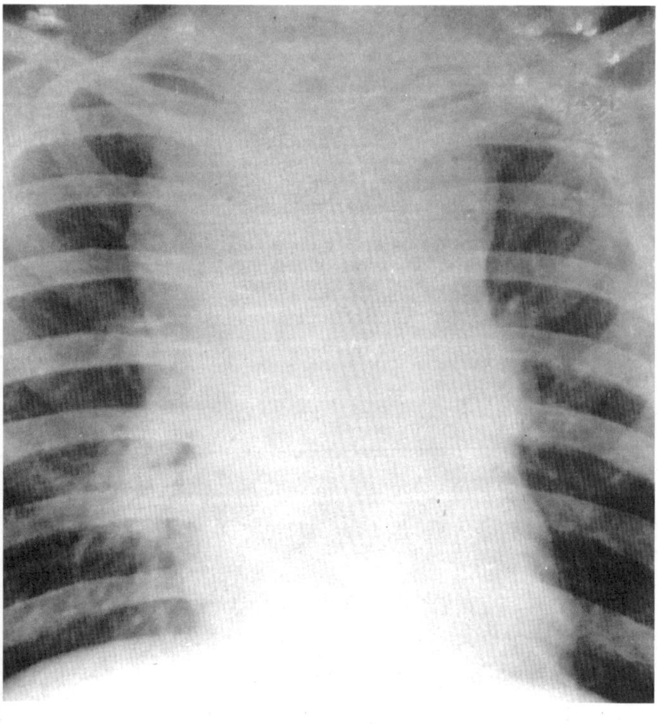

◀图5-19　纵隔淋巴肉瘤（病例107）

该病例可见气管两旁及双侧肺门淋巴结都肿大，此种现象大多是因为纵隔内各种淋巴瘤所致，尚未见淋巴结核所致。

（1）神经源性肿瘤其边缘一般较淋巴结结核光滑，密度较均匀一致，大多位于后纵隔，侧位片观察常与脊椎重叠，这点对鉴别诊断帮助很大。而结核性肿大的淋巴结边缘常较毛糙，密度可不均匀，有钙化斑或干酪坏死，多位于中纵隔。但亦有少数神经源性肿瘤位于前、中纵隔，此时鉴别诊断应与临床症状、结核菌素试验、年龄等相结合。

（2）临床上神经源性肿瘤以压迫症状为主。当压迫邻近椎体或肋骨时可使其出现缺损、吸收、萎缩等。此症状有助于诊断（见图5-20至图5-25）。而淋巴结结核以结核中毒症状为主，结核菌素试验常呈强阳性。

7. 肺下叶背段病变

下叶背段内侧部（以内分支和上分支为主）与肺门重叠，故其出现病变易误为肺门肿大。多轴位透视或侧位照片可明确病变部位，正位时亦可因“侧影征”的原理而加以鉴别。因下叶背段与肺门不在一个平面，故肺门影常可清晰分辨，而肺门区淋巴结肿大往往与肺门区的血管影连成一片而分不出界限。

8. 非结核性肺炎

部分原发性肺结核，特别在结核病早期常不显示引流的淋巴管炎和肺门的淋巴结肿大，只表现为肺部有一小片云絮状阴影，此时须与非结核性肺炎鉴别。它们在X线表现颇为相似，需结合临床症状、结核菌素试验、血象等加以鉴别。一般炎症经抗炎治疗两周后大多有明显吸收，而结核则改变不大，可通过X线定期复查鉴别。

原发结核灶的病灶周围炎是非特异性渗出性炎症，又称为“结核上浸润”，表现为均匀的大片毛玻璃状致密影，可将原发病灶遮盖，X线上令人吃惊，但临床上无症状或症状轻微。在X线上这需与大叶性或节段性肺炎相鉴别，两者在X线上表现颇相似，但肺炎有明显的临床症状和血象改变，抗炎治疗两周后明显减少、收缩，而结核性病灶周围炎则吸收缓慢，可延续数月至数年（可参考图3-5及图3-6）。

9. 结节病

结节病病因不明，为全身性疾病。在病理上是具有类上皮细胞和巨细胞的慢性肉芽肿，但无干酪性病变，结节病可侵犯淋巴结、肺、皮肤、眼、肝脾等，常发生在胸内淋巴结和肺，约占90%。该病在X线上可表现为单纯的纵隔，或肺门淋巴结肿大的Ⅰ型，或单纯的肺内颗粒状结节的Ⅱ型，或两者并存的Ⅲ型，以胸内淋巴结肿大的Ⅰ型为多见（见图5-26至图5-28）。若表现为单纯的淋巴结肿大时需与原发型结核鉴别：

（1）结节病好发于青壮年，原发型结核好发于儿童。

（2）结节病患者结核菌素试验呈阴性或弱阳性，结核病则呈强阳性。

（3）结节病的淋巴结肿大常为双侧对称性。纵隔及肺门淋巴结常同时受累，多数由肺门开始，然后向纵隔发展，其边缘一般较锐利，而结核病的淋巴结肿大常为单侧性，较少双侧，其边缘一般较毛糙。

（二）血行播散性肺结核的鉴别诊断

1. 弥漫性细支气管肺泡癌

细支气管肺泡癌为腺癌的一种类型，分为弥漫型、多发结节型及周边型三种形态。弥漫性细支气管肺泡癌在临床和X线上与急性血行播散性肺结核有某些相似之处，其鉴别诊断如下：

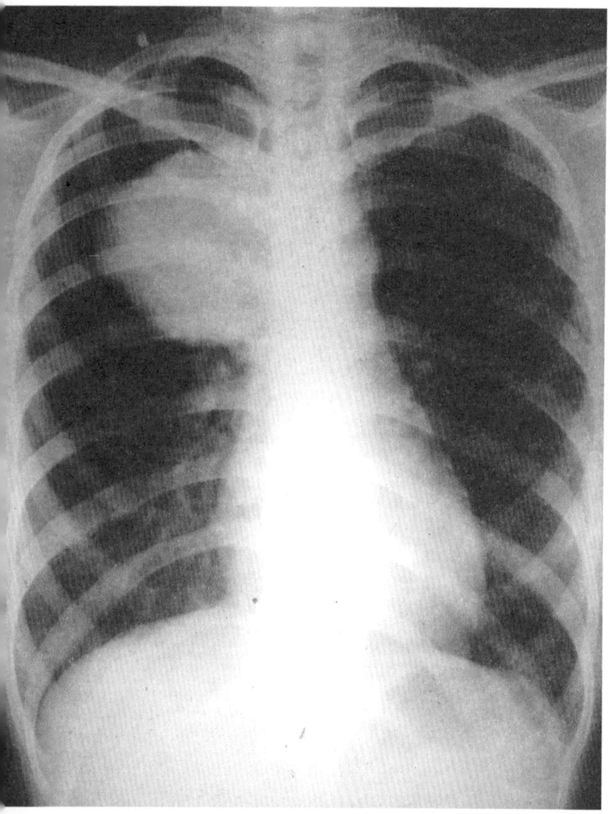

◀图5-20　神经纤维瘤（病例108）

右上纵隔旁可见一类球形致密影，边缘清晰，密度均匀，略有分叶。

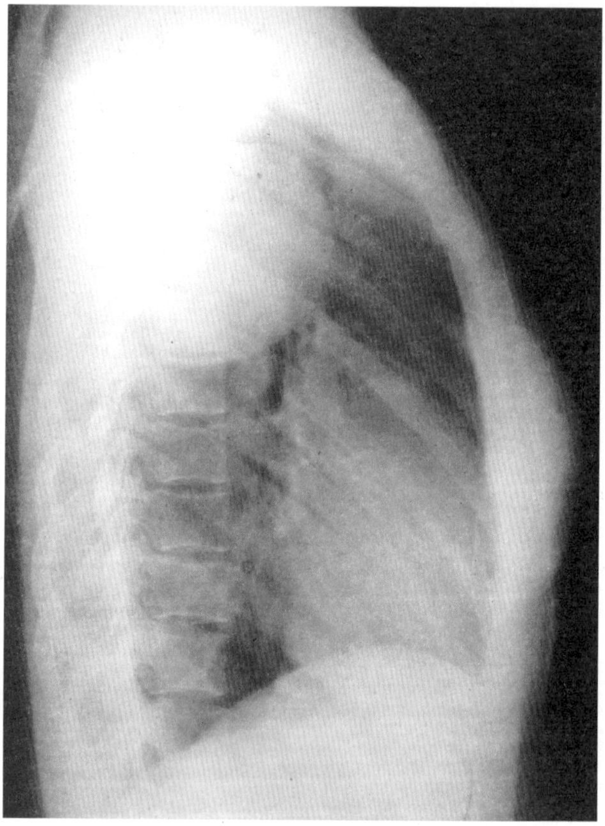

▶图5-21　神经纤维瘤（病例108）右侧位片

右侧位片显示病变位于后上纵隔，与脊椎重叠，此乃神经纤维瘤好发部位。经手术切除证实为该病。

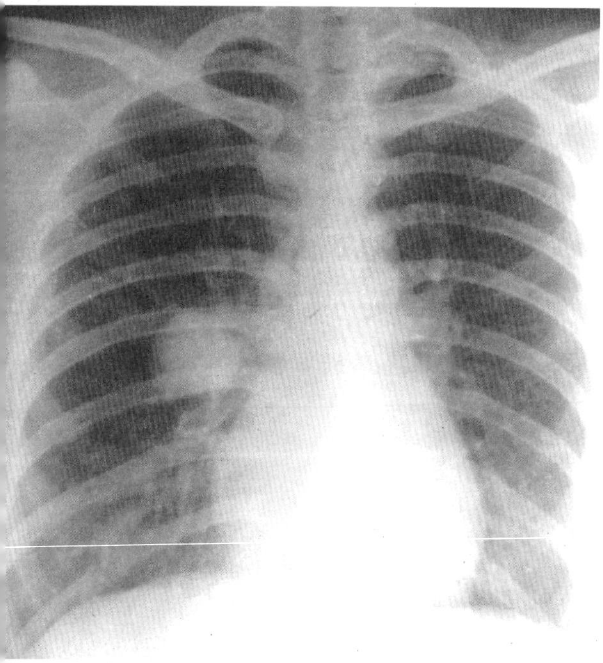

◀图5-22　神经纤维瘤（病例109）

右肺门角有一直径约3.5 cm的圆形致密影，边缘光滑锐利，密度中等且均匀，附近肺野未见明确病变影。

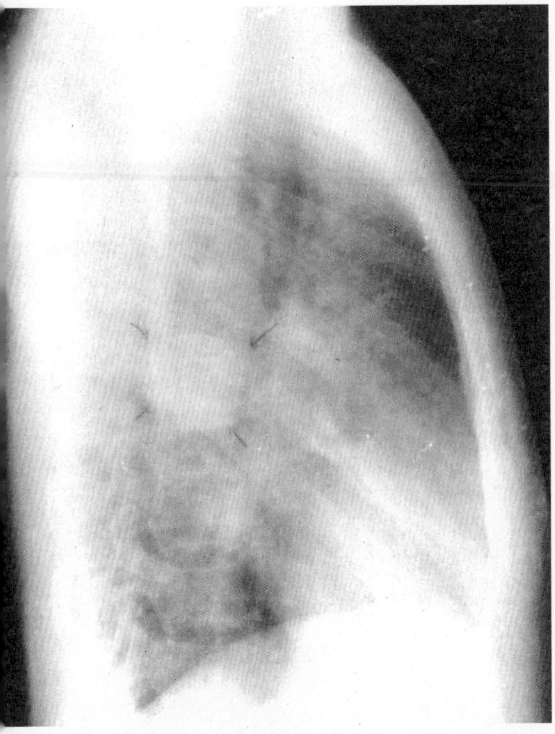

◀图5-23　神经纤维瘤（病例109）右侧位片

右侧位片显示病变位于后中纵隔，与脊椎重叠。手术切除证实为神经纤维瘤。

▼图5-24　中纵隔神经纤维瘤（病例110）

左上纵隔旁有两个连成一片的半圆形致密影凸出于左上肺野内带，其密度均匀，边界清晰。

▼图5-25　中纵隔神经纤维瘤（病例110）左侧位片

左侧位片显示肿块位于上中纵隔，与气管影重叠。

通过了解此病例病史、临床症状、年龄等资料，与结核鉴别不难，但要具体诊断是哪种肿瘤，单凭平片实难确诊。本例最后是手术切除肿瘤，病理报告为神经纤维瘤。

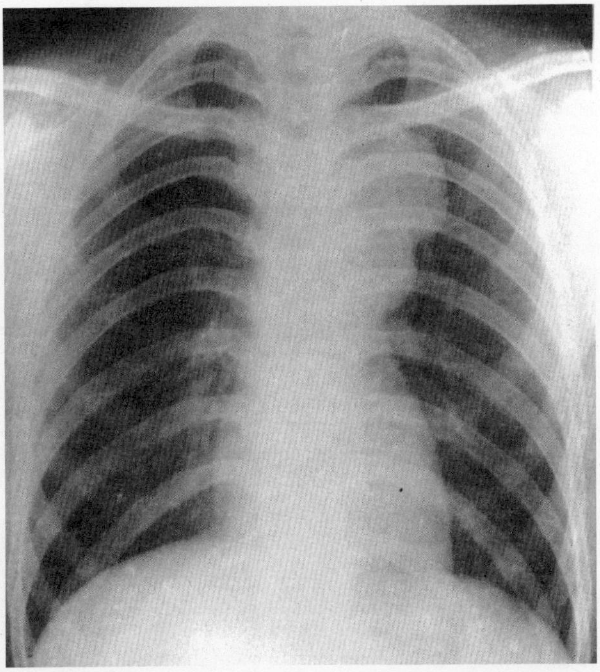

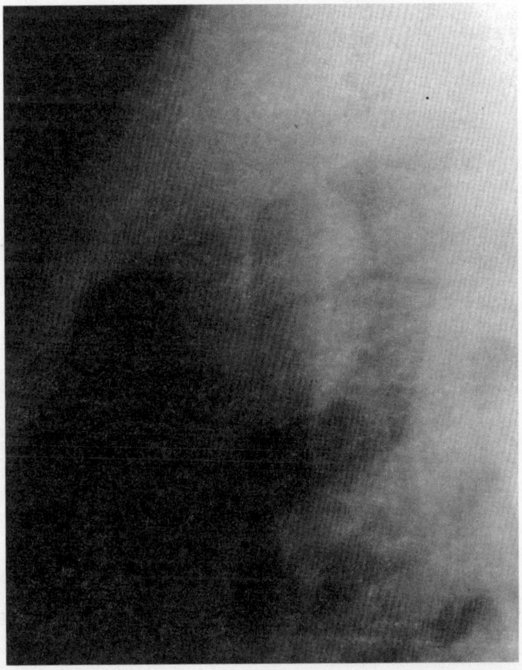

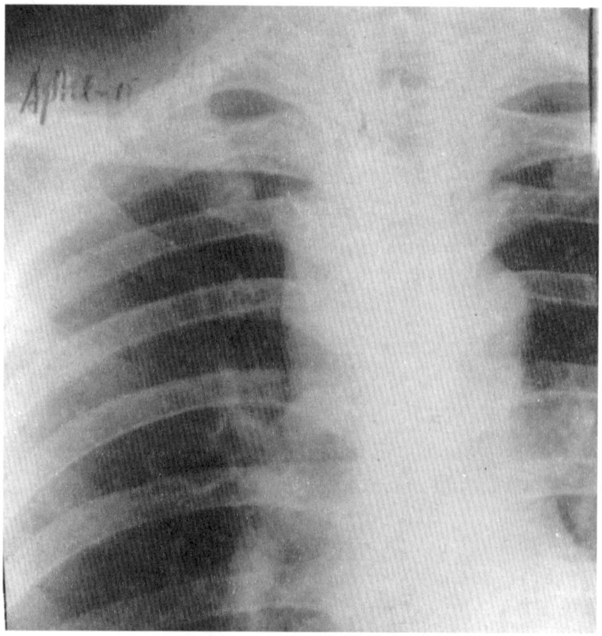

▲图5-26　结节病（病例111）

右上纵隔呈长条形增宽，边缘清晰，密度均匀。患者男，31岁，当时怀疑纵隔肿瘤而行手术切除，病理报告为结节病。

虽然以淋巴结肿大为主的结节病常见是双肺门淋巴结同时受累，气管旁两侧同时增宽，但亦有少数跟此病例一样，可单侧淋巴结肿大，颇似气管旁淋巴结结核，此时必须结合临床资料、结核菌素试验等考虑。

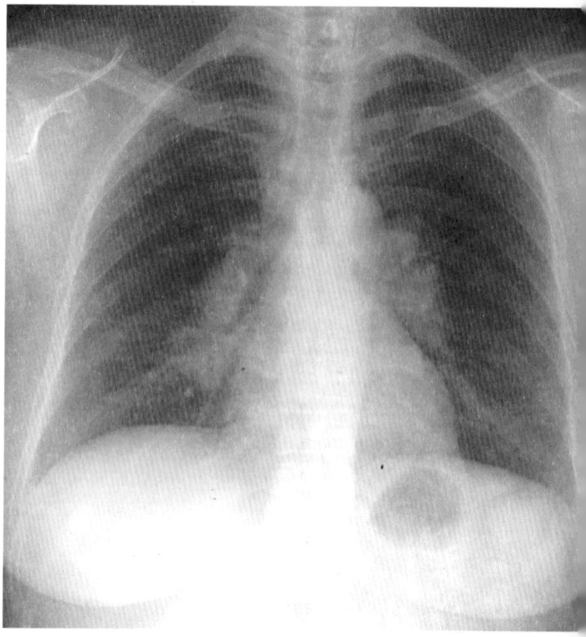

▲图5-27　结节病（病例112）

患者女，46岁，X线显示双侧肺门淋巴结明显对称性增大，边缘清晰，附近肺纹理增强。

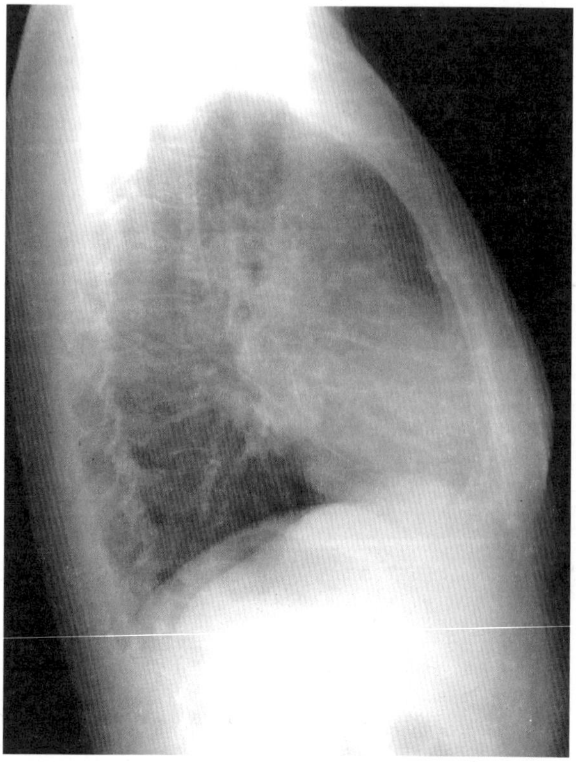

►图5-28　结节病（病例112）左侧位片

左侧位片显示肺门淋巴结肿大，尤以下肺门明显。该病例为典型的Ⅰ型结节病。

（1）弥漫性细支气管肺泡癌在X线上可表现为双肺弥漫不对称、大小不一、分布不均匀的粟粒状结节，密度中等，边缘模糊，病灶以中下肺野内中带居多，有时在肋膈角区出现小叶间隔（Kerley氏B线）。而急性粟粒型肺结核的结节呈“三均匀”现象，即双侧对称分布均匀、密度均匀、大小均匀，且肺尖多受累，病变以上中肺野多于下肺野，极少出现Kerley氏B线。当结核呈亚急性或慢性时，其点状影可能大小不等、密度不均，但其病灶分布是上中肺野多于下肺野，且可能出现融合干酪坏死，形成空洞等。病灶的分布对鉴别诊断有重要意义。

（2）细支气管肺泡癌有少数可引起血性胸积液，临床上胸痛较明显，有顽固性咳嗽及吐黏稠白痰，血行播散性肺结核胸痛不明显，较少出现胸积液，如有胸积液亦为渗出性。

（3）细支气管肺泡癌如未转移，其病变基本局限于肺内，眼底无变化，脾脏不肿大，血行播散性肺结核为全身性疾患，可同时引起眼底之结核改变，脾脏亦常增大。

（4）细支气管肺泡癌作痰细胞检查可发现癌细胞，血行播散性肺结核查痰可能发现结核杆菌，结核菌素试验阳性（见图5-29和图5-30）。

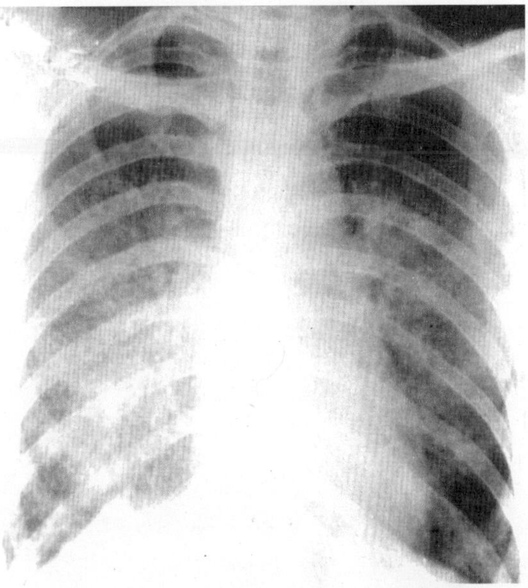

▲图5-29 弥漫性细支气管肺泡癌（病例113）

双侧肺野满布直径3 mm以下的粟粒样结节，密度中等，边缘模糊，以中下肺野的中内带较密集。

患者男，35岁，因咳白色黏稠痰、低热，就诊发现该病。1/2 000结核菌素试验阴性。痰中找到癌细胞。后经尸解证实为该病。

2. 肺转移性肿瘤

肺部是恶性肿瘤转移的好发部位，分血行和淋巴转移两种，两者X线表现不尽相同，以血行转移多见。多发性肺转移瘤其X线形态与血行播散性肺结核有某些相似之处，特别是甲状腺癌和肝癌向肺转移常呈粟粒样病灶；有时转移瘤可在双肺呈现广泛结节状阴影，其大小不等，但

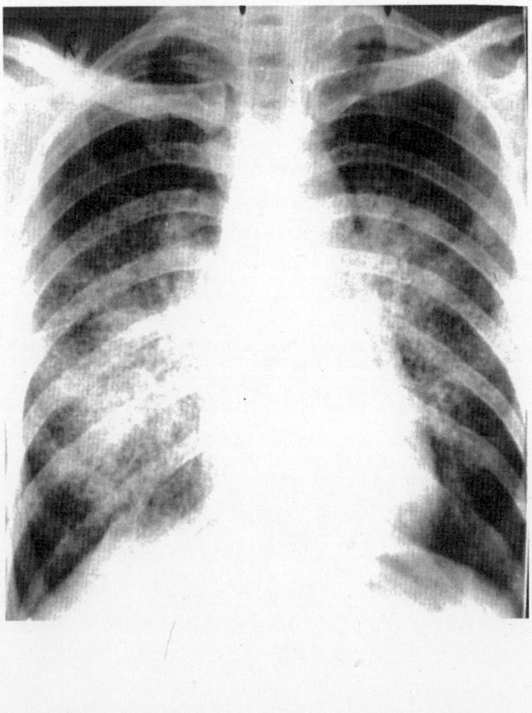

►图5-30 弥漫性细支气管肺泡癌（病例114）

双侧肺密布之粟粒结节以双侧中下肺野中内带为多。粟粒结节边缘模糊密度中等，均在3 mm以下。后经尸解证实为该病。

不管是哪种癌的转移病灶，其结节较粟粒结核大，一般病变以两下肺野及外围较多，上肺野相对较少，多呈圆形致密影，不断增大增浓，边缘早期模糊，以后逐渐趋向清晰，少有融合现象（见图5-31至图5-33）。而血行播散性肺结核急性期呈粟粒状改变，以上中肺野居多，有“三均匀”现象，亚急性及慢性期亦以上中肺野居多，病变呈斑片状融合，边缘模糊不清。结合临床资料鉴别诊断不难。

3. 含铁血黄素沉着症

含铁血黄素沉着症分为特发性和继发性两种。前者病因不明，常见于儿童，成人亦可见；后者继发于左心衰竭病人，大多数继发于风湿性二尖瓣狭窄的后期。两者均可在双侧肺出现弥散性点状致密影，但密度一般明显低于结核的粟粒结节，其边缘模糊，多见于肺门区及双肺中下野，而上肺野较少。特发性者阴影消长变化较快，在两三天内可有明显吸收，病变的分布、密度与变化速度与血行播散性肺结核明显不同（见图5-34）；继发性者在胸片上常可见明显的二尖瓣型心脏病（见图5-35）。两者在痰中均可发现含铁血黄素，这是诊断该病的有力证据。

4. 特发性肺弥漫性间质纤维化

近年来对该病的报道甚多，不同学者将肺部特发性间质性病变前后分成Ⅳ至Ⅶ型，现在对该病的分类仍在进一步探索①。该病病因未明，可能与感染、过敏或自身免疫有关。其病理改变为肺间质广泛纤维组织增生，肺泡壁水肿、增厚使肺泡受挤变窄及闭锁，细支气管扩张，肺因广泛纤维化而使体积缩小及导致肺原性心脏病（见图5-36和图5-37）。肺野内可出现粟粒结节阴影，与血行播散性肺结核鉴别如下：

（1）该病临床进展可缓可急，短者数月内死亡，长者可达数十年。临床上主要表现为进行性气促、咳嗽、少痰，偶有血丝痰、胸闷清瘦等。慢性者最后可导致肺源性心脏病。激素治疗或可缓解病情。粟粒型肺结核可有全身中毒症状，用抗痨药物治疗有效。

（2）该病X线表现，早期于双肺下肺野出现细网阴影，继而两肺普遍出现网织结节阴影、明显的纤维索状阴影，部分出现蜂窝状改变。晚期呈广泛粗网织结构。结节增多增大，肺体积缩小。肺门淋巴结一般不增大，晚期合并肺原性心脏病，急性者可见明显的斑片状致密影。HRCT对该病的鉴别诊断有帮助。

5. 播散性红斑狼疮

该病是一种全身性慢性疾患，与后面提及的多发性动脉炎一样，都属于结缔组织疾病，结缔组织病主要是细小动脉炎伴纤维素样坏死，血管周围水肿，基质增多，细胞浸润等。红斑狼疮以青年和中年女性较多。肺内主要病理变化是肺泡壁、支气管和肺血管周围间质的黏液样水肿。X线表现多种多样，可在双肺野出现斑片状及粟粒状病变（见图5-38和图5-39），与血行播散性肺结核鉴别如下：

（1）该病是多系统受累的疾患，在临床上多见皮肤红斑，特别是面颊部的蝶形红斑较有代表性，并常有多发性关节疼痛、发热、咳嗽、胸痛，肝、脾、肾多同时受累出现相应症状。用激素治疗有所缓解，但易复发。

（2）该病的X线表现多种多样，可见肺纹增粗，下肺野常见横行之条纹，此种条纹

---

① 对肺部特发性间质性病变，自1944年Hamman-Rich提出后，人们一直在探索并先后提出各种分类，1986年，Liebow和Carrington按病理将它分成五种类型；1998年，Katzenstein及Myers将它分成四种类型；2002年美国胸科年会及欧洲呼吸学会（ATS/ERS）按临床、放射学、病理学将它分成七种类型（CRP分类）；2006年Maffessanti及G.Dalpiaz将它分成六种类型。

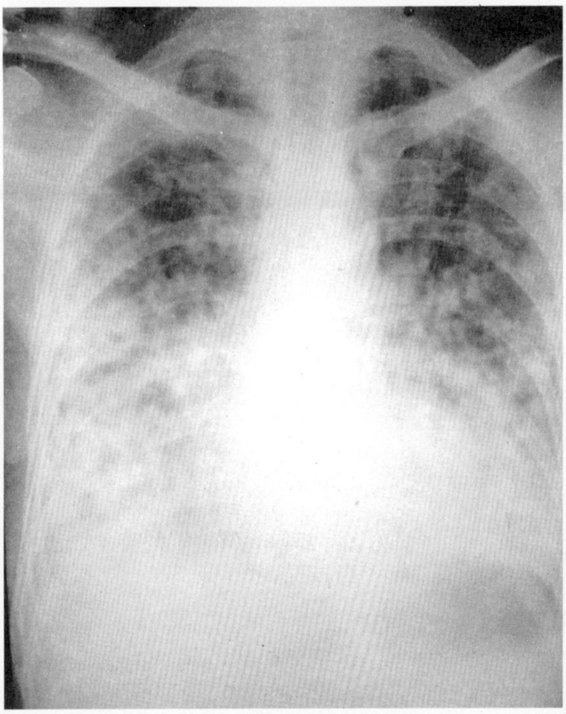

▶图5-31　　肺转移性肿瘤（病例115）

双侧肺野密布结节状及小片状致密影，边缘模糊，密度中等，中下肺野的病变明显多于上肺野。这与粟粒型肺结核所见上中肺野病变多于下肺野的刚好相反。

患者女，48岁，1年前发现子宫癌。后经尸解证实为肺转移癌。

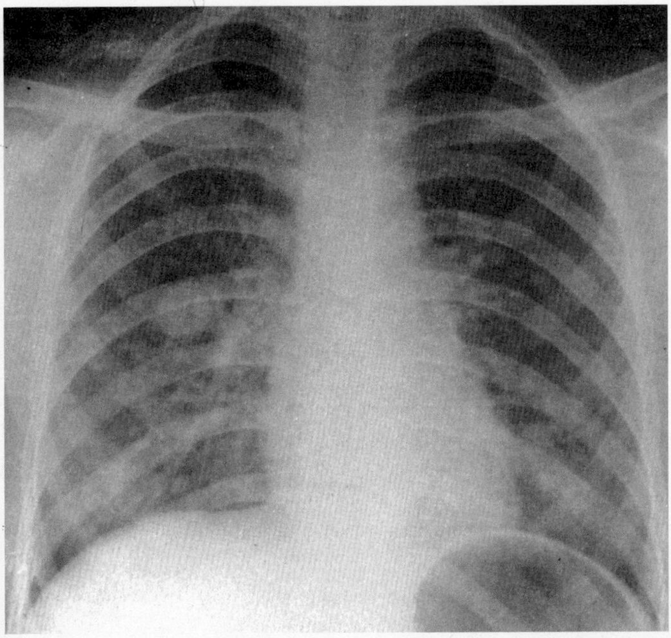

◀图5-32　　肺转移癌（病例116）

双侧肺散布结节状致密影，大小不等，大者直径达1.5 cm，边缘较清晰，病变以双侧肺门区较为密集。患者发现肝癌1年多。此后多次照片复查双侧肺部，病变越来越多，结节越来越大，边缘逐渐变清晰。

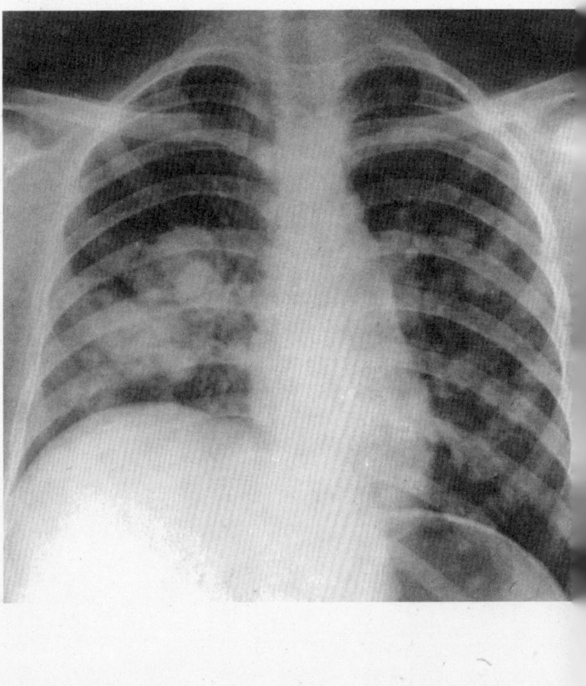

▶图5-33　　肺转移癌恶化（病例116）

与上一片相距7个多月，病情恶化，结节普遍增大，边缘较前清楚，病变仍以双侧中下肺野中内带为多。右横膈明显升高，提示肝脏增大。

不久患者身故，尸解证实为该病。

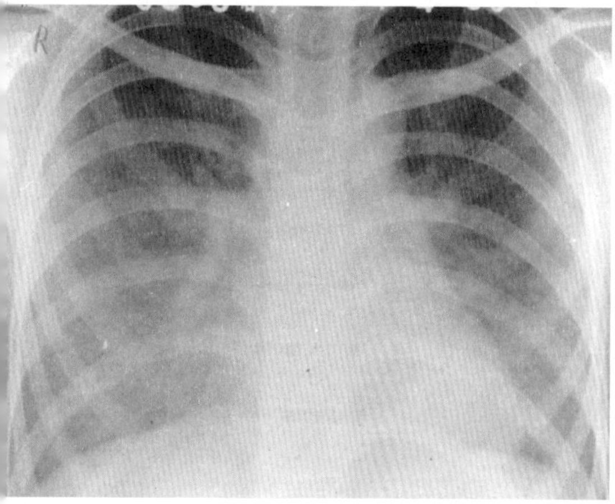

◀图5-34　特发性含铁血黄素沉着症（病例117）

患者女，11岁，因反复发热，咳嗽，痰中带血，面色苍白就诊，心律较快，律整。照片显示双侧肺野有细小如针尖的点状致密影，密度较低，以双侧中下肺野为著，心影无异常。痰液中检测到含铁血黄素细胞。

▶图5-35　继发性含铁血黄素沉着症（病例118）

患者女，45岁，有风湿性心脏病史。照片见二尖瓣型心脏病，双肺野有针尖大小的粟粒样致密影，密度较低，边缘模糊，以双侧肺门区较多，上肺野极少。

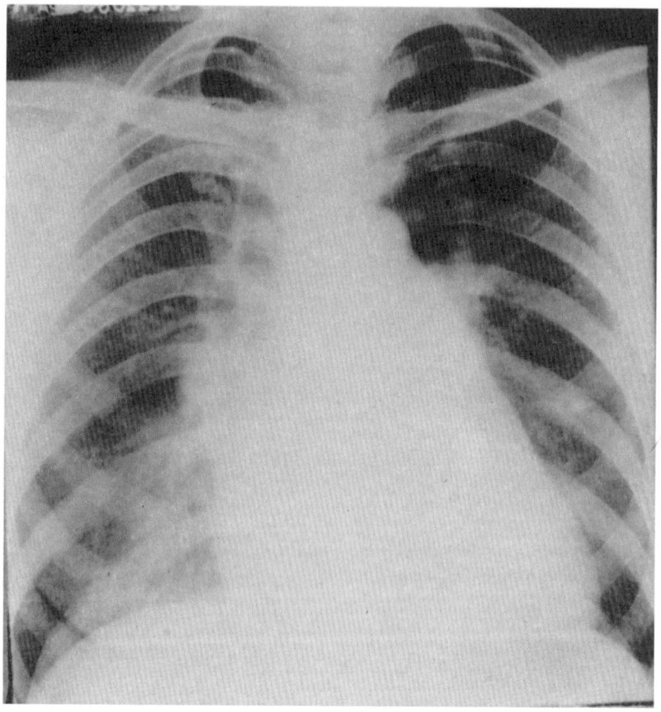

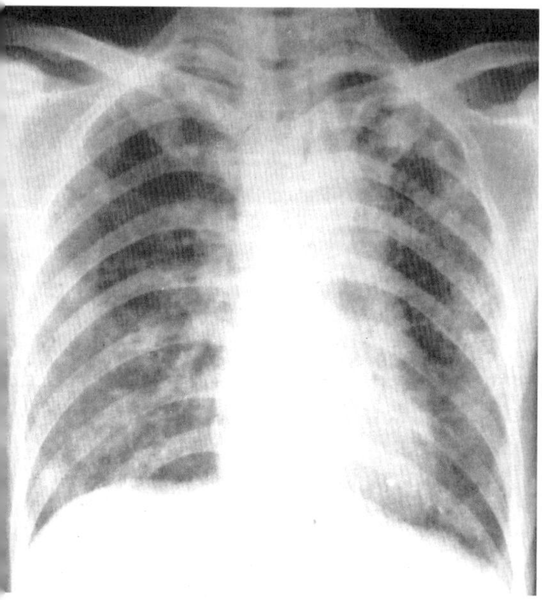

◀图5-36　特发性肺弥漫性间质纤维化（病例119）

双侧肺纹明显增多增粗，双肺野有较多的细小片状及粟粒样致密影，边缘模糊，以左上中肺野及右下肺野较密集。

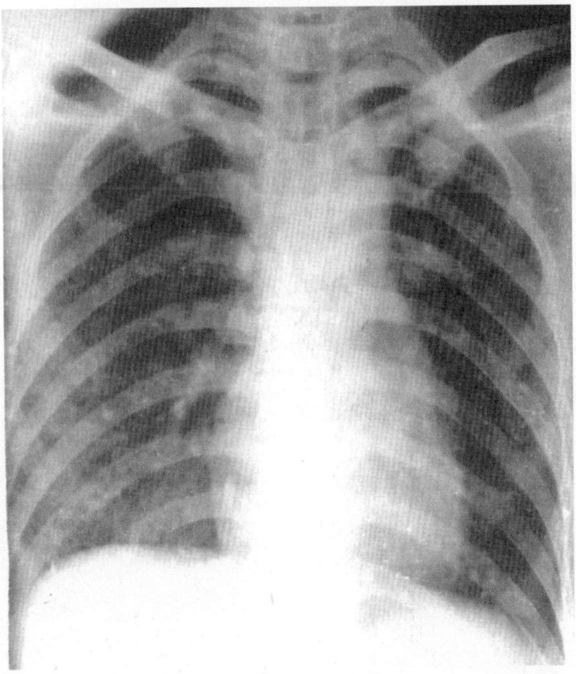

►图5-37 特发性肺弥漫性间质纤维化治疗后（病例119）

经激素治疗一个月后复查，病灶明显减退，但出现较多的纤维索状影，左上中肺野可见多个小囊状影，如蜂窝状。三个月后患者死亡，尸检证实为该病。

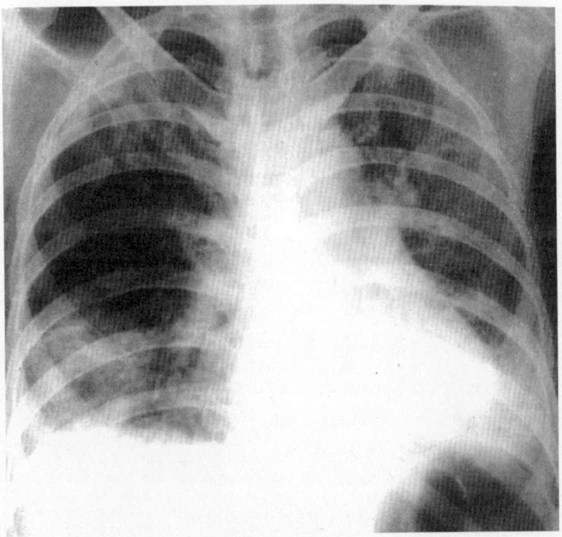

▲图5-38 播散性红斑狼疮（病例120）

双侧肺野散布索状及点状致密影，以双肺底较多，右肺底可见横行之索状影；右侧横膈面模糊，右肋膈角不清，右横膈面之最高点外移到1/3处。

患者女，45岁，双侧面颊有蝶翼状红斑。

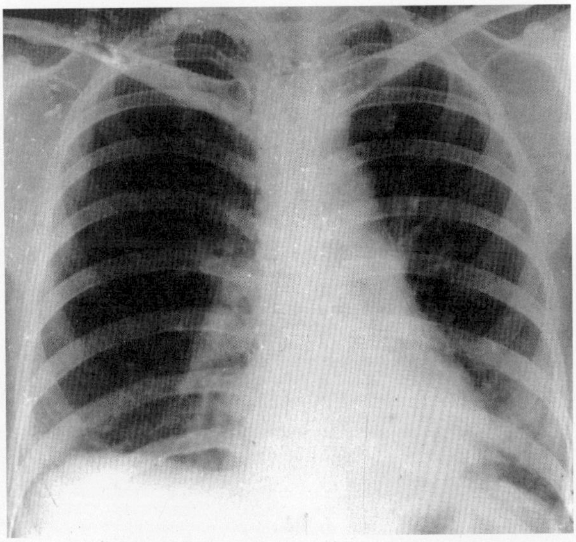

▲图5-39 播散性红斑狼疮治疗后（病例120）

使用激素治疗后肺部病变明显减退，症状改善。本片仍可见双肺底之横行条纹，以左肺底为多。

在结核中是极少见的。双肺可出现散在性粟粒状及网织状致密影，由于肺部常感染可出现小片状或大片状软性影，肺部病变可互相融合，亦可相互消长及游走，因此肺部病变阴影变化较大，该病常有胸积液及心包积液等多浆膜炎现象，而血行播散性肺结核相对较少。

（3）骨髓及血液中可找到红斑狼疮细胞。

6. 结节病

除上述提及的出现纵隔肺门淋巴结肿大与原发性肺结核鉴别外，还可以出现以双肺弥漫性颗粒状致密影为主要表现的结节病Ⅱ型和Ⅰ、Ⅱ型特征同时存在的Ⅲ型，这时需与粟粒型肺结核鉴别。结节病的肺部粟粒病变以双中肺野为密集（见图5-40），也是以1~3 mm大小为主，部分病例有较大的圆型结节，较广泛的间质纤维增殖。该病症状轻微，与粟粒型肺结核之临床症状迥然不同，且有自愈倾向。

7. 急性支气管肺炎

急性支气管肺炎与起病缓慢、近年发现、病因尚未清楚的"弥漫性泛发性细支气管炎"不同。支气管肺炎可由细菌或病毒引起，在肺部引起广泛支气管及细小支气管发炎，在细支气管及肺泡中产生炎性渗出物，黏稠分泌物引起阻塞性肺气肿及反应性支气管痉挛，均导致肺功能障碍。此病多见于小儿及老年性支气管哮喘患者，X线表现颇似血行播散性肺结核，鉴别诊断要点如下：

（1）该病临床上发病急剧，有严重的呼吸困难、高热、发钳、昏迷及出现毒血症状，其临床表现较血行播散性肺结核急且重，但经正确治疗其好转亦较结核快。

（2）该病因不同病源体、不同时期有不同的X线表现。若双肺呈现较多的粟粒样小结节时，多数会同时出现斑片状致密影，大小不一，边缘模糊，病变分布以中下肺野多于上肺野（见图5-41至图5-43），尤以内带为甚，小儿的支气管肺炎一般如此。粟粒结节往往沿肺纹理出现，肺纹理增强。该病粟粒结节较结核的大，且肺部常出现弥漫性肺气肿，这在血行播散性肺结核是少见的。

8. 肺泡微石症

该病病因未明，有散在性和家族性两种。家族性者，常在兄弟姐妹中同时发现，故有遗传特点，亦有人认为与环境因素和内分泌有关。此病在幼年多已存在，婴儿甚至早产死婴亦发现该病。临床症状随年岁增大而逐渐明显。该病病人在肺泡内充满1 mm左右的结石，内含钙、磷、镁、铝、矽、铁等，故此X线上显示密度较高，呈双肺弥漫性针尖大小和细沙粒样小点，因其有典型X线改变故不难与粟粒型结核鉴别。

（1）该病早期无症状或症状不明显，与X线所见不一致，晚期可渐渐出现呼吸困难、气促、胸闷、紫绀、咳嗽、杵状指及肺心病。痰中往往混有小沙粒。

（2）该病X线可见双肺对称分布为0.5~1 mm大小的高密度致密影，病灶不融合，其分布特点从横膈开始从下而上逐渐减少，即下肺野密度明显高于上肺野，与粟粒型肺结核的病灶上中肺野多于下肺野的分布刚好相反（见图5-44和图5-45）。由于病灶密集而形似融合，随病变增多逐渐依次将横膈、心缘、肺门遮盖，严重者仅见双肺尖有点状致密影，肺尖以下为一片不可分辨的高度致密影，呈现一片白色。此病淋巴结不肿大，晚期出现肺动脉高压及肺原性心脏病。

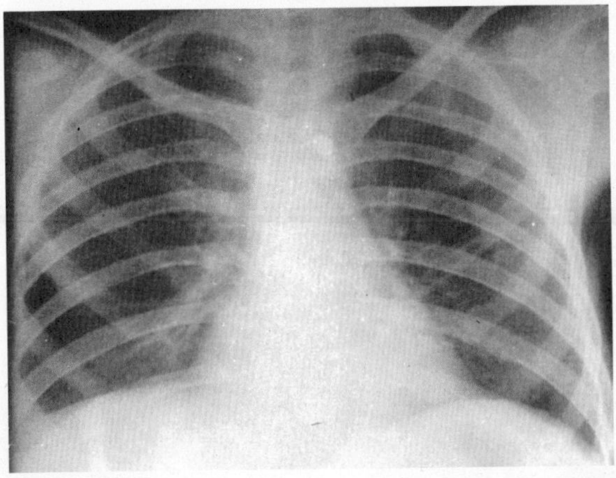

◀图5-40　结节病（Ⅱ型）（病例121）

双侧肺纹增多增粗，同时散布有粟粒结节，密度中等边缘模糊，以双侧肺门区较密集。因咳嗽低热就诊时发现，患者症状轻微。经颈部淋巴结活检证实为该病。

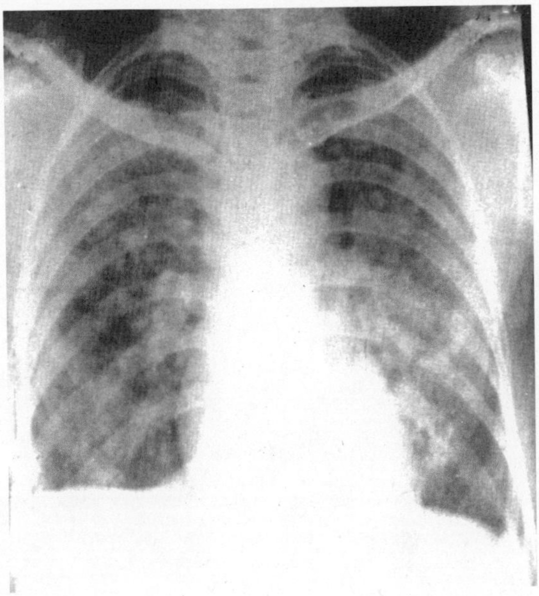

►图5-41　急性支气管肺炎（病例122）

双侧肺野沿肺纹密布斑片状致密影及粟粒样结节，病灶边缘模糊，以双侧中肺野较多，但不对称。

该病例的X线表现颇似亚急性、慢性血行播散性肺结核，但该病例是以片状致密影为主，病变分布以中下肺野较多。而亚急性、慢性血行播散性肺结核是以粟粒结节为主，部分融合成小片状，病变分布以上中肺野较多。此外，两者临床症状和血象均有较大区别。

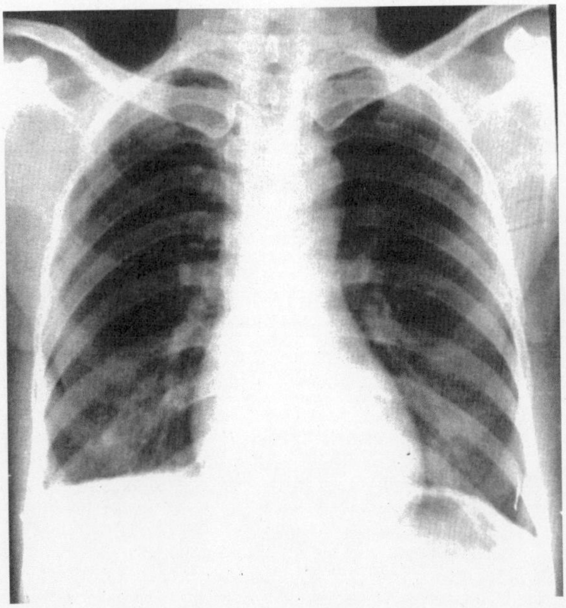

◀图5-42　急性支气管肺炎治疗后（病例122）

经抗炎治疗两周后复查，病变基本吸收。

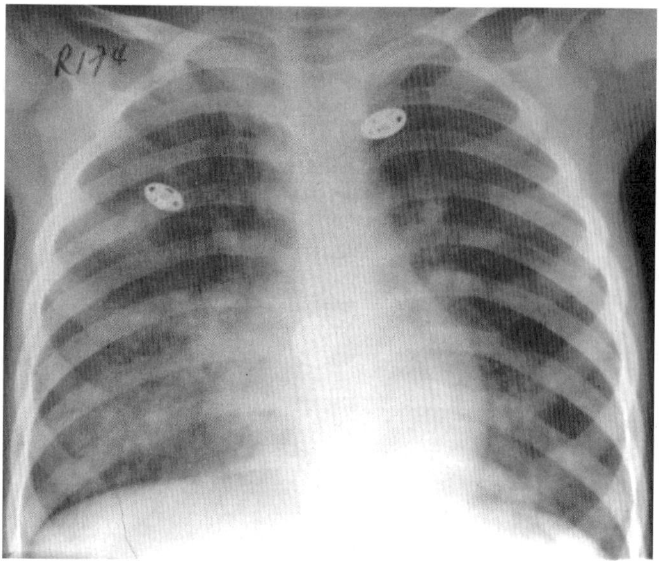

▲图5–43　双侧支气管肺炎（病例123）

双侧肺沿肺纹理分布有粟粒样结节及细小片状致密影，以双侧心膈角区为著，病变边缘模糊。

此片的X线表现是较典型的小儿支气管肺炎。

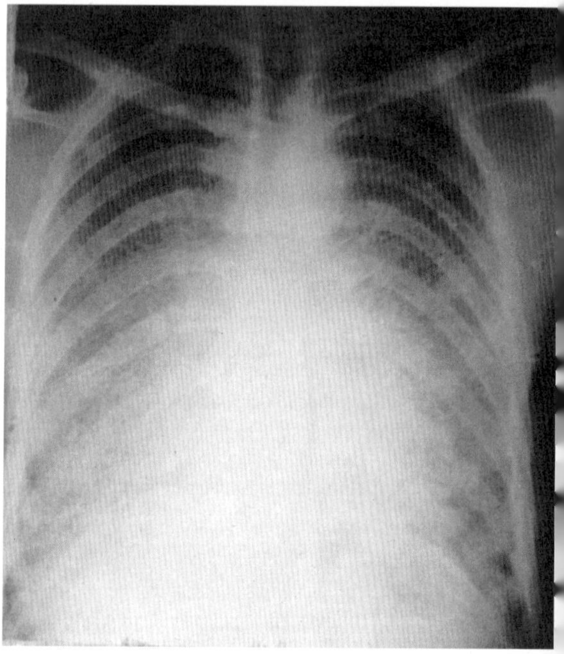

▲图5–44　肺泡微石症（病例124）

双侧肺野密布针尖大小的点状致密影，以双侧肺底密集，向上肺野逐渐减少，密集的点状致密影将双侧心膈角、横膈及两边心缘遮盖而不可分辨。

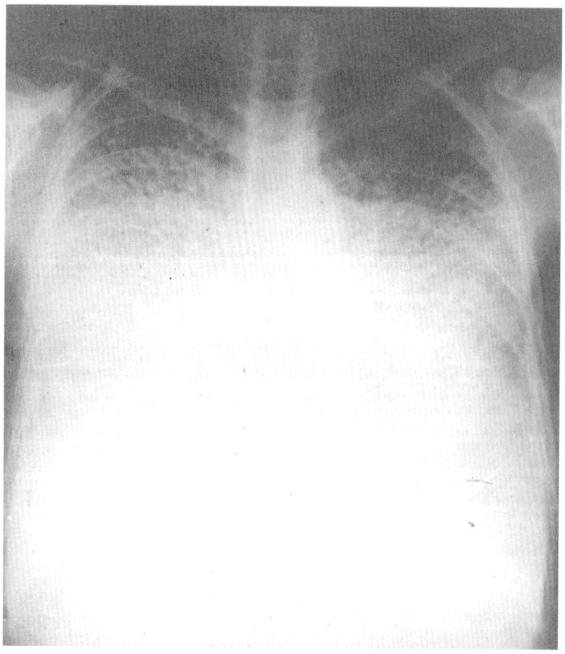

▲图5–45　肺泡微石症（病例125）

该病例的病变影依次将双侧横膈、双下肺野、中肺野及心脏影遮盖。肺泡微石症的X线征很特别，尚未见有其他疾病的X线表现与它相似。

9. 嗜酸性粒细胞增多症

病因不明，但哮喘、肺肉芽肿性疾病、血管炎、部分间质性肺病、肺寄生虫感染以及原发性或继发性全身性嗜酸性粒细胞增多综合征均可引起，某些药物亦可引起。因该病易发生于热带与亚热带，故有学者称其为热带性嗜酸性粒细胞增多症。该病以嗜酸性粒细胞明显增多为其特点，通常达5 000/mm^{3}以上，血沉加快，其临床表现为低热、乏力、咳嗽（以夜间为甚），好发于青中年人。如侵犯到肺部，X线表现为双侧肺野肺纹理明显增强，但模糊并夹杂有点状与细小片状致密影，一般以中下肺野为著，一般右侧比左侧多，如果斑片状影融合则成较大片边缘模糊的浓密影（见图5-46和图5-47）。因为发病原因不同，故其X线表现亦有差异。但一般此病的肺部X线表现与血行播散性肺结核的形态、分布均不同，结合血象、病史、治疗经过等，鉴别诊断不困难。

10. 网状内皮细胞增多症

病因不明，多发生于幼年及少年，可侵犯多个系统。该病又称组织细胞病X，包括勒雪氏病（Letterer-Siwe氏病）、韩-雪-柯氏病（Hand-Schuller-Christian氏病）及嗜酸性肉芽肿，这三种病的病理基础相同，主要区别是发生在不同年龄段，也有学者认为是同一种病的不同阶段的表现而已。网状内皮细胞增多症肺部X线表现的病理基础是组织细胞浸润肺间质（见图5-48）。故此，X线以间质性改变为主，两侧肺下野或中下肺野肺纹理增强，呈网织样，夹杂有粟粒样和小结节样致密影，此时与血行播散性肺结核有某些相似之处，但细观其网状影及病变的分布、形态，均与结核的不同。该病晚期可见两侧肺广泛网织纤维改变、囊状改变，甚至蜂窝状肺。

11. 肺血吸虫病

急性血吸虫病所致的肺部损害初期为大量尾蚴在肺内引起弥漫性出血小点和异蛋白反应，形成大量粟粒样结节，但此时难以发现，多在两周后消散，以后血吸虫发育成熟并排出大量虫卵通过静脉系统流回肺内，沉积于肺间质和毛细血管内，出现许多以嗜伊红细胞为主的浸润，形成假“结节”，其肺部之X线表现为双肺产生播散性的粟粒样结节，与粟粒型肺结核鉴别如下：

（1）临床上该病常伴有骤然高热、寒战、荨麻疹、腹痛、腹泻、干咳、肝脾肿大且有压痛。有地区性且有疫水接触史。粟粒型肺结核无地区性而有结核中毒症状。

（2）该病在X线表现上结节分布不像结核均匀，数量较少，密度较低，边缘模糊，有融合趋向，可达 5 mm 以上的斑片状阴影，病变以中下肺野为多（见图5-49），在病程高峰时可出现云雾状或雪花状大小不一的模糊阴影，随后病灶逐步吸收，不留痕迹。

（3）实验室反复检查粪便可找到虫卵。

12. 钩端螺旋体病（外耳氏病）

该病是由致病的钩端螺旋体从损伤的皮肤或黏膜进入人体引起的急性传染病，可在肺部引起大量的出血点和出血斑与炎症浸润，X线较常表现为双侧弥漫性粟粒样结节，与血行播散性肺结核鉴别如下：

（1）该病有疫源接触史，多发生在夏季和秋季。

（2）该病发病急骤、高热、寒战、全身肌肉酸痛，尤以腓肠肌剧痛为突出，有黄疸、咳血及皮肤黏膜出血等症状。

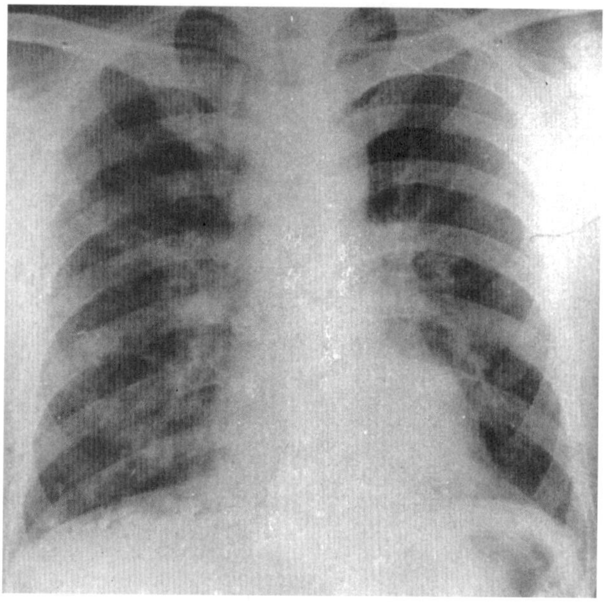

▲图5-46 嗜酸性粒细胞增多症（病例126）

双侧肺纹明显增多增粗且模糊，并有细小片状及点状致密影，以双侧中下肺野较多，双侧肺门增大。

患者男，39岁，血伊红球21%，痰伊红球++。

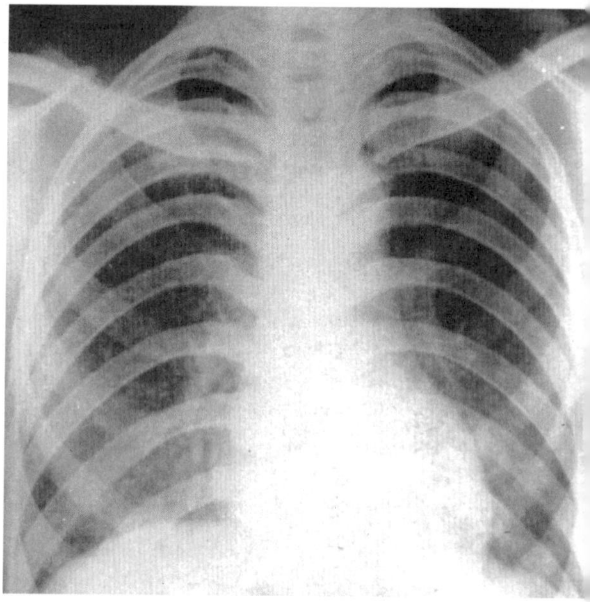

▲图5-47 嗜酸性粒细胞增多症（病例127）

双侧肺野散布有点状致密影，密度较低，边缘模糊，以两侧肺门区稍多。患者查血伊红球55%，痰伊红球+。

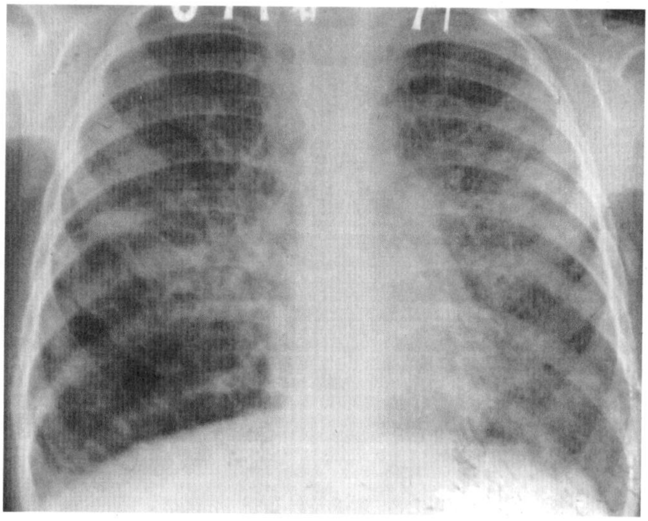

▲图5-48 网状内皮细胞增多症（病例128）

双侧肺野呈广泛的网织样改变，并夹杂较多的小囊状影，部分呈蜂窝状。尸解后证实为该病。

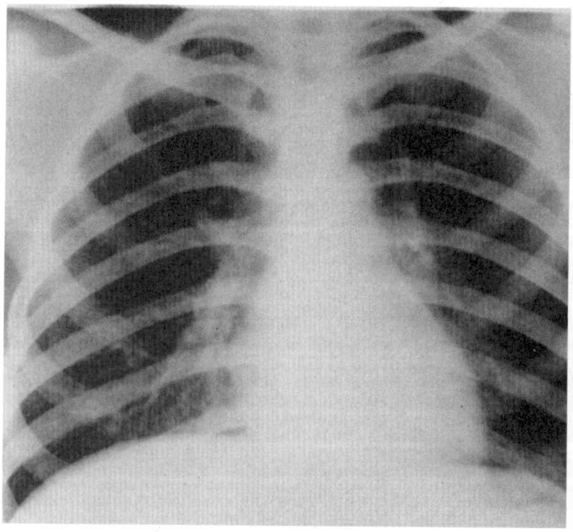

▲图5-49 肺血吸虫病（病例129）

双侧肺野散布有点状致密影，密度较低，边缘模糊。以中下肺野较多。

患者有疫水接触史，持续发热20余天，伴轻泻、厌食，带黏液的水样大便，肝脾肿大，大便中发现血吸虫卵。

（3）该病X线表现为两侧肺野广泛而不均匀的粟粒样结节及小斑片状阴影，粟粒结节大约 2~5 mm，一般比急性血行播散性肺结核的粟粒结节大，以两肺中下野中外带较多，上肺野较少，肺尖经常保持清晰，病灶边缘模糊（见图5-50和图5-51），病灶吸收较血行播散性肺结核快，一般在一个星期左右可完全吸收，不留痕迹。而粟粒型肺结核的粟粒结节一般大小为 1~3 mm，分布以双侧上中肺野多于下肺野，肺尖常受累。

（4）该病可自血、尿、脊液中分离出致病的钩端螺旋体。其补体结合试验呈阳性反应。

13. 结节性多发性动脉炎

该病是一种以损害血管为主的结缔组织疾病，引起广泛中小动脉壁的炎性改变。较多侵犯肾、肾上腺、胃肠道、心脏、肺及胸膜等。该病女多于男，症状多种多样，在肺部可出现散布广泛的粟粒状及小片状致密影，与血行播散性肺结核鉴别如下：

（1）临床上可出现发热、肌肉及关节痛，皮肤可出现沿小动脉分布的结节，伴有咳嗽、气促、胸痛、咳血，其症状似支气管哮喘。病情缓解与加剧常交替出现。

（2）该病在X线上可见肺纹理粗糙、紊乱，双侧肺野出现斑片状软性影为主及弥散性粟粒样结节，大小不等，密度稍浓而边缘不清，一般以两肺中下肺野中、外带较多，上肺野较少（见图5-52和图5-53），与血行播散性肺结核的分布不同，当然亦会有例外。这些病灶短期可发生改变，旧的消失，新的出现，后期因肺静脉高压导致肺水肿，于肺门两侧出现蝶翼样阴影，并可见胸积液。

14. 矽肺

矽肺是由于长期吸入含有游离二氧化矽的粉尘而引起，矽结节在肺部表现为弥漫性小结节阴影，尤其是二期矽肺与粟粒型肺结核有相似之处，其鉴别如下：

（1）矽肺患者一定有矽尘接触史，病程进展一般较缓慢，逐渐出现慢性咳嗽，进行性气促，右心衰竭等，咳痰但很少咳血，药物治疗效果不佳。有报道接触矽尘仅三个月就得急性矽肺，亦有离开矽尘接触后才发病的晚发性矽肺。粟粒型肺结核常有急性中毒症状，经抗痨治疗症状逐渐减轻。

（2）X线所见，一期矽肺肺纹理呈扭曲变形，肺野出现网状阴影，在网状阴影上可见矽结节，这些矽结节散布于两肺下半部，肺门阴影常增大。二期矽肺的结节较一期矽肺的大，且数量多而密集。其分布不均匀，以右侧较多，矽结节以中下肺野较密集，肺门多增大、增浓，同时伴有肺气肿，矽结节一般为 1.5~3 mm，邻近的矽结节可互相融合达 5 mm（见图5-54至图5-56）。粟粒型肺结核之分布以两上中肺野居多，密度较低，肺门阴影不像矽肺明显增浓、增大。三期矽肺可见明显融合现象，特别在上肺野，典型者在两上肺野形成椭圆形或宽带状大块致密影，其长轴与前肋垂直（见图5-57和图5-58）。此时肺气肿更为显著，胸膜常粘连，增厚，结合临床及病史，其鉴别诊断不难。

15. 金属尘肺

金属粉尘沉着于肺部，主要有钡末沉着症、锡末沉着症、铁末沉着症等。

（1）该病有肯定的职业史，病者一般无临床症状。

（2）X线可见双肺出现广泛粟粒结节影，分布较均匀，少有融合，其边缘锐利。有

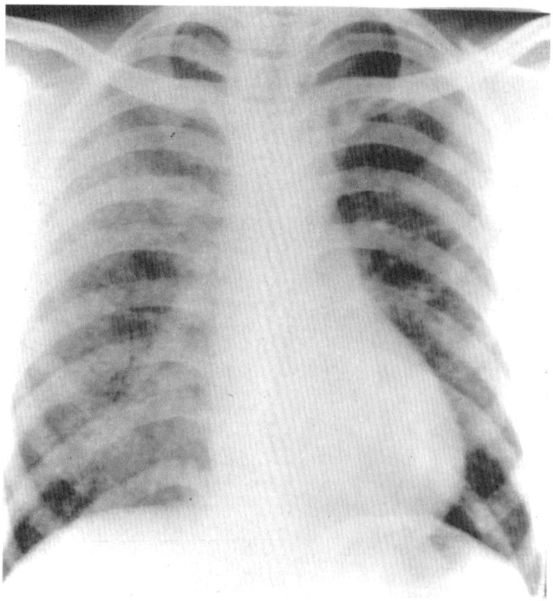

◄图5-50　钩端螺旋体病（病例130）

双侧肺野密布粟粒样结节，以中下肺野中外带较多，右侧明显多于左侧。

患者男，农民，起病发热、双下肢无力、畏寒、咳嗽、巩膜黄染、尿黄；经青霉素、链霉素治疗，10天后复查双肺病变基本吸收，症状好转。

此病例的粟粒结节明显大于粟粒型肺结核的结节，分布也不同于结核。

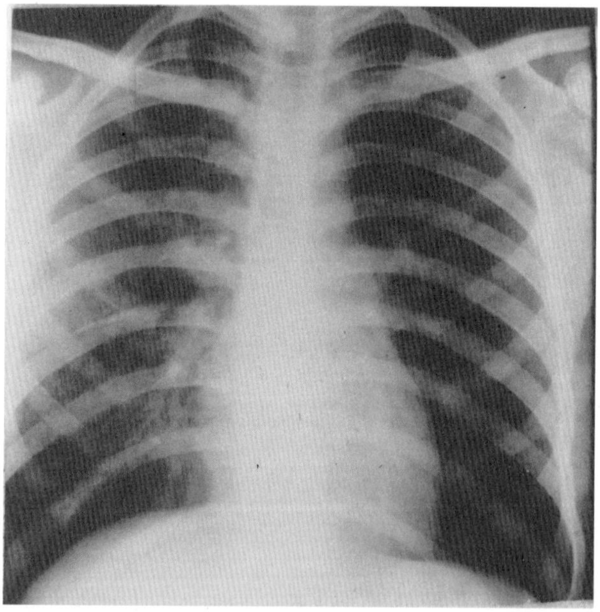

►图5-51　钩端螺旋体病（病例131）

双肺有粟粒状致密影，以双侧中肺野外带为著，病灶边缘模糊。

患者男，20岁，农民，发热6天，畏寒，头痛，全身肌肉尤以腓肠肌痛明显，3天前咳血痰，肝肋下可摸及。经青霉素治疗好转。

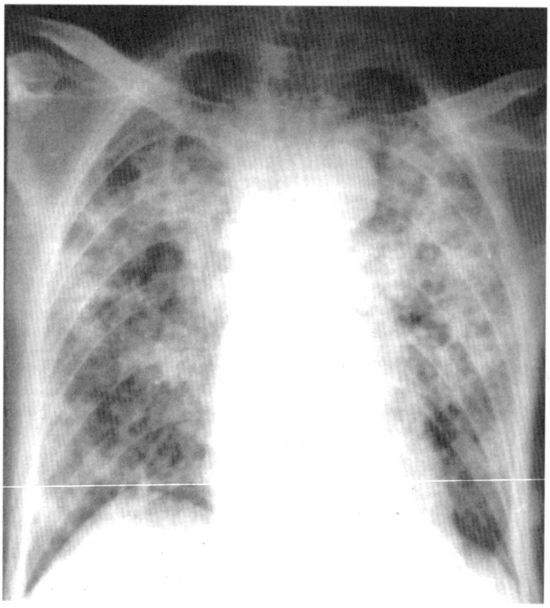

◄图5-52　结节性多发性动脉炎（病例132）

双侧肺野密布斑片状、索条状致密影，并夹杂有点状致密影，病变以左上中肺野较多。

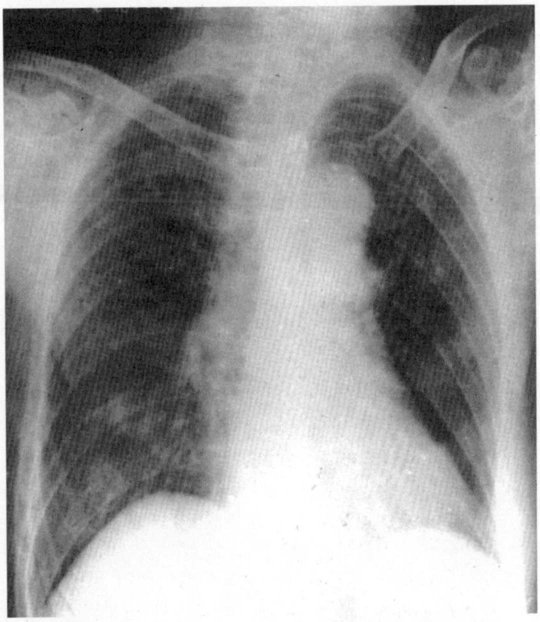

▶图5-53　结节性多发性动脉炎（病例132）治疗后

经激素及对症治疗，4个月后复查，病变明显吸收。但不久，病变转坏，患者于照此片半年后死亡，经尸解病理证实为该病。

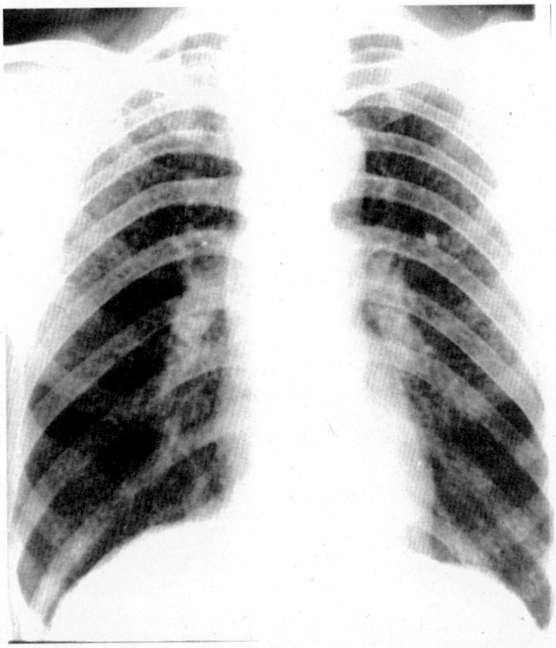

◀图5-54　矽肺二期（病例133）

双侧肺从肺尖到肺底均有小结节致密影，边缘较清晰，密度较高，以双侧中肺野较多，右侧略多于左侧，双侧肺门影增浓增大。患者从事矿井风钻工作多年。

本例为典型的矽肺二期，与粟粒型肺结核鉴别诊断不难。

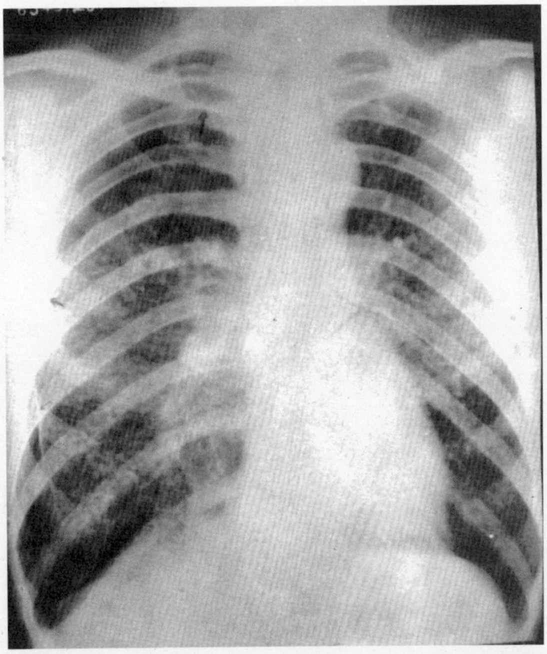

▶图5-55　矽肺二期合并右侧自发性气胸（病例134）

患者男，42岁，从事矿井手锤工作7年，照片发现双侧肺野有密集的细小结节，直径在3 mm以下，边缘较清晰，密度颇高，以双肺门区较密集，下肺野病变多于上肺野。右侧自发性气胸，约占右胸腔30%，将右肺叶向内压，肺边界清晰可见（箭头所指）。

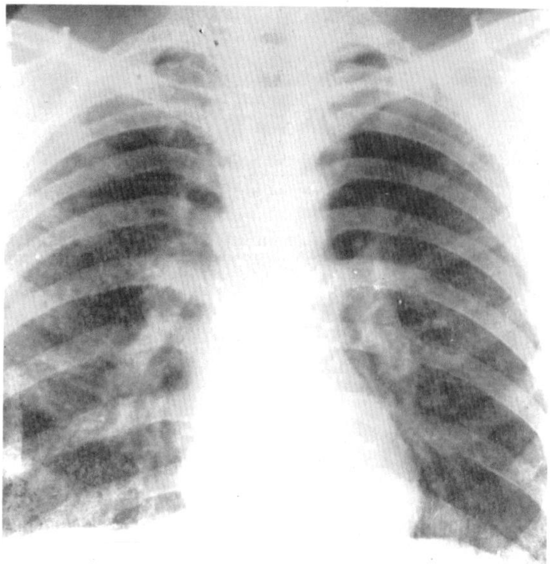

◀图5-56　　矽肺二期（病例135）

虽然该病例矽结节的密度及分布均匀对称方面似粟粒型肺结核，但仍是以中下肺野中内带较多，双肺门增浓增大，内有钙化斑，加上患者的职业史（矿山炮工15年）、临床症状，很容易想到此是矽肺二期。

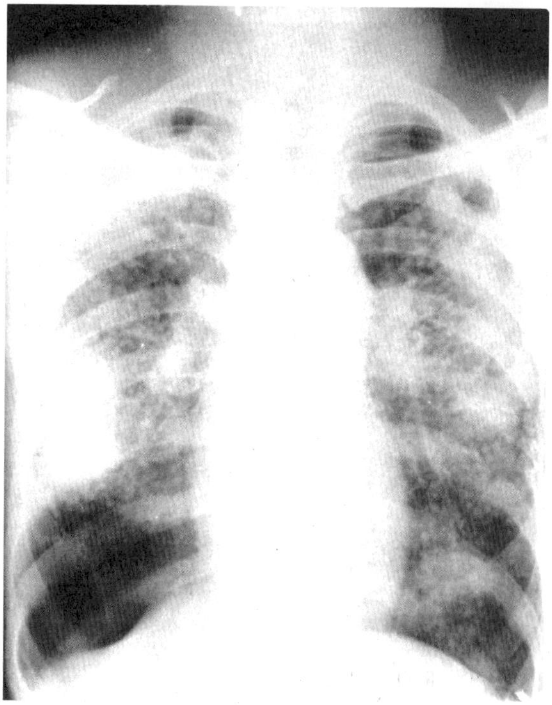

▲图5-57　　矽肺三期（病例136）

双侧肺野有密集的粟粒样结节，以双侧肺门区较为密集，双上中肺野外带均见有长条形大片状致密影，成上下走向，为多发性进行性大块纤维化，是典型的矽肺结节融合的X线征。双侧肺门影增浓增大，两上肺外带见“边缘性肺气肿”，两下肺野亦见代偿性肺气肿，以右下肺明显。

此病例是典型的矽肺三期，所以不难与粟粒型肺结核鉴别。

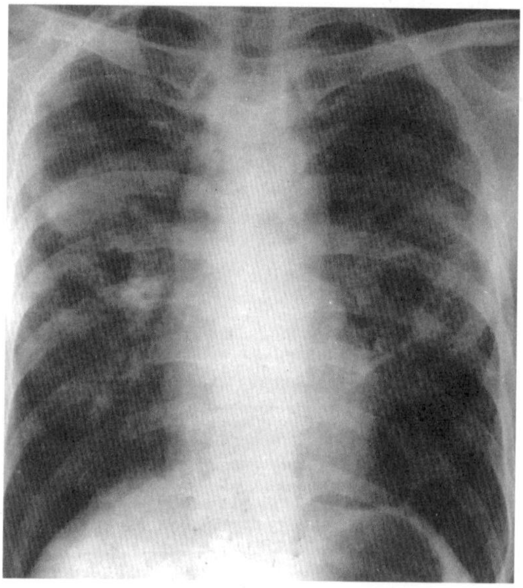

▲图5-58　　矽肺三期（病例137）

该病例与上一病例相似，粟粒结节亦是以两侧肺门区较密集，粟粒结节的密度较高，边缘较清楚，两侧肺门增浓增大。右下肺门有钙化斑，双肺门外上方可见矽结节融合成长条大块致密影，两侧上下肺野均有代偿性肺气肿。

些金属尘肺（如锡、铁等）密度较高，与粟粒型肺结核可区别。钡末密度一般比粟粒型结核低，但其分布以中肺野为著（见图5-59和图5-60）。金属尘肺无结核中毒症状。因其不刺激结缔组织增生，故无明显纤维化。

（3）金属尘肺患者脱离粉尘接触后，肺内之粟粒状结节可因肺的净化作用而逐渐消散，部分移行至肺门淋巴结，在肺门部出现不规则的、密度较高的斑片致密影，有色金属矿工（主要是金矿、铜矿、锑矿、锰矿等）发生的尘肺常在肺门见到淋巴结，呈蛋壳形钙化。

（三）继发性肺结核的鉴别诊断

1. 非结核性肺部炎症

A. 节段性肺炎

与渗出浸润为主的肺结核在X线上酷似，如果在病变中见到结节状纤维索状影或钙化灶，病变阴影浓淡不均甚至出现播散灶，则为结核；结核病变好发于两上肺尖后段和下叶背段，如病变单独位于前方（如上叶的前段）应多考虑炎症。短期内（两周左右）复查对鉴别诊断有帮助，节段性炎症一般吸收好转较快，两周时间往往有明显的吸收好转（见图5-61和图5-62），而结核病变无多大变化。但亦有少数节段性肺炎吸收缓慢，甚至转变为机化性肺炎。

B. 机化性肺炎

可发生于节段性肺炎或大叶性肺炎的后期，呈现慢性炎症性改变，如果已知病人前期的肺部炎症史，对此时的机化性肺炎转变很易确定，如果发现时为炎症后期，可见上肺野有一片浓密影，则要与结核鉴别。此时慢性炎症部位可能有轻度化脓性改变并有明显纤维组织增生，出现纤维索状致密影，甚至出现纤维包膜将其包围，形成炎性假瘤。机化性肺炎一般为孤立性病变，密度较早期的结核浸润高，边缘较清晰（见图5-63），鉴别时应观察病变的部位是否为结核的好发部位，附近有无播散性病灶，病灶内及附近有无钙化灶等。

C. 大叶性肺炎

近年已较少见，难道与频繁使用抗菌素使人体免疫力改变有关？上肺野大叶性肺炎需与干酪性肺结核鉴别，前者表现为病变密度较均匀，大叶性实变前常见肺野外带病变较多，以后逐渐呈整叶的、均匀一致的致密影，当积极抗炎治疗后病程控制进入消散期时，密度逐渐减小，可均匀消散，亦可不均匀消散呈斑片状影，其病变始终呈大叶分布，无播散灶（见图5-64）。而干酪性肺炎密度不均，常可见无壁空洞和播散病灶，如无明显空洞，加大千伏投照往往可见较为透亮的液化区域。大叶性肺炎病人发热和白血球总数明显升高，发病急骤，典型者可见铁锈色痰，而干酪性肺炎起病一般没有大叶性肺炎急，但衰竭明显，常在痰中找到结核杆菌。

D. 大叶性间质性肺炎

X线表现为间质性改变为主，明显的肺纹理增强及网状影，夹杂有小点状影（见图5-65和图5-66），一般无透光区，而干酪性肺炎则容易出现无壁空洞，多数有播散灶。间质性肺炎病人一般症状较轻，远不似结核性干酪性肺炎病人中毒症状明显，该病痰结核菌阴性，而干酪性肺炎病人一般痰结核菌强阳性。

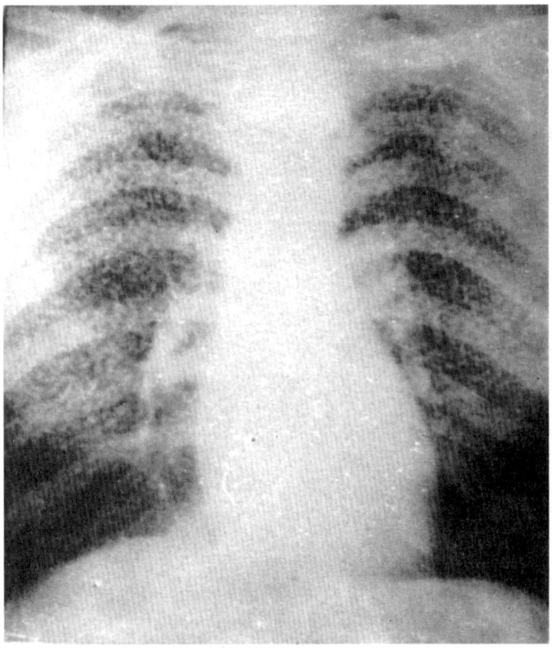

▶图5-59　肺部锡末沉着症（病例138）

双侧肺密布细小结节影，大小较一致，直径约 2 mm，但密度相当高，这与结核的粟粒病变密度完全不同。

锡末沉着于肺部，一般以中下肺野的中内带较密集，但本例则较均匀，患者有5年采锡职业史，无明显的临床症状。

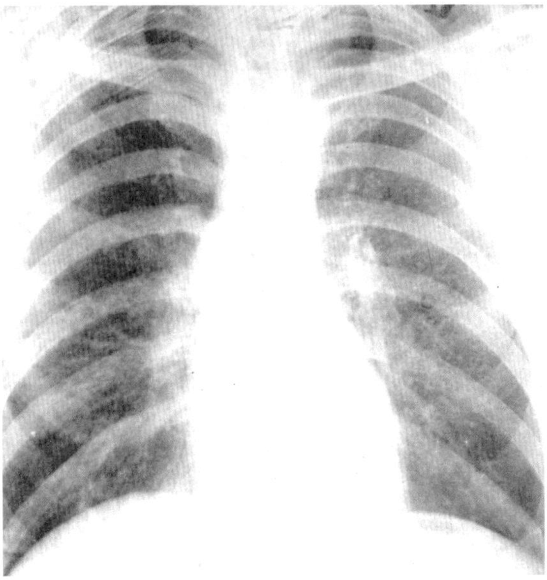

◀图5-60　肺部钡末沉着症（病例139）

双肺有密集的针尖大小的致密影，密度较低，以双侧中下肺野中内带为著。患者有长期钡粉尘接触史，无明确临床症状。患者后来脱离钡粉尘接触，粟粒结节影逐渐消减。

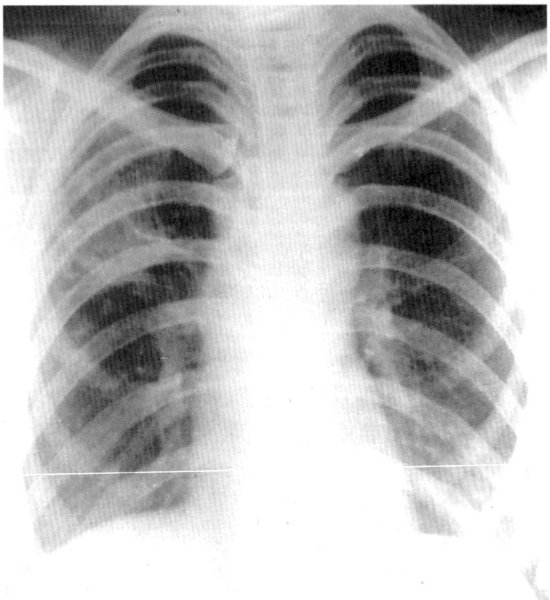

▶图5-61　右上肺叶节段性肺炎（病例140）

右上肺野第一前肋间有大片软性致密影，其内带可见索条状致密影，附近及第二前肋间有细小点状致密影。

此病例X线表现与渗出性结核病变相似，但侧位观，病变主要位于前段，血象显示白细胞较高，故先抗炎处理，10天后复查病变已基本吸收，血象恢复正常。

►图5-62　右上肺后段肺炎（病例141）

右上肺叶横裂上移至第二前肋间，凸面向上，横裂以上呈一片非均匀的致密影，以第一前肋间中带的片状影密度略高，其附近之肺野呈磨砂玻璃样密度增高。侧位片显示病变主要位于上叶后段。经抗炎治疗两周后复查，病变基本吸收。

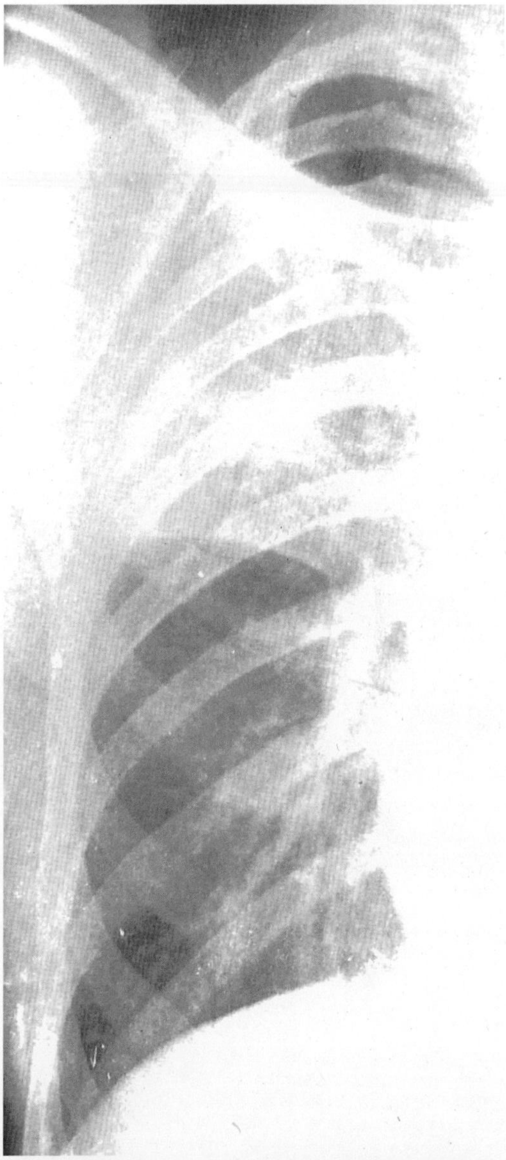

▼图5-63　机化性肺炎（病例142）

左上肺野内带有一椭圆形致密影，边缘清晰，其中心部位密度较高，上缘有粗带状致密影伸向肺尖胸膜，外侧壁有两条索状影与外胸壁相连。患者原有左上肺炎，抗炎治疗后病变缩小，变成团块状机化性肺炎。

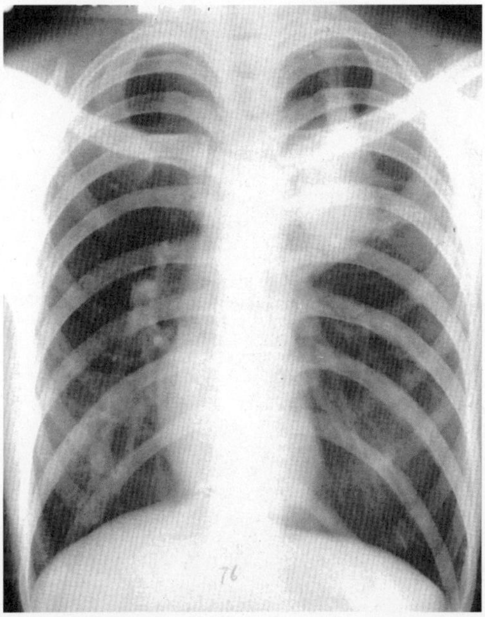

►图5-64　右上肺大叶性肺炎（病例143）

右侧第四前肋以上的肺野呈一大片较均匀的致密影，其外带较内带密度高，右肺门外上方可见空气造影的支气管。该片状影的下缘是右上肺叶的横裂，以下肺野及左肺野未见病变影。本片是典型的大叶性肺炎实变期的X线表现。

患儿1岁，因高热、咳嗽、白血球明显升高就诊，照片发现大叶性肺炎。

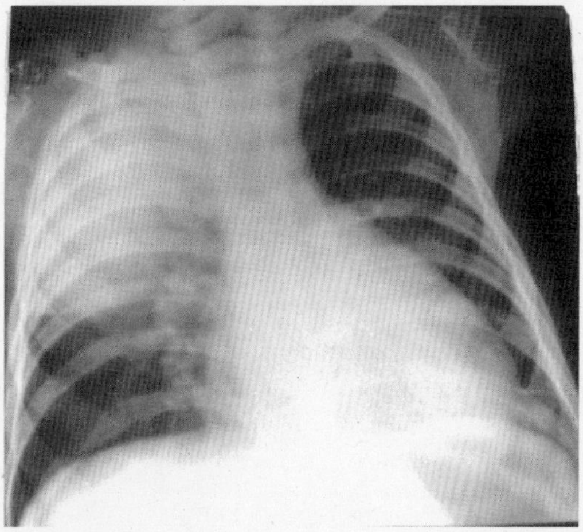

▼**图5-65　左上肺大叶性间质性肺炎（病例144）**

左侧第五前肋以上的肺野呈一大片非均匀致密影，左上中肺野呈磨砂玻璃样，密度增高，其内可见明显增强的肺纹理及索状影，夹杂不少点状影。

患者症状轻微，仅觉胸闷，咳嗽。

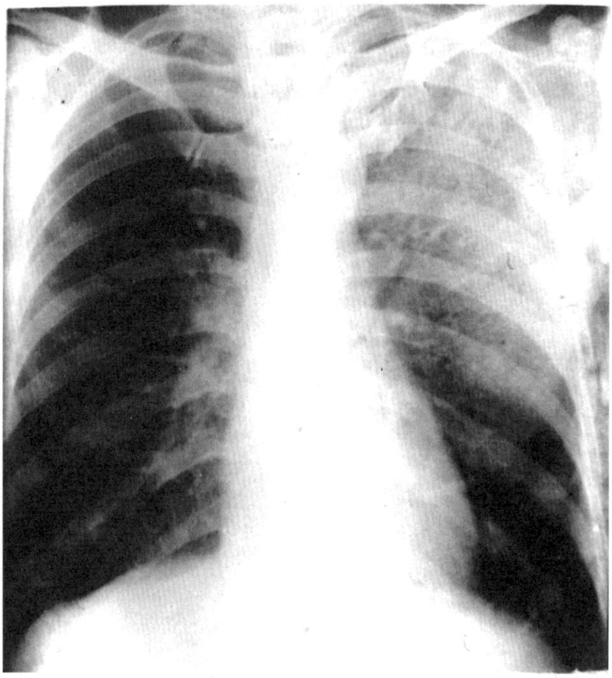

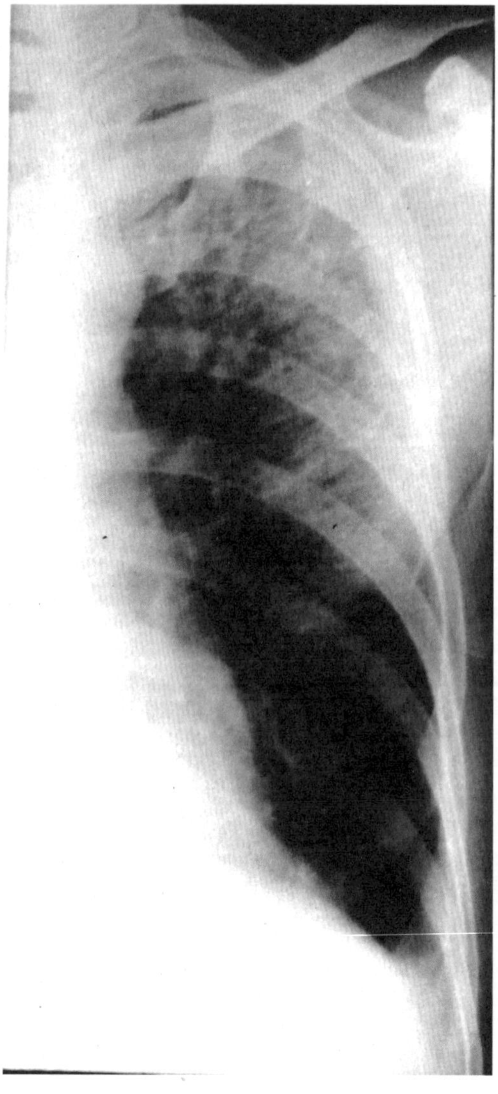

►**图5-66　左上肺大叶性间质性肺炎（病例144）治疗后**

对症治疗两周后复查，病变减退。

E. 支原体肺炎

多数在体检时发现，病人一般无症状或症状轻微，X线检查发现在一侧或双侧肺野出现小片状致密影，边缘模糊，有时较浓密，酷似结核浸润灶，但短期复查，病变会自行迅速消退（见图5-67至图5-74）。故此发现肺部软性病变时不应过早下结论，短期复查很有必要。

2. 结核空洞与非结核性空洞和空腔的鉴别

与结核空洞鉴别的病变常见的有肺脓疡、肺肿瘤、肺囊肿、肺大泡等。鉴别诊断需先确定有无空洞，然后根据空洞的形态、部位、大小、数目、洞壁和周围肺野、空洞内容以及整个胸腔的变化情况、临床病史、化验结果、年龄、性别进行综合分析，各种形成空洞或空腔的病变各有其特征，一般鉴别诊断并不困难，但亦有少数病例需要一定时间的追踪观察和多种检查才能确诊。

A. 肺脓疡

肺脓疡可分为急性期和慢性期，亦好发于上叶的尖后段和下叶背段、后基底段。急性期主要为大片非均匀浓密影中出现一个或数个空洞，洞壁厚，洞壁周围有明显炎性浸润，边界不清晰，空洞的特点是内有脓液形成明显的液气面，一般空洞内液体较多（见图5-75至图5-80）。而结核空洞多数是薄壁纤维空洞，洞内出现液体较少，空洞周围浸润灶不及肺脓疡的明显，结核浸润灶边界较肺脓疡炎症灶边界清晰。肺脓疡的部位大多靠近胸膜，故容易引起胸膜反应，甚至有少量反应性胸积液，结合病急、发热、畏寒、咳嗽、痰多（初为泡沫状，后为脓痰，典型者出现臭痰）、白细胞总数明显增多、痰结核菌阴性等，可与结核鉴别。

慢性期常有急性发病的历史，由于治疗不当或延误治疗发展而成，此时因有纤维组织增生形成纤维厚壁空洞，空洞可缩小，洞壁变薄或形成洞壁薄厚不一的多个空洞，洞内液面多数消失，仅有少数较浅的液平面。病变除向四周蔓延外，常侵犯邻近胸膜形成胸膜肥厚、脓气胸、支气管胸膜瘘等，病变较易经支气管向同侧肺野播散，但播散至对侧较少，这与结核不同。慢性肺脓疡尚有多叶（段）蔓延、多支相连、多腔相通的X线特点（见图5-81和图5-82）。化验检查痰结核菌阴性，经抗炎治疗病情可好转。

B. 癌性空洞

原发性肺癌的空洞是由于病灶囊变坏死、组织液化排出后形成的，常见洞壁厚、空洞小、两边不相称，但亦有少数肺癌形成薄壁空洞，癌性空洞常呈偏心性（见图5-83至图5-88），这点有助于鉴别诊断，因为结核球出现空洞，一般位于球体中央或靠近肺门一侧。有时癌性空洞也位于肿块的中央，但内壁多不规则，有时可见息肉状结节，肿瘤边缘多毛糙，常有脐征或分叶状，有时可见短或长毛刺，周围肺野没有卫星灶，这几点均可与结核空洞区别。

C. 先天性肺囊肿

先天性肺囊肿分含液囊肿、含气囊肿和液气囊肿三种，与结核空洞鉴别的主要是后两种，即与支气管沟通的囊肿，可单发或多发。肺囊肿未感染时壁薄如发丝，多发者可在一侧或两侧肺野出现大小不等的环形透光区，互相重叠，多数无症状（这与结核不同）。当合并感染时周围炎症浸润，环形透光区内有多个大小不等的液气面，附近有小片云雾状病变，普通切层照片或CT检查可将多个囊肿清楚显示或抗炎治疗后炎症吸收将囊肿显示。单发性囊肿在深呼吸或进行华氏试验[①]时可见其大小改变。肺囊肿少有纤维增殖性病变和钙化灶，而结核空洞常伴有纤维增殖性或浸润性病变，亦常见钙化灶（见图5-89至图5-98），深呼吸或进行华氏试验时，空洞大小不改变。张力性肺囊肿体积逐渐增大时可占据一侧胸腔。痰结核菌检查对鉴别诊断有较大帮助。

D. 肺大泡和肺气囊

肺大泡多见于肺底和肺尖或上肺野外带，其壁细薄，部分可为脏层胸膜，称胸膜下大泡。如周围肺野有炎症或结核病变易误诊为结核空洞。胸膜下大泡多呈卵圆形或扁长形，其外侧壁因是脏层胸膜故与胸壁影一致，其内侧壁（即近肺野的一侧）与胸膜呈钝角为其特点，这是鉴别诊断的重要依据。肺尖区的肺大泡壁薄，常可见间隔线，壁上缘常常与肺尖胸膜不可分。肺底肺大泡常常双侧并存，较大、壁薄，其下缘近膈面有时不见完整的腔壁。少数肺大泡巨大到几乎占据一侧胸腔（见图5-99至图5-102）。

肺气囊为炎症所并发的急性肺大泡，尤其是金黄色葡萄球菌性支气管肺炎，呈圆形或椭圆形透亮区，内常有液平面，部位较深，具有张力，很快出现和消失为其特点，但有时会呈现较长时间（见图5-103和图5-104）。肺气囊有炎症病史，不难与结核空洞鉴别。

E. 包虫囊肿

当包虫囊肿内外囊都破裂，内囊陷落时，可形成空洞样改变，此时包虫囊肿内的液体上有漂浮物，状如水上浮莲，这是它的X线特征，包虫囊肿周围无卫星病灶，是地方性疾病，常见于畜牧区，在我国常见于内蒙古和西北地区。

3. 结核球与肺部孤立性结节、团块的鉴别

结核球生长缓慢，早期结核球经有效抗痨治疗后一般会缩小；形成时间较长的结核球在有效抗痨治疗和患体抵抗力较强时会逐渐硬结钙化；当患体抵抗力弱时，结核球可溶解播散。球形病灶内如出现斑片状钙化或成层钙化多见于结核球，卫星病灶的存在也多见于结核球，结核球好发于上叶尖后段和下叶背段。与结核球鉴别的病变主要有以下五种：

A. 周围型肺癌

可发生在肺野的任何部位，病者年龄多在40岁以上；肺癌边缘多毛糙，常见短毛刺呈放射状，而结核球一般少有此现象；周围型肺癌边缘常见“脐征”或分叶，而此现象在结核球中也是少有的；肺癌肿块密度较均匀，而结核球早期密度均匀，当其中心干酪物质液化后，则密度不均，癌瘤亦常出现空洞而使肿瘤密度不均，但其空洞多为偏心性；有时可见肿块远端有小片状软性致密影为肿瘤引起的阻塞性肺炎的表现；有时球形病变向胸膜方向伸延一索状致密影，称“尾巴”征、“兔耳”征或胸膜凹陷征，此征多见于肺癌。结合以上提到的病变部位、钙化情况、有无卫星灶、生长速度等一并考虑（见图5-105至图5-115），往往能得到较准确的诊断意见。

有时肺癌不是表现为很明显的团块，只见肺野有一片致密影，状似结核浸润或肺部炎症，但其同肺段或肺叶的肺纹理反应异常强烈，有网织样感和僵硬感，有时似蜘蛛网，应高度怀疑肺癌的可能性，特别是腺癌和小细胞癌；有时在对侧肺野亦同时有此现象。见到此现象时应尽快作进一步检查，因为这极可能是癌性淋巴管炎的表现。

---

① 华氏试验（Valsalva's），深吸气后，紧闭口鼻，用力深呼气，用以增加肺泡压力。如果是囊形病变则会变小。

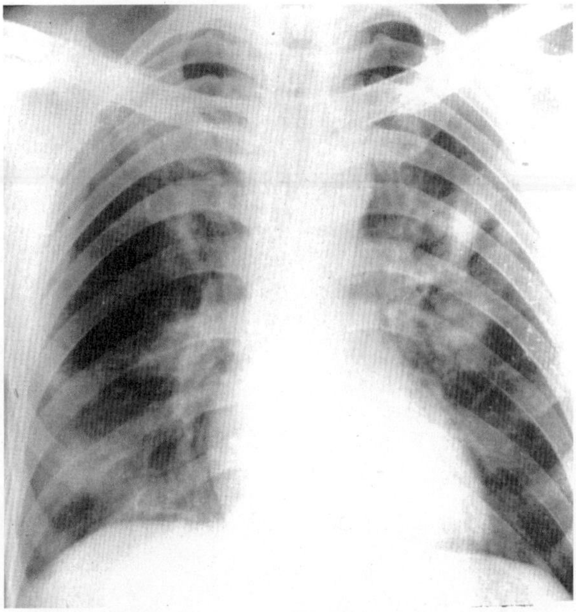

▲图5-67　支原体肺炎（病例145）

双侧肺门影紊乱，左肺门外及右上、下肺野有数片软性致密影，边缘模糊。

患者因咳嗽数天，就诊照片发现肺部病变。继发性肺结核在没有空洞播散的情况下，一般很少在上下肺野同时出现新鲜病灶。此病例血象中白血球总数不高。

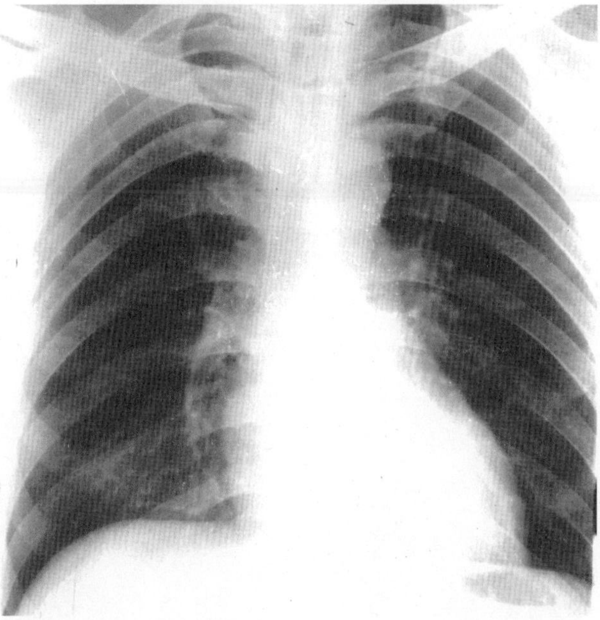

▲图5-68　支原体肺炎（病例145）治疗后

一周后复查，病变完全吸收。

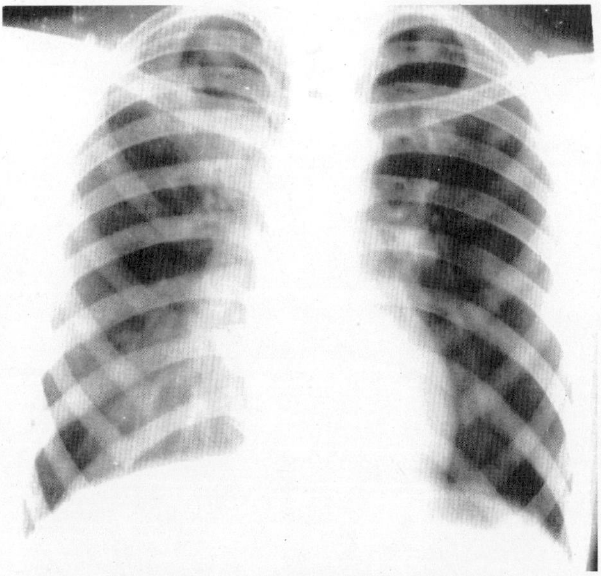

▲图5-69　支原体肺炎（病例146）

两上肺野有散在性小片状致密影，密度中等，边缘模糊，右肺门略增浓增大。本片颇似结核性浸润。

患者是在体检时发现肺部病变，无任何症状，故嘱观察7天后复查。

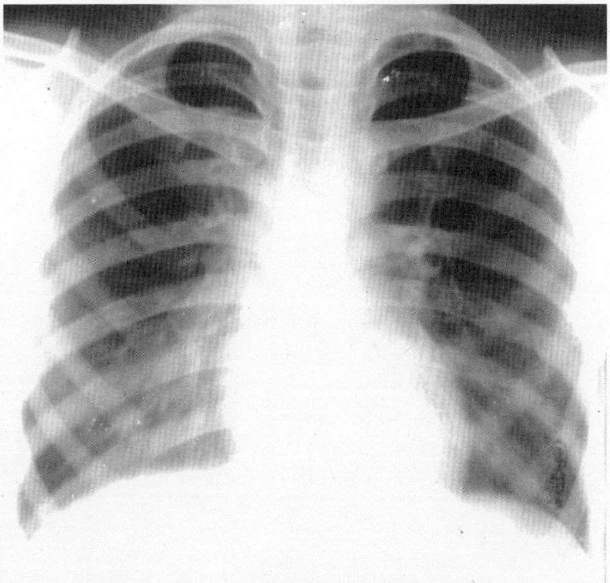

▲图5-70　支原体肺炎（病例146）复查

7天后照片复查，双上肺病变已完全吸收，肺门影清晰。

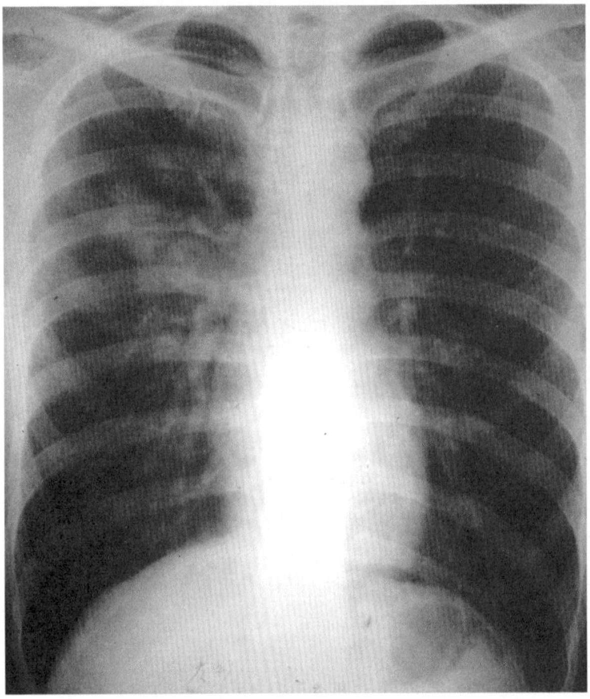

▲图5–71　支原体肺炎（病例147）

患者体检时发现右上肺门区有一片浓密影，无任何症状。

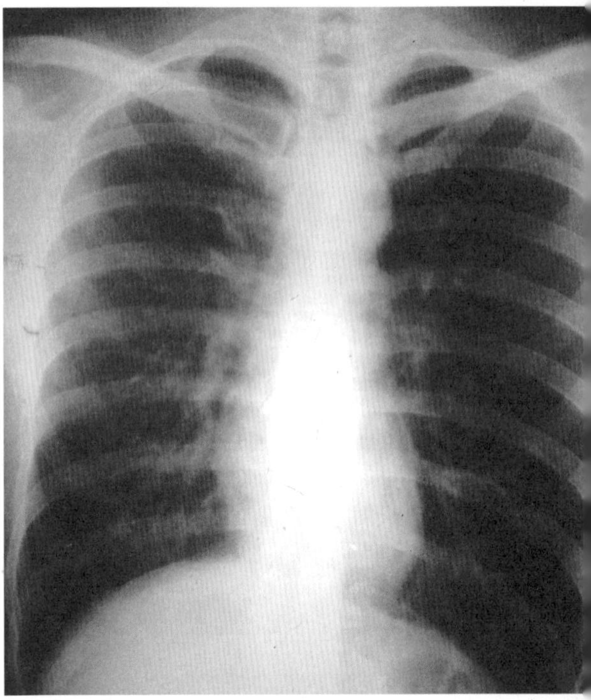

▲图5–72　支原体肺炎（病例147）复查

7天后复查，右肺病变已吸收。

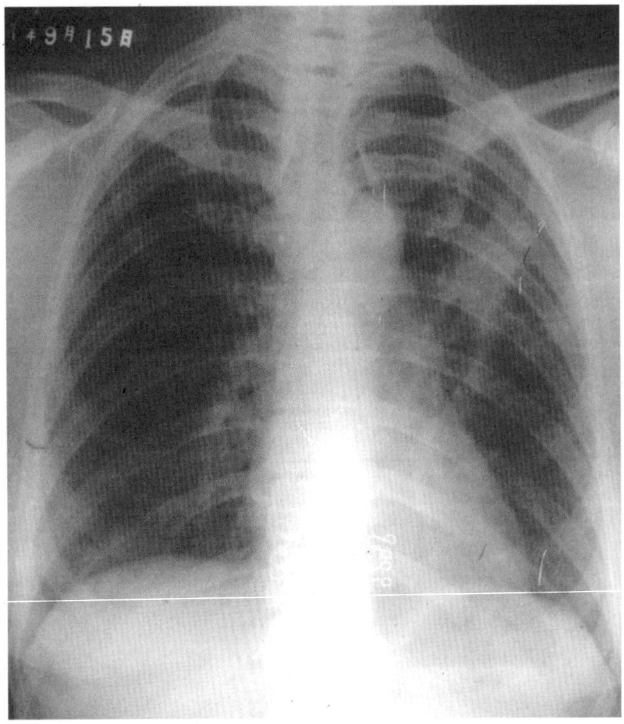

◄图5–73　支原体肺炎（病例148）

患者体检发现左上肺野有一片浓密影自左肺门向外上方伸展，边缘模糊，密度较均匀。

患者无症状。

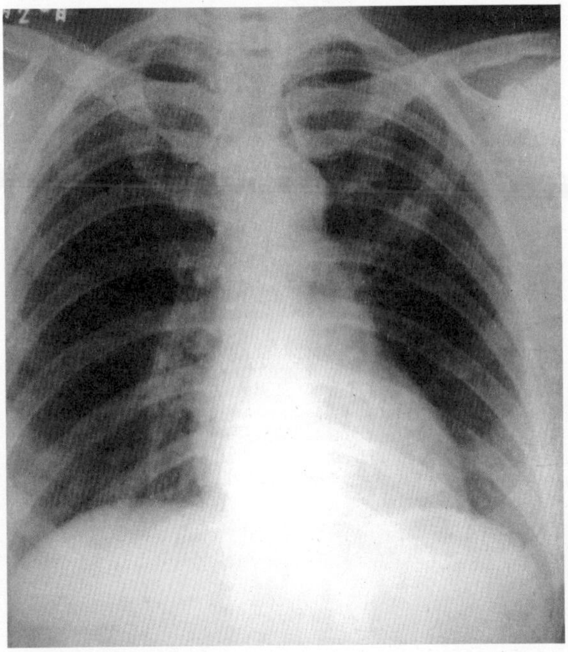

◀图5-74　支原体肺炎（病例148）复查

10天后复查，左上肺病变大部分吸收。患者再过10天复查，病变已完全吸收。

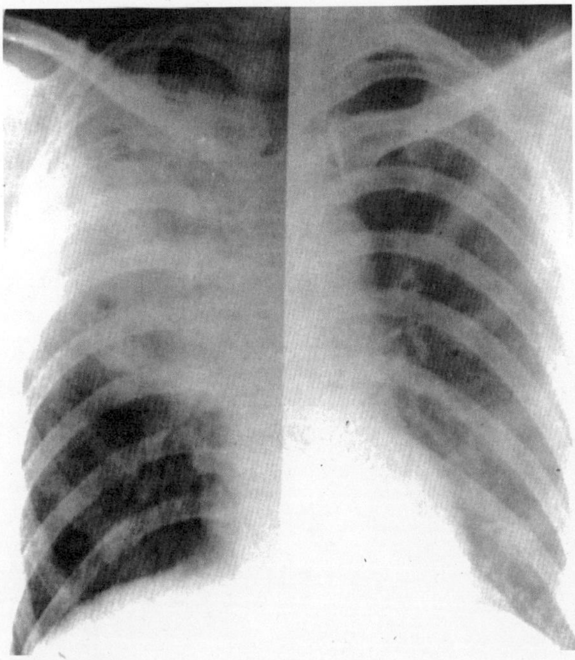

▲图5-75　右上肺叶急性肺脓疡（病例149）

右侧第三前肋间以上为大片非均匀浓密影，内有多个大小不等的无壁空洞，空洞内有液平面，余右肺野及左肺未见播散性病灶。

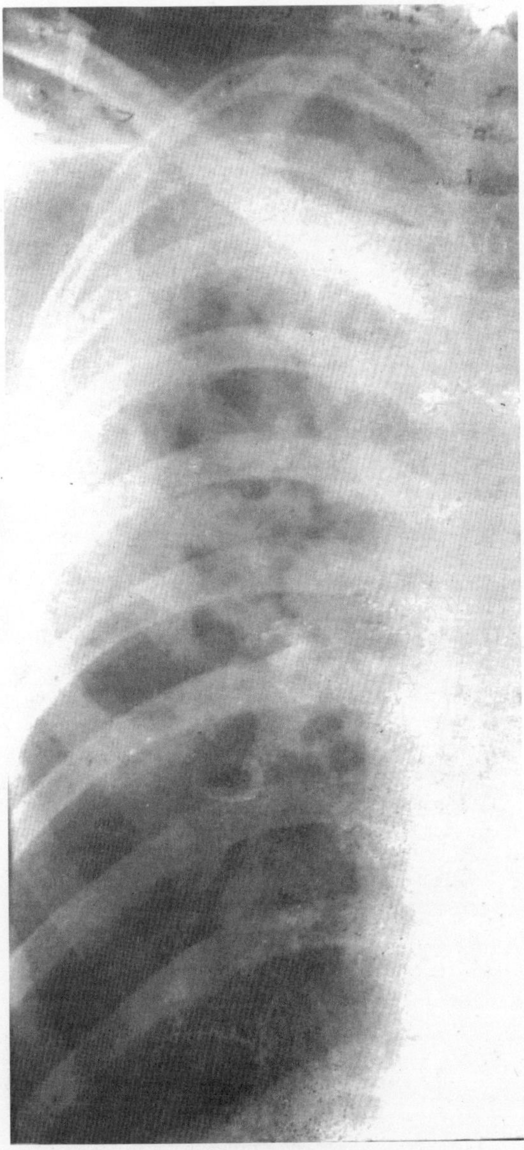

▲图5-76　右上肺叶急性肺脓疡（病例149）复查

抗炎治疗两周后复查，病变明显减退。

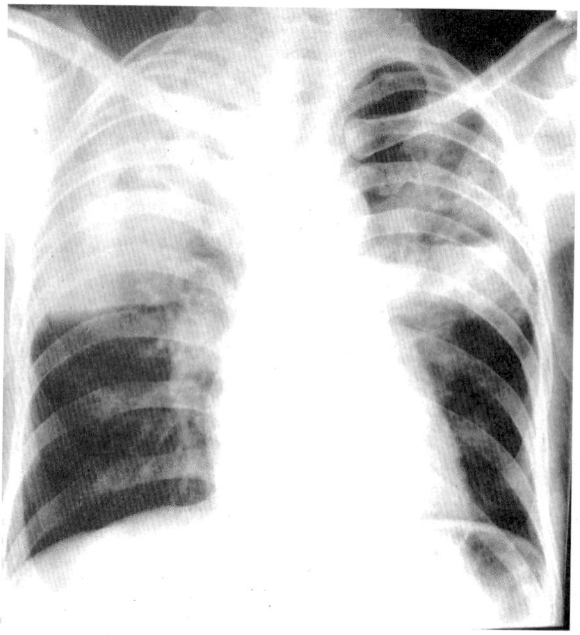

▶图5–77　两上肺急性肺脓疡（病例150）

右侧横裂清晰可见位于第三前肋间，以上肺野呈大片非均匀浓密影，内有无壁空洞，空洞内有小液平面。左肺第二前肋间亦可见直径约 3.8 cm的空洞，内有较多液体，此空洞边缘不清晰，周边有软性致密影包围。双下肺野均未见播散性病灶。

患者因高热、咳脓臭痰就医，验血白血球明显增高，查痰结核菌阴性。

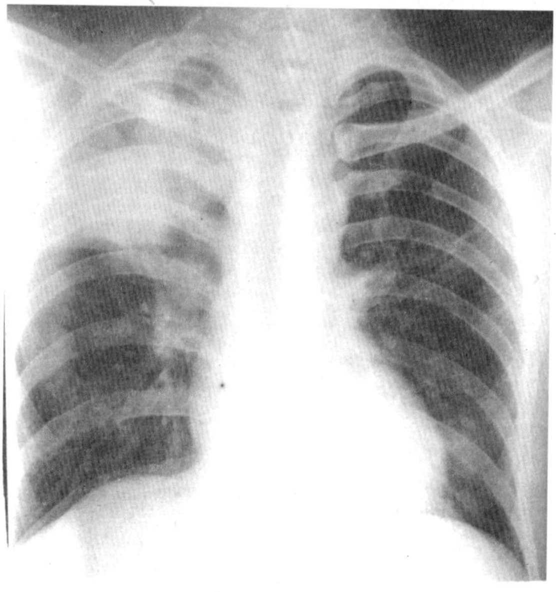

◀图5–78　两上肺急性肺脓疡（病例150）复查

经抗炎治疗两周后复查，两上肺病变明显减少，空洞影消失，右上肺叶膨胀不全。

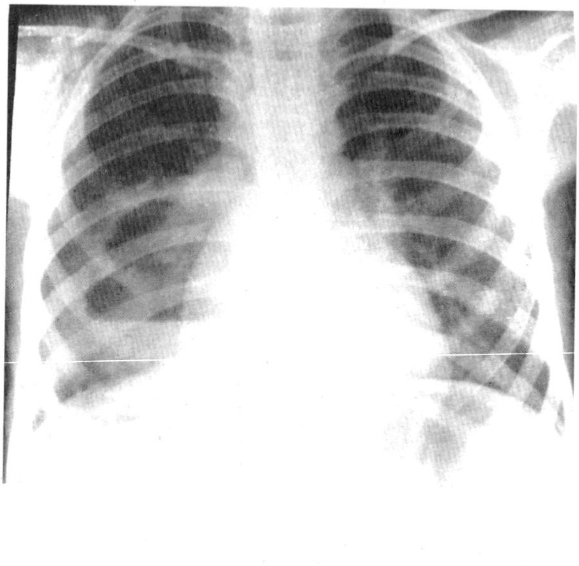

▶图5–79　右下肺急性肺脓疡（病例151）

右第三、四前肋间中内带为一大空洞，洞壁边缘不清晰，内壁不整，洞内有液平面。

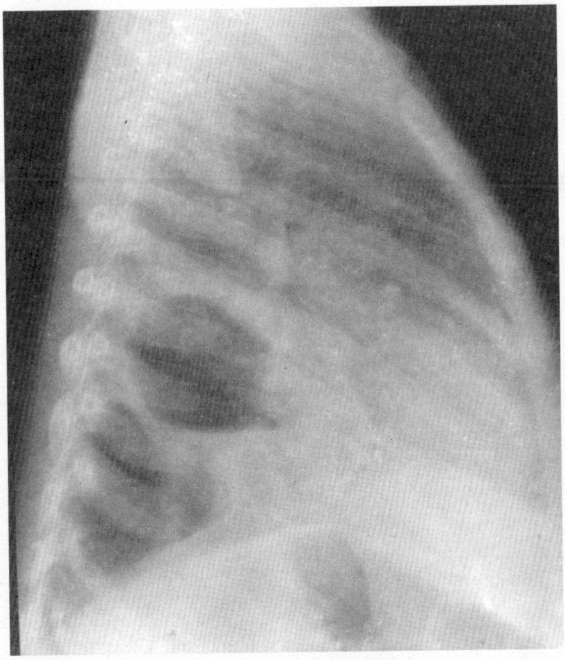

▲图5-80　右下肺急性肺脓疡（病例151）右侧位片

右侧位片显示空洞位于右下肺叶背段，洞壁较厚，其前下方为一大片炎性阴影。

病儿因高热、咳嗽，白血球明显增高，经照片发现该病，后住院积极抗炎治疗，好转出院。

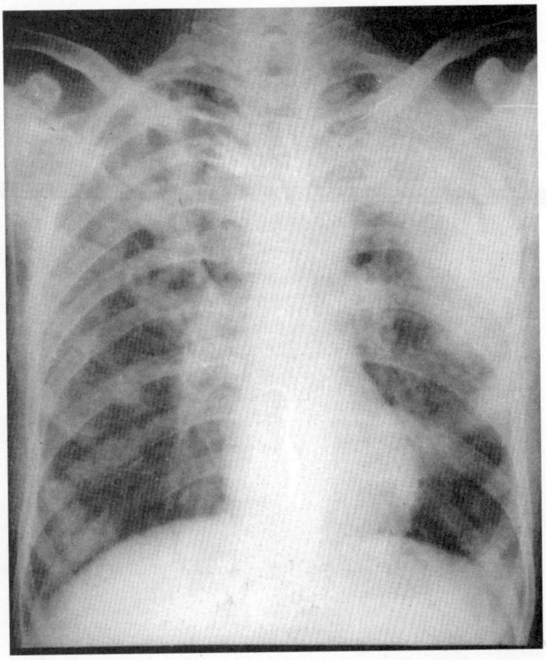

▲图5-81　多发性肺脓疡（病例152）

左肺尖至第三前肋间中外带呈长条形大片浓密影，左肺门附近肺纹理明显增强，右侧肺尖及第一、二前肋间均可见透光区，其附近有散在性小片状致密影。患者高热、咳嗽，咳脓痰就诊，白血球明显升高，痰结核菌检查呈阴性。

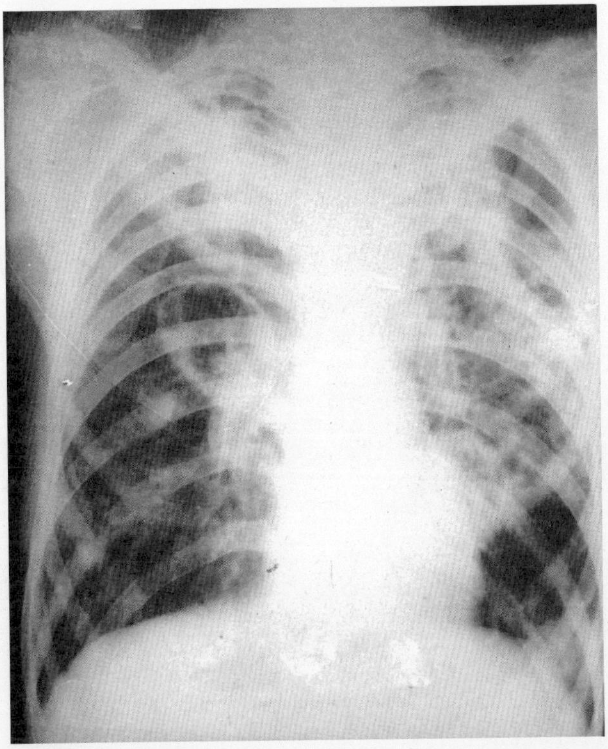

◀图5-82　多发性肺脓疡（病例152）复查

相距一个月，原左上中肺野的片状影变成长条形厚壁空洞，附近肺野有明显播散性病灶。原右上肺的空洞增大，右肺中下野亦有少量播散性病灶。

该病例的X线表现酷似继发性肺结核的慢性纤维空洞型，单靠一张X线平片不易区别，结合上一张片则较易判断为慢性多发性肺脓疡。该病例经多次检查证实结核菌呈阴性。

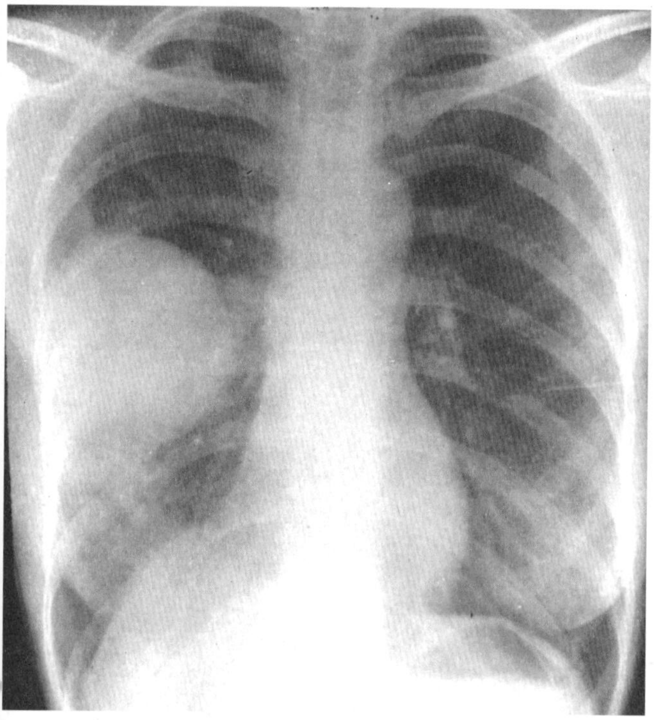

◀图5-83 癌性空洞（病例153）

右肺鳞癌，呈现一圆球形，其内下方可见密度减低区。

▶图5-84 癌性空洞（病例153）右侧位片

右侧位片显示球形病变内的透光区位于外下方，这是典型的偏心性空洞，多见于肿瘤内。

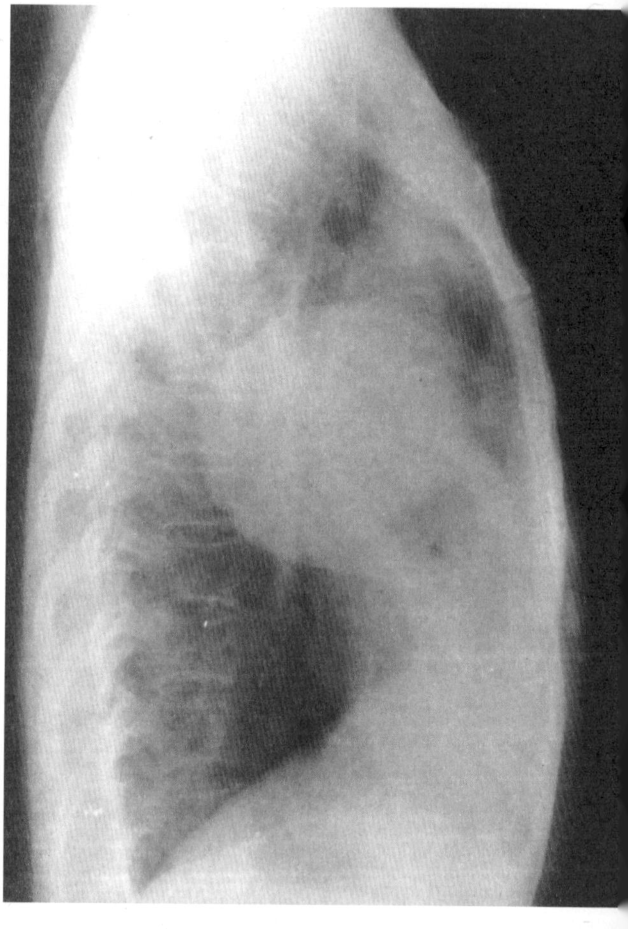

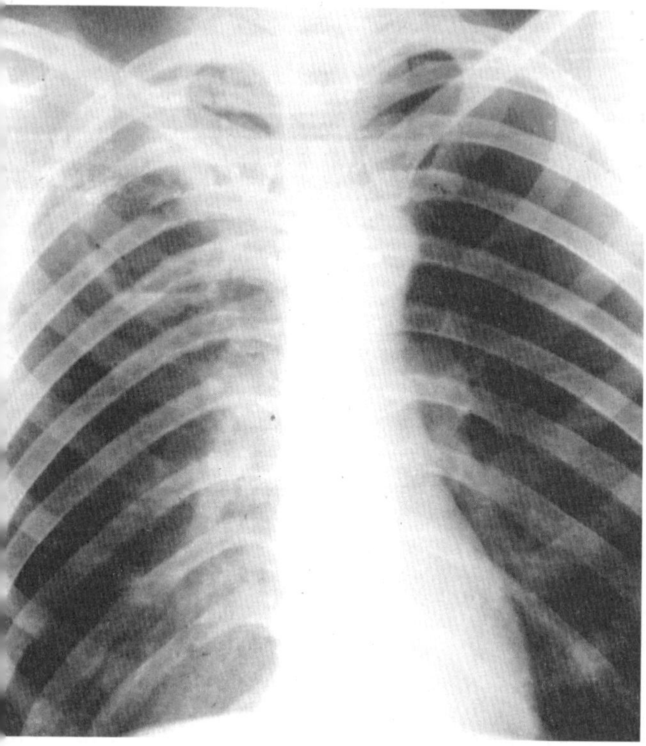

◀图5-85 癌性空洞（病例154）

右上肺野有一薄壁透光区，内有小液平面，附近肺野及对侧肺野均不见播散性病灶。病人因胸痛、咳嗽就诊，发现该病。X线上此透光区虽然与结核的纤维薄壁空洞相似，但没有卫星灶，也没有播散灶，故结核的可能性较小。痰结核菌检查呈阴性。初步考虑是肺囊肿合并感染。

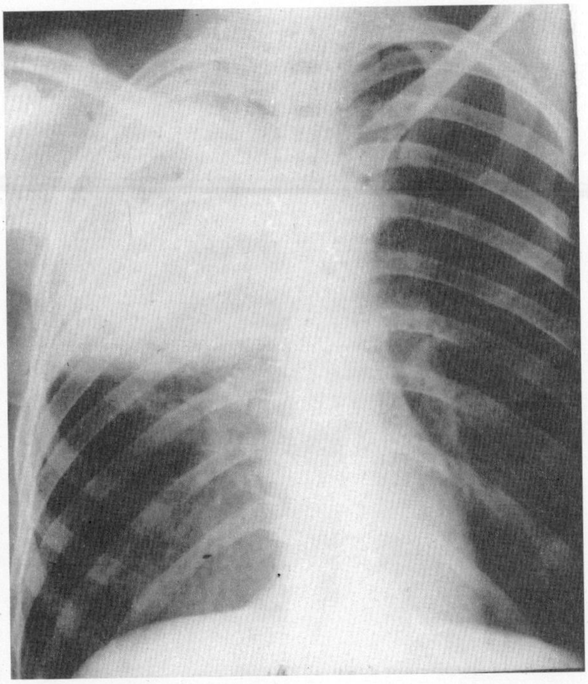

▲图5-86 癌性空洞（病例154）恶化

半年后病变恶化，右上肺叶实变，进一步检查是右上肺鳞癌。

▼图5-87 癌性空洞（病例155）

右肺切层照片，见右下野内带有一约5 cm×4 cm的团块，其内缘有“脐征”（箭头所指），团块影边缘毛糙，有短毛刺。肿瘤内有内壁不规则的空洞，怀疑肺癌。经手术切除证实为鳞癌。

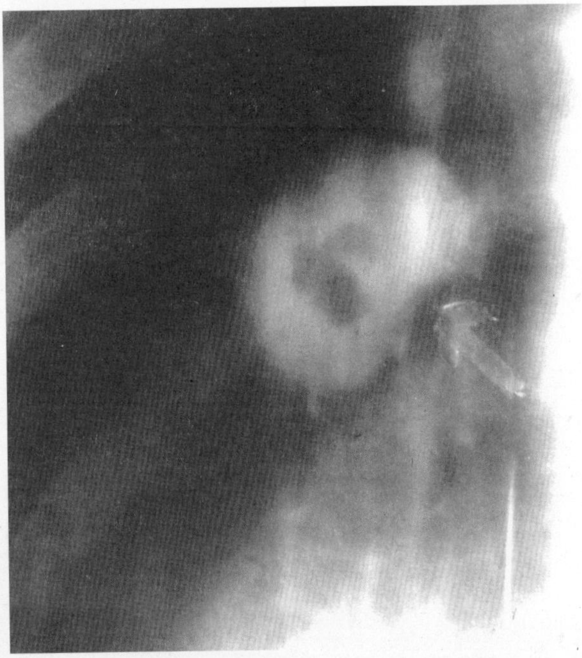

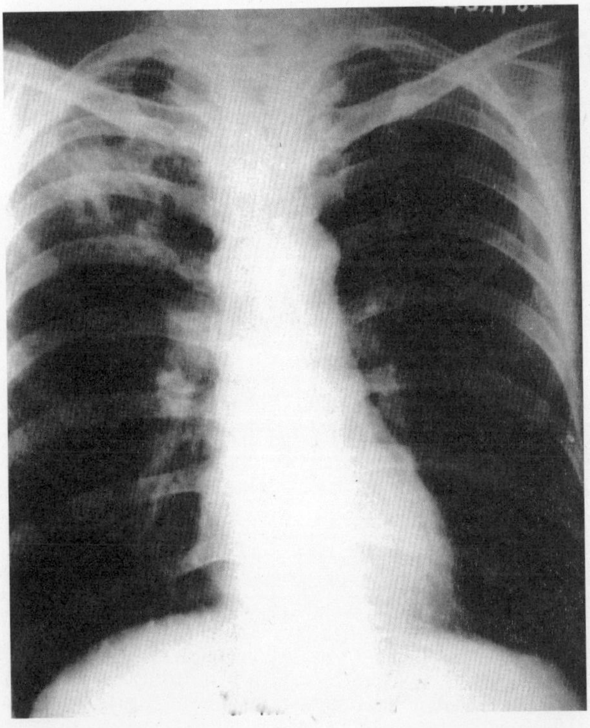

◀图5-88 癌性空洞（病例156）

右上肺第一前肋间有薄壁空洞，附近有点片状及索状致密影。

本片需要与结核性空洞鉴别，注意到同侧中下肺野及对侧肺野完全没有播散灶。在从未接受抗痨治疗下，痰结核菌检查呈阴性，经支气管镜在右上肺叶支气管活检找到鳞癌细胞。后经手术切除证实为鳞癌。

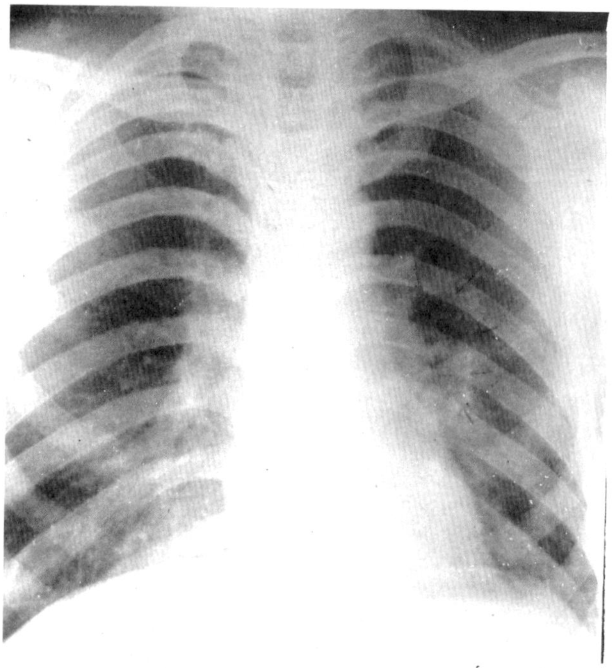

▲图5-89 左侧先天性肺囊肿（病例157）

左肺门区有一长条形透光区（箭头所指），附近没有卫星灶，同侧及对侧肺野均没有播散性病灶。

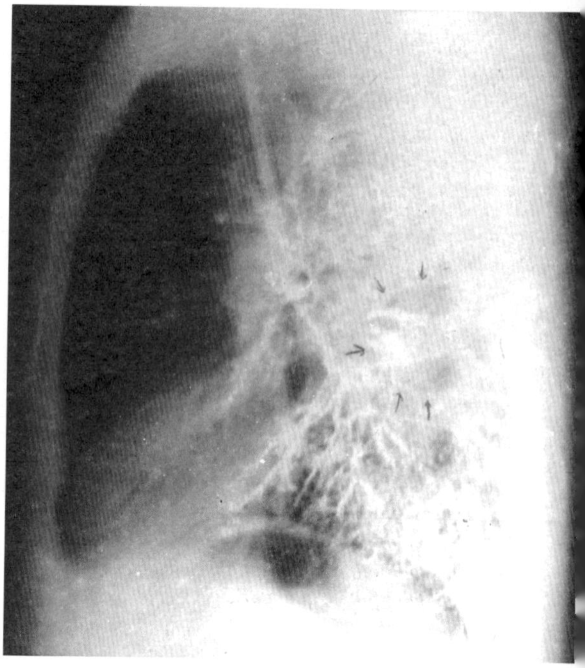

▲图5-90 左侧先天性肺囊肿（病例157）碘油造影

左侧支气管碘油造影，见透光区位于肺门后下方、左下肺叶背段（箭头所指），并见该段支气管呈柱状扩张。该囊肿后经手术切除。

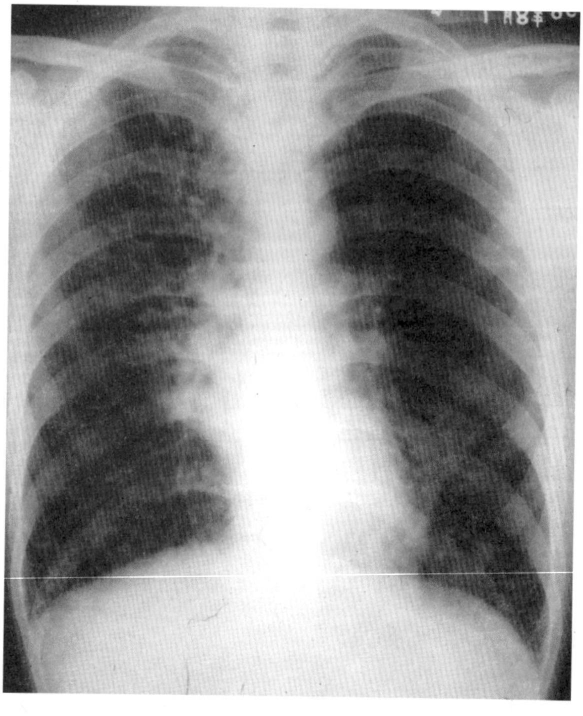

►图5-91 双侧多发性先天性肺囊肿（病例158）

右侧第一至三前肋间及左第三、四前肋间内带有多个大小不等的薄壁透光区，为先天性肺囊肿所致，左下肺尚可见一肺大泡。

本片颇似支气管结核引起的多发性薄壁纤维空洞或非结核分支杆菌肺病，但本片未见支气管播散灶，卫星灶也不明确。痰结核菌多次检查呈阴性，痰培养未见非结核分支杆菌。

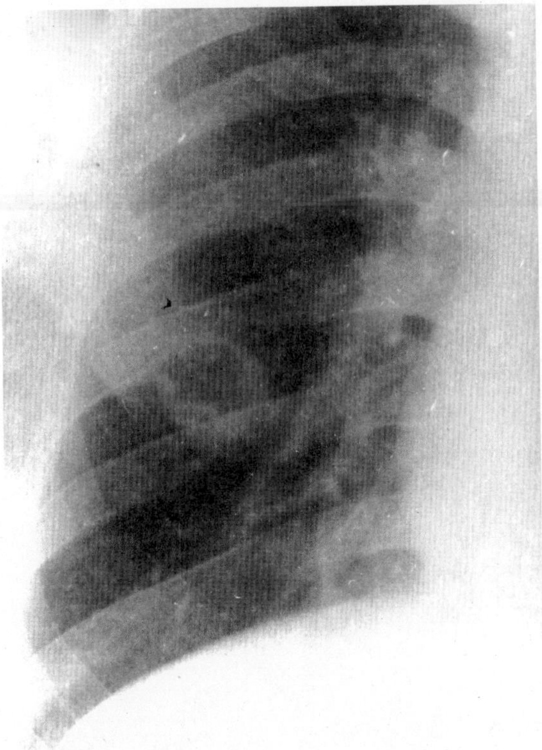

◄图5-92　先天性肺囊肿合并感染（病例159）

肺囊肿内的液体排出后形成一透光区，附近没有卫星灶及播散灶。如果是下肺结核，一般都有卫星灶或播散性病灶，如果未经抗痨治疗，痰结核菌检查一般都呈阳性。

该病例经手术切除证实为先天性肺囊肿。

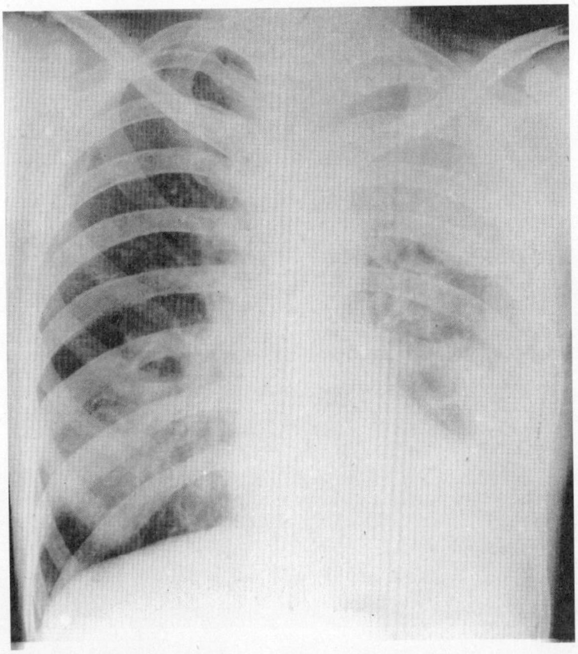

►图5-93　多发性肺囊肿合并感染（病例160）

左肺第二、三前肋间内带各有一薄壁透光区，左上肺野及左下肺野可见明显胸膜肥厚粘连，左上胸廓缩窄，左下胸壁亦见内收，右第三前肋间内带有一薄壁透光区，内有小液平面。患者因咳嗽、发热、胸痛就诊，痰结核菌检查呈阴性。

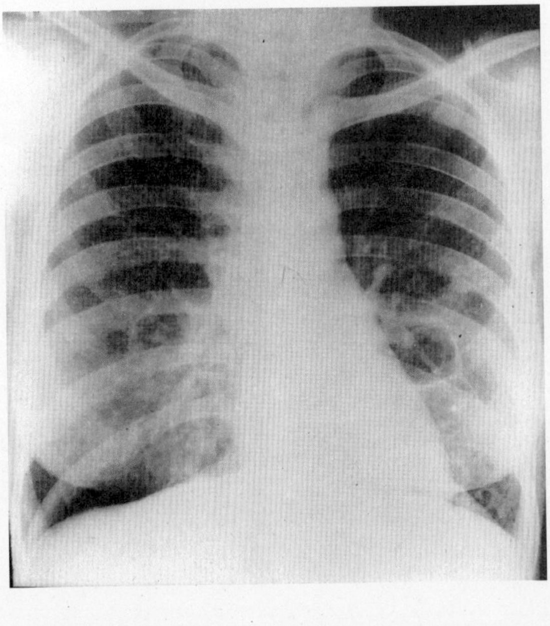

◄图5-94　多发性肺囊肿合并感染（病例160）治疗后

经抗炎及对症治疗后，患者症状明显好转，此是4个月后的照片，双侧肺部炎性病变明显减退，但双侧肺囊肿仍然存在。

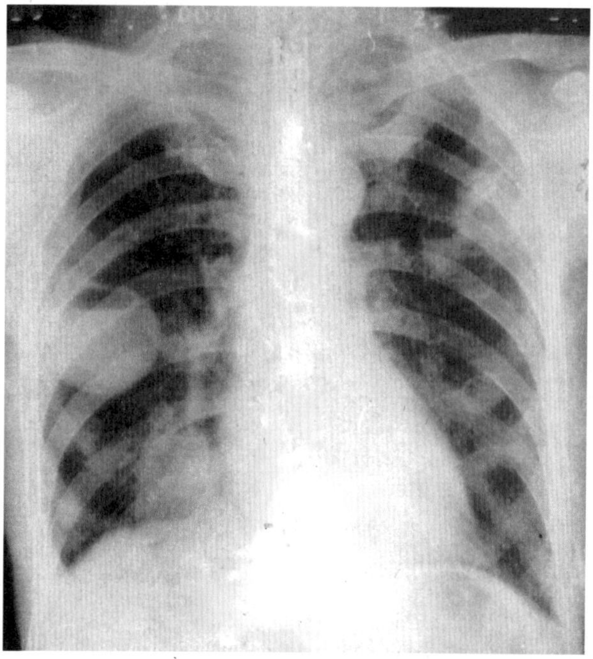

▲图5-95　多发性肺囊肿合并感染（病例161）

双侧肺野有多个大小不等的圆形透光区，内有液平面。

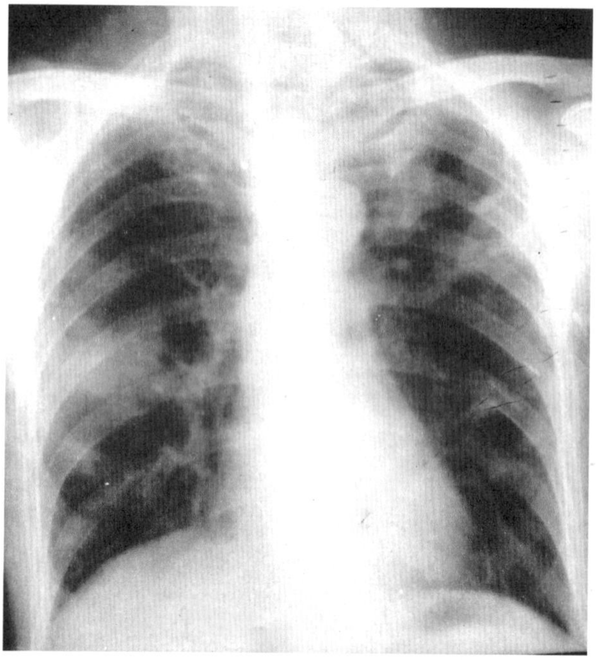

▲图5-96　多发性肺囊肿合并感染（病例161）治疗后

经抗炎治疗后，双侧肺野之炎性病变减退，透光区缩小或消失。

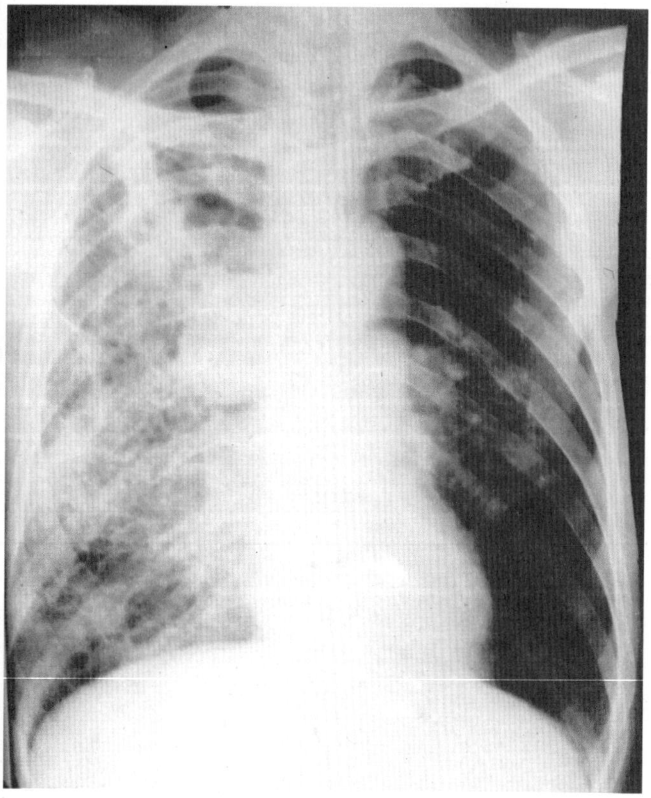

图5-97　右侧囊性肺合并感染、左肺慢性炎症（病例162）

右肺从上到下布满大小不等的囊肿及炎症病变影，左肺门外亦有点片状炎症影。左下肺野代偿性肺气肿并有肺大泡形成。患者痰结核菌检查呈阴性。

结核的干酪性肺炎可出现多个透光区，但一般是以无壁空洞为主，如果转为慢性时可出现薄壁纤维空洞，但很少出现从肺尖到肺底这么广泛的囊性改变。

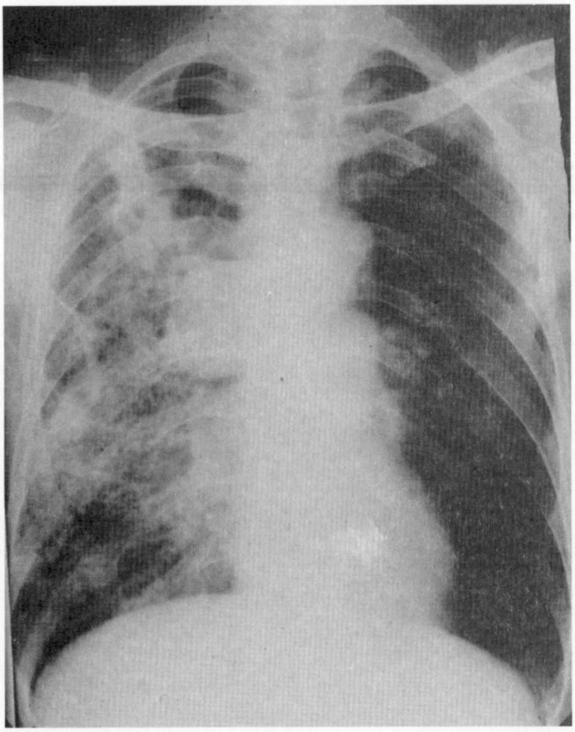

◄图5-98　右侧囊性肺合并感染、左肺慢性炎症（病例162）治疗后

经抗炎治疗后，炎症有所减退，后来因为病人反复出现感染，最后右肺切除，并证实为先天性囊性肺。

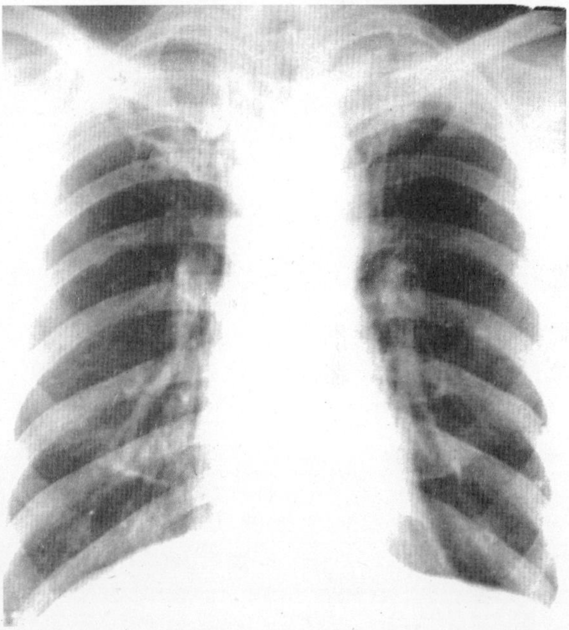

►图5-99　左上胸膜下大泡（病例163）

双上肺结核，右上肺薄壁纤维空洞，左上胸膜下大泡。左上肺之胸膜下大泡呈椭圆形，其外上缘与左上胸壁相贴近。照前弓位片较容易看清。

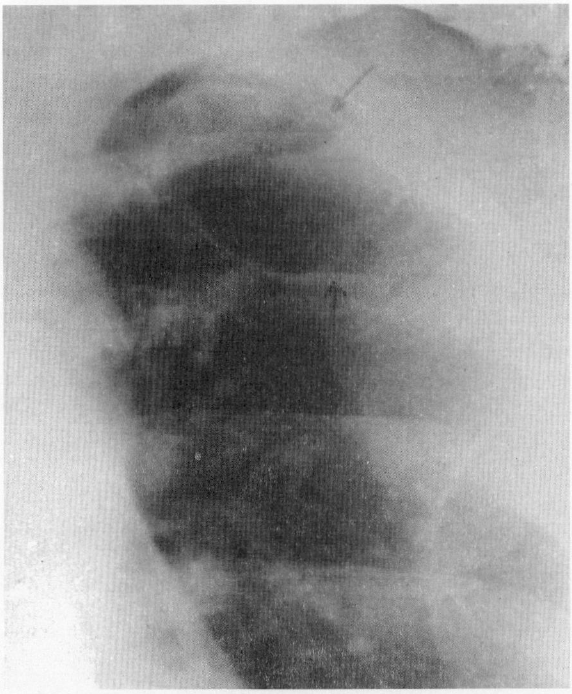

◄图5-100　左上胸膜下大泡（病例163）前弓位片

左上胸前弓位片将胸膜下大泡清晰显示（箭头所指）。

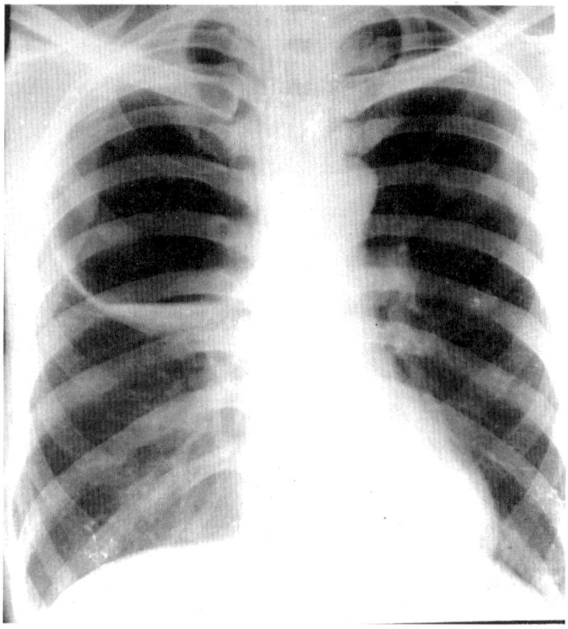

▲图5-101　右上肺大泡合并感染（病例164）

右上肺大泡内有小液平面，其余肺野未见活动性病变。右下肺野见有少量残留的支气管造影剂。

▼图5-102　右上肺大泡合并感染（病例164）右侧位片

右侧位片显示肺大泡位于右肺上部，内有小液平面。残留的支气管造影剂主要位于右下叶外基底段。

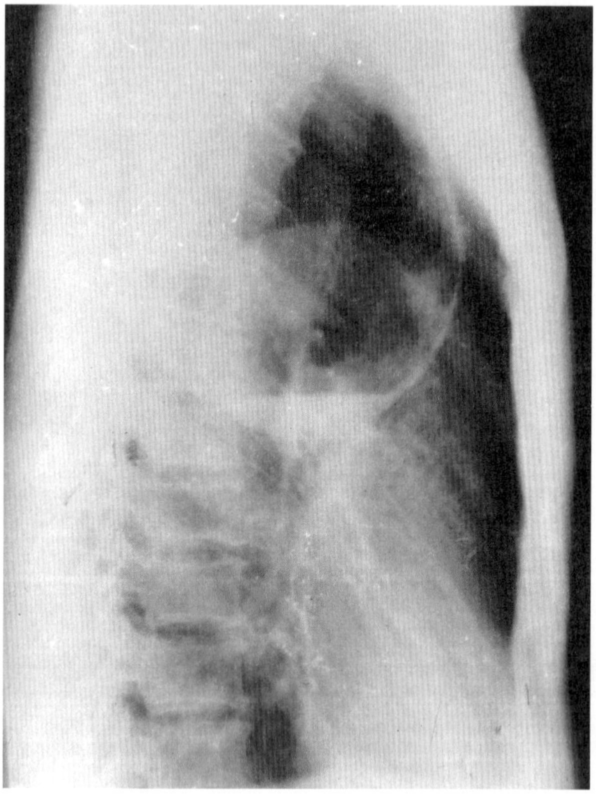

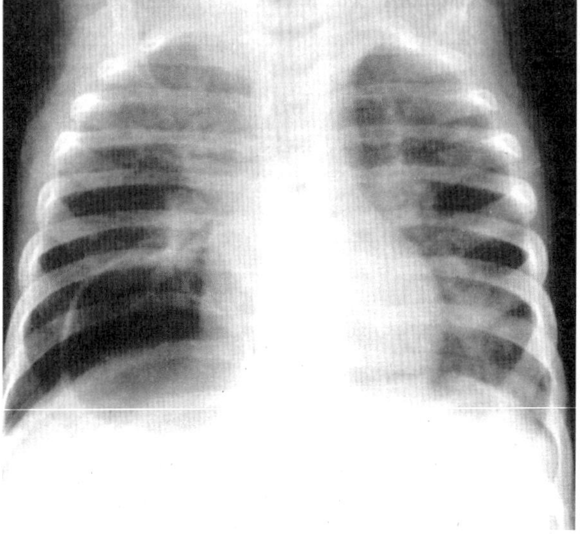

◀图5-103　支气管肺炎合并右下肺气囊（病例165）

双侧肺门紊乱，双侧肺纹理增多增粗，并夹杂有许多点状致密影，为双侧支气管肺炎所致。右心膈角区有一较大的圆形薄壁透光区，是典型的肺气囊。

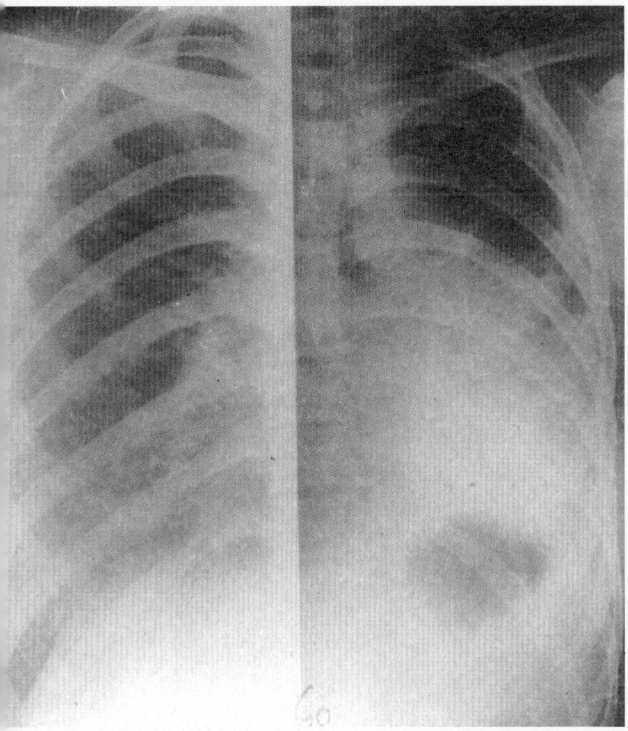

◀图5-104　左侧肺慢性炎症、左上肺气囊形成（病例166）

此肺气囊呈高度透亮区，在继发性肺结核的慢性纤维厚壁空洞病例中也可见到如此空洞，但其必然是继发性肺结核的晚期表现，有明显的结核病史。如此大的结核空洞，往往在对侧肺有新鲜或陈旧的结核播散灶。而此病例有左肺炎症病史，右肺未见播散性病变。加上痰结核菌多次检查呈阴性，因此，鉴别诊断不难。

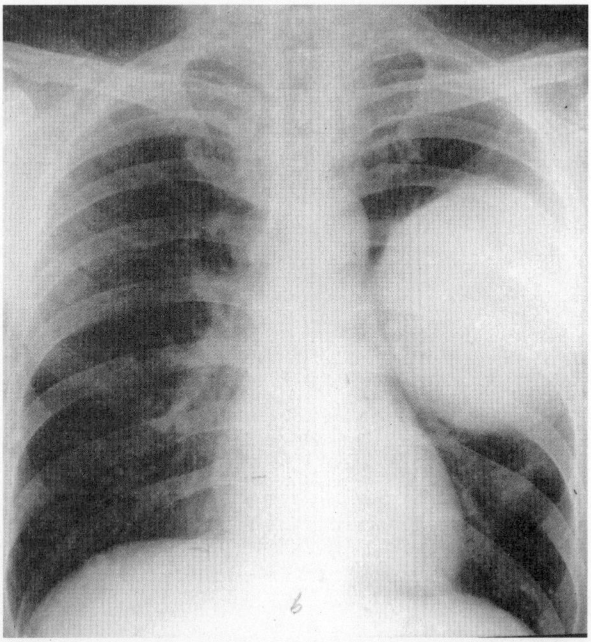

►图5-105　左上肺未分化癌（病例167）

癌瘤呈圆形，其内密度均匀一致，边缘毛糙，附近未见卫星灶。病理报告为未分化癌。

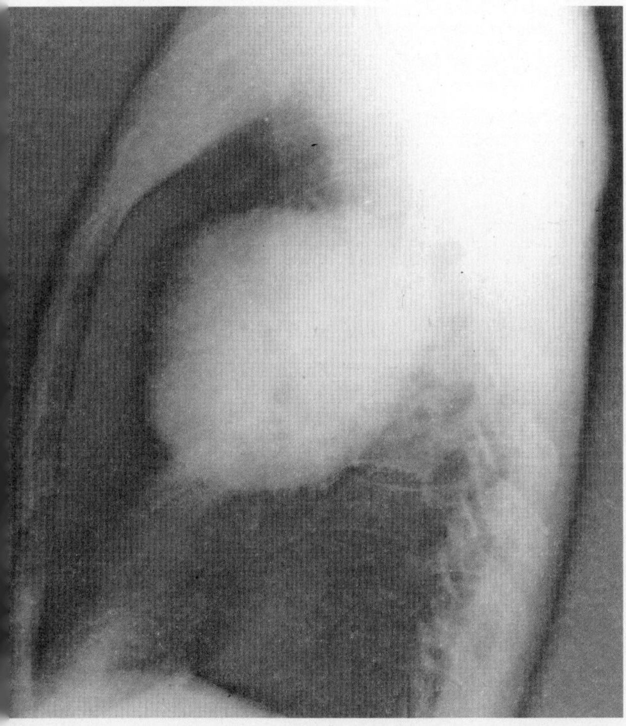

◀图5-106　左上肺未分化癌（病例167）侧位片

侧位片显示癌瘤边缘毛糙，瘤体密度较均匀。

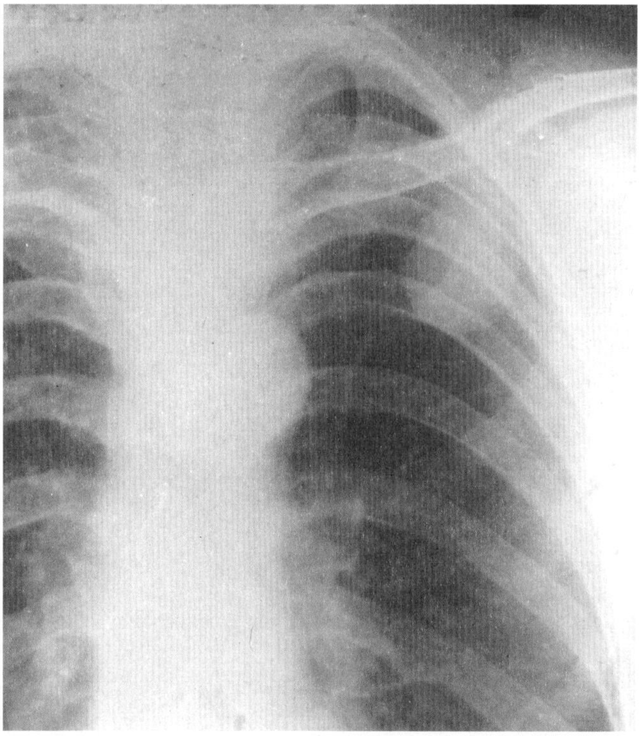

◀图5–107　左上肺鳞癌（病例168）

瘤体密度均匀，边缘较清晰，内上方有脐征，附近没有卫星灶，而肺纹理明显增多。病理报告为鳞癌。

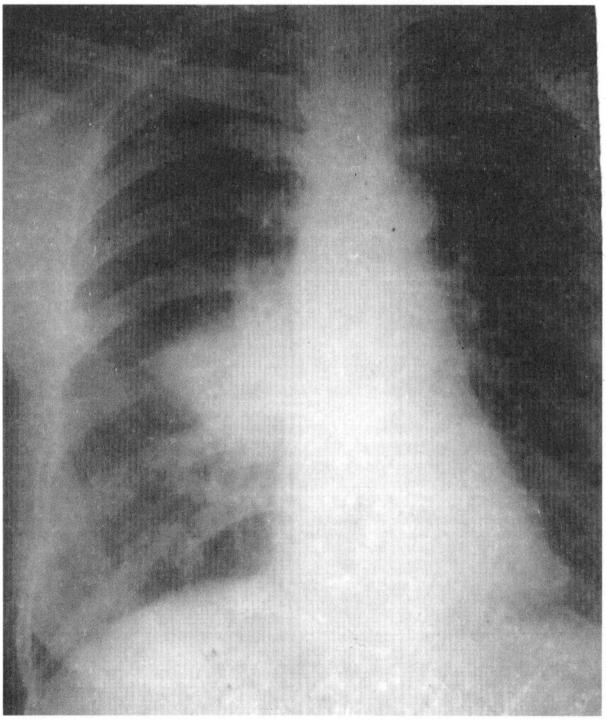

▲图5–108　右下肺鳞癌（病例169）

右肺门区所见的团块影位于右下肺叶背段，瘤体密度均匀，边缘有较多的短毛刺，右下肺纹理明显增强。病理报告为磷癌。

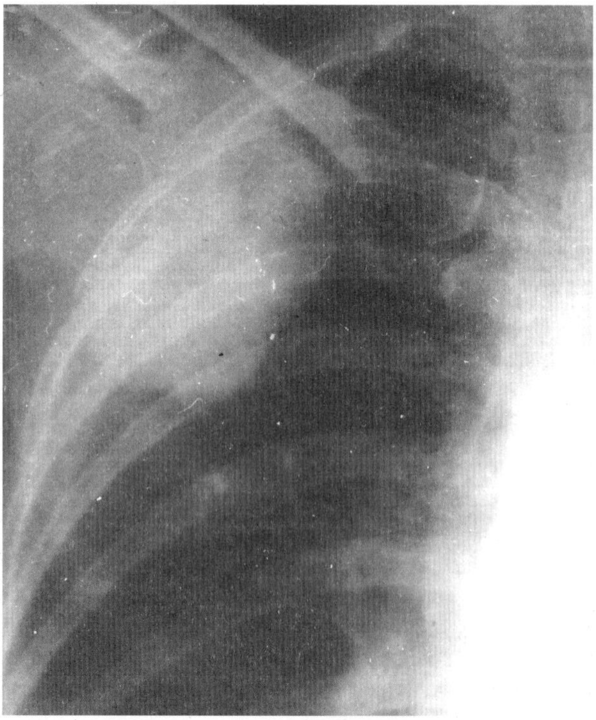

▲图5–109　右上肺鳞癌（病例170）

瘤体密度较均匀，边缘清晰但有多个切迹，附近没有卫星灶。病理报告为鳞癌。

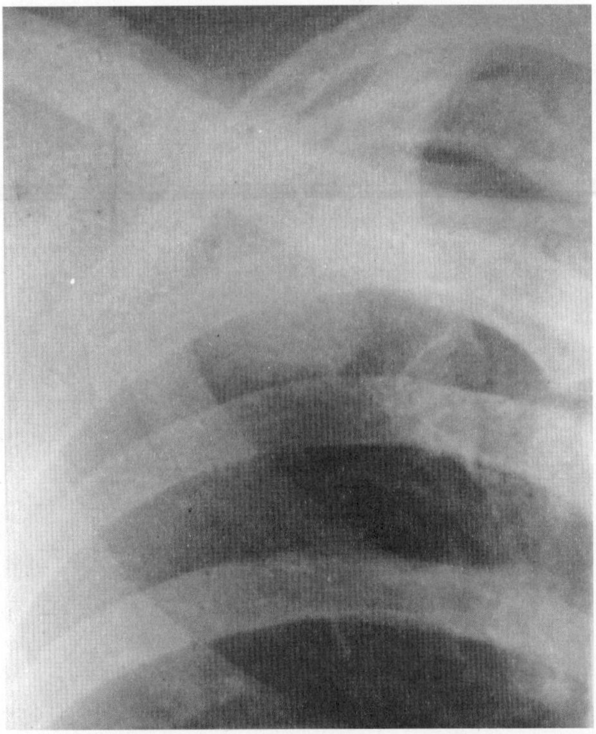

▲图5-110 右上肺鳞癌（病例171）

右上肺第一前肋间外带有一团状致密影，密度均匀，近肺门侧边缘清晰，但远端模糊，团块影附近没有卫星灶。怀疑其为肺癌，进一步检查发现了鳞癌细胞，行手术切除。

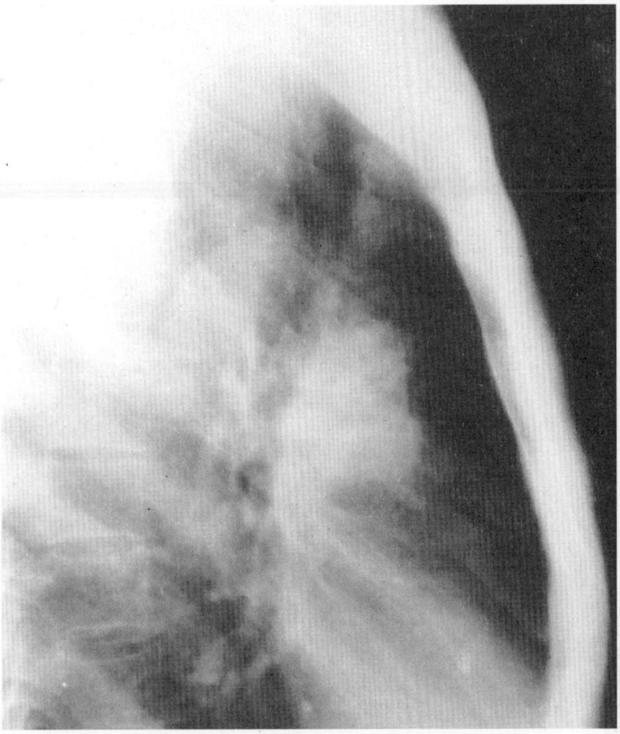

▲图5-112 右肺中心型肺癌（病例172）右侧位片

右侧位片显示肿块位于肺门前方，密度较均匀，边缘尚清晰。

经手术切除证实为鳞癌。

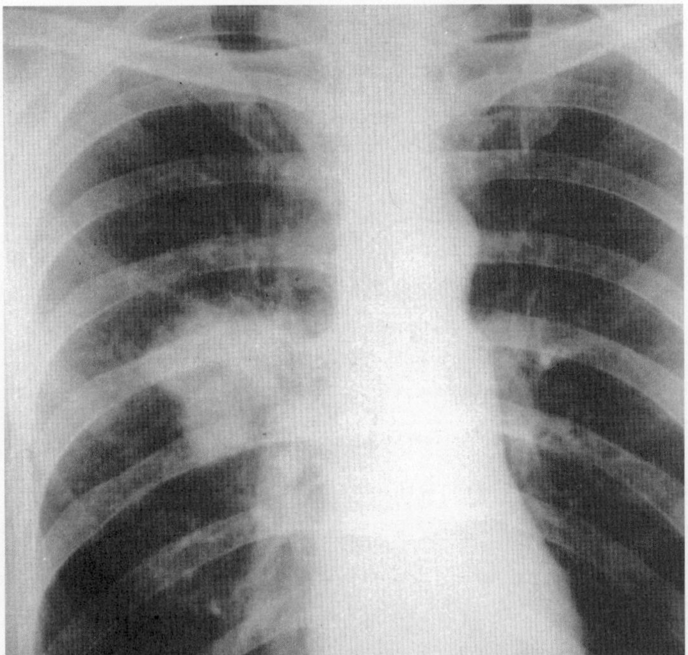

◀图5-111 右肺中心型肺癌（病例172）

瘤体位于肺门区，其密度均匀，边缘毛糙，外缘可见脐征，附近肺纹理明显增多，并呈网织样。

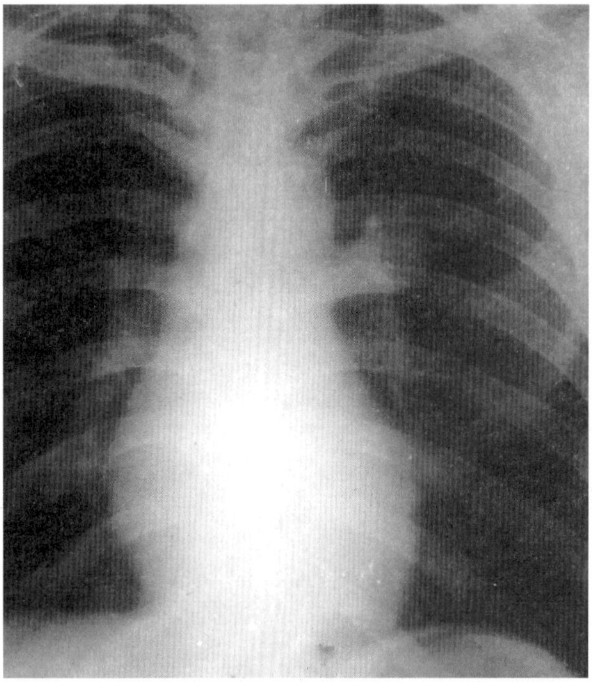

▲图5-113　左下肺叶背段肺癌（病例173）

瘤体边缘清晰，内有钙化点，附近未见卫星灶，怀疑肺癌，手术切除病理报告为肺瘢痕癌。

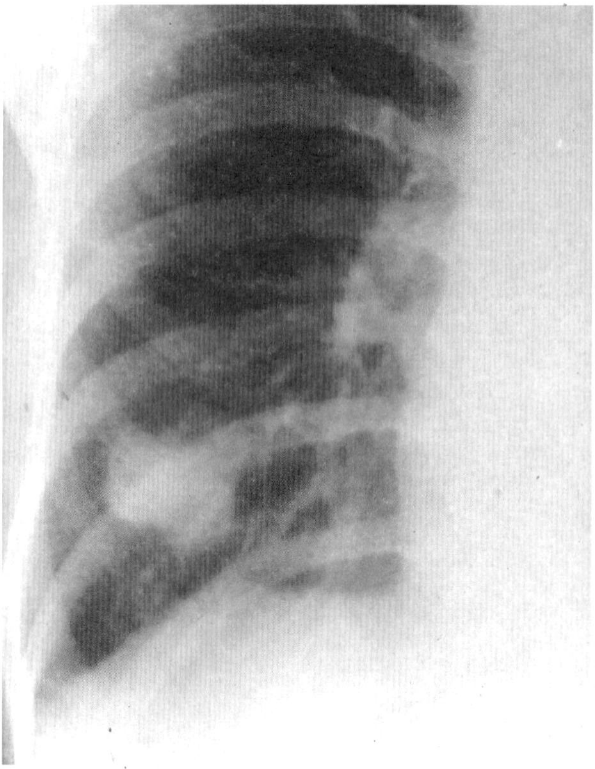

▲图5-114　右下肺腺癌（病例174）

右下肺野的团块影密度较均匀，边缘尚清晰，未见卫星灶，但附近的肺纹理明显增多、紊乱，有网织样改变，经手术切除证实为腺癌。

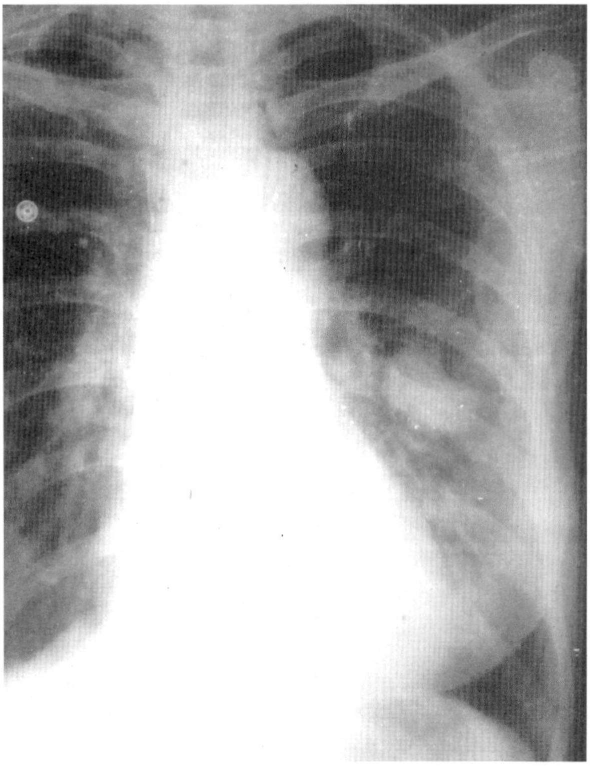

◀图5-115　左肺腺癌（病例175）

左第三前肋间内带有一片浓密影，边缘模糊，有短小毛刺，其外缘有明显分叶征，周围肺纹理增多增粗。经手术切除证实为左肺腺癌。

我们可将以下现象称为“蜘蛛网征”：①有一小片状或小团块状致密影出现于肺野任何部位，边缘毛糙；②只是一侧肺门不知原因地增浓增大，边缘毛糙。当以上两种情况单独出现或同时出现，而相同肺段或肺叶的肺纹理反应非常强烈，明显增多增粗，呈网织样（见图5-116至图5-121）。在这里强调的是“肺纹反应强烈”和“网织样改变”两者同时存在，应引起医生的高度警惕，因为这极可能是以癌性淋巴管炎为主要原因引起的X线表现。

B. 错构瘤

该病分肺内型和支气管内型，两者之比约为 9∶1，肿瘤轮廓清楚，边缘锐利，常有分叶，无卫星灶，约1/4错构瘤有钙化。钙化影若呈桑葚状或爆玉米花状则多见于错构瘤（见图5-122），若钙化影呈斑片状或分层状则常见于结核。良性肿瘤少有空洞，有时错构瘤含有较多的脂肪组织呈密度减低区。肺内型者一般无症状，支气管内型者可因阻塞支气管而引起相应的改变和临床症状。

C. 炎性假瘤

由于肺部非特异性炎症吸收缓慢迁延不愈而成。有长形、圆形、椭圆形等多种形态，与结核球一样有纤维组织增生，可有薄包膜，其边缘大多清晰，少数有分叶现象，密度一般较高，有不少炎性假瘤会逐渐增大；极少钙化和空洞、少有卫星灶，其边缘常有数条长索状影（见图5-123至图5-126）。常可追溯到肺炎病史。常见于上叶前段。

D. 先天性含液囊肿

与结核球的鉴别主要是单发性含液囊肿，可为圆形或椭圆形，边缘清晰、密度均匀，深呼吸或进行华氏试验时其形态改变是囊性病变的特征。无卫星灶亦无钙化灶，易与结核球鉴别（见图5-127至图5-129）。

E. 肺隔离症

可分为肺叶内型和肺叶外型，隔离肺好发于下叶后基底段，尤其在左侧。病变常呈现球形或椭圆形，它的长轴常指向内后方。侧位切层照片有时可见来自主动脉的异常血管影，有助于诊断。当隔离的肺叶或肺段与附近的支气管相通时，隔离肺会出现液气囊肿样改变（见图5-130和图5-131），可一个或多个，要与下肺结核鉴别。主动脉造影可见主动脉有一分支伸向隔离肺组织内，这是确诊肺隔离症的有效办法，对手术有重要参考价值。下肺结核常见同侧肺门肿大紊乱，有索状影自肺门伸向肺底，病变往往较分散，新旧病灶并存，痰结核菌检查多为阳性。

4. 非结核分枝杆菌肺病（NTM肺病）

近年来对该病的报道越来越多，虽然非结核分枝杆菌可引起人体许多系统得病，但仍以肺部为主，X线表现与肺结核相似，而且同为抗酸菌，故容易误诊为肺结核病，国外曾称其为“非典型性肺结核”[①]。该病自发症状大部分为咳嗽、咳痰、咳血，X线典型者为多发性薄壁空洞，但亦有报道一些没有空洞的NTM肺病。NTM肺病的空洞周围浸润病灶少，较少有渗出性病灶及胸膜反应，少有支气管播散灶，常在其他慢性肺部疾病的基础上发病，因此发病年龄一般较大，该病对抗痨药物有抗药性，结核菌素试验呈阴性或

---

① 非典型性肺结核（Atypical Tuberculosis），见1975年第五期“国外医学参考资料——内科学分册”，陈以良摘译自Wiot JF等，Radio Clin N Amer. 1973，11（1）：191。

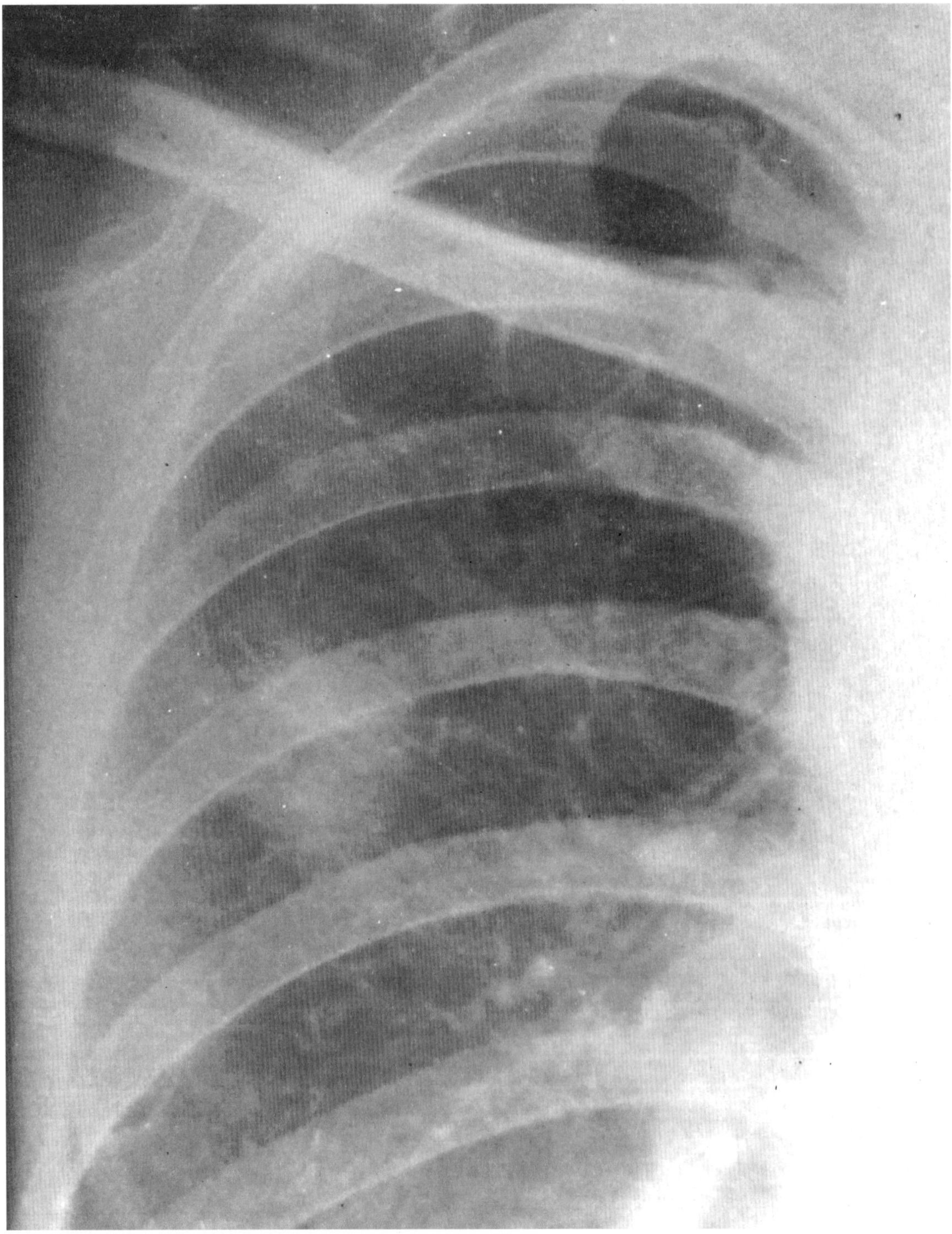

▲图5-116　　右上肺腺癌（病例176）

右第二前肋间有一片致密影，边缘模糊，右上肺野肺纹理明显增多、紊乱，并呈网织样，右锁骨后外方可见大约 7 cm × 3.5 cm 肺大泡。

此例为典型“蜘蛛网征”，怀疑为肺癌，后经手术切除，病理报告为腺癌。

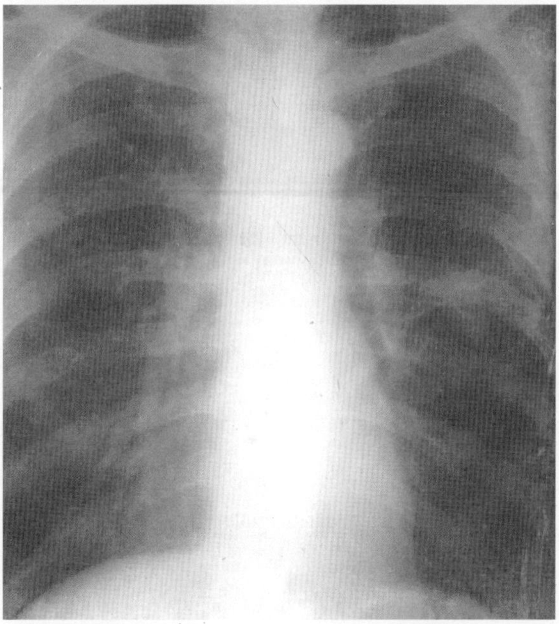

▲图5-117　左上肺叶腺癌（病例177）

左中肺野有一片淡薄致密影，边缘模糊，附近肺纹理明显增多增粗，略呈网织样改变。

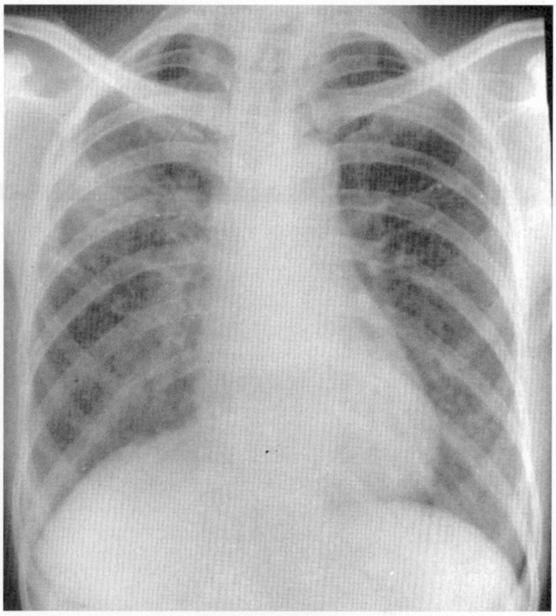

▲图5-119　右上肺腺癌（病例178）

右上肺第二前肋后方有一片淡薄致密影，边缘模糊，双侧肺野的肺纹理明显增多增粗且紊乱，部分呈网织样，怀疑肺癌。后行右上肺叶切除，病理报告为右上肺腺癌。

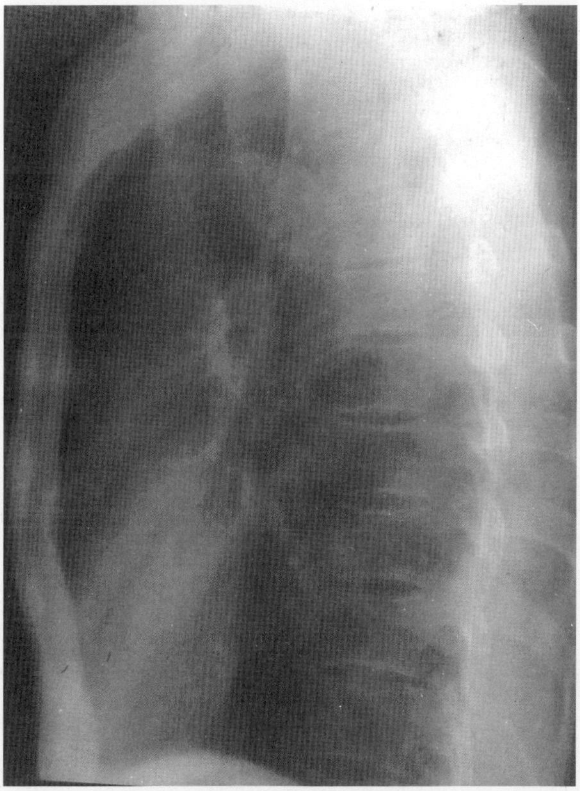

◀图5-118　左上肺叶腺癌（病例177）左侧位片

肺门前有一片致密影，边缘模糊，其前方的肺纹理增多增粗，呈网织样改变，为蜘蛛网征。经手术切除证实为左上肺叶腺癌。

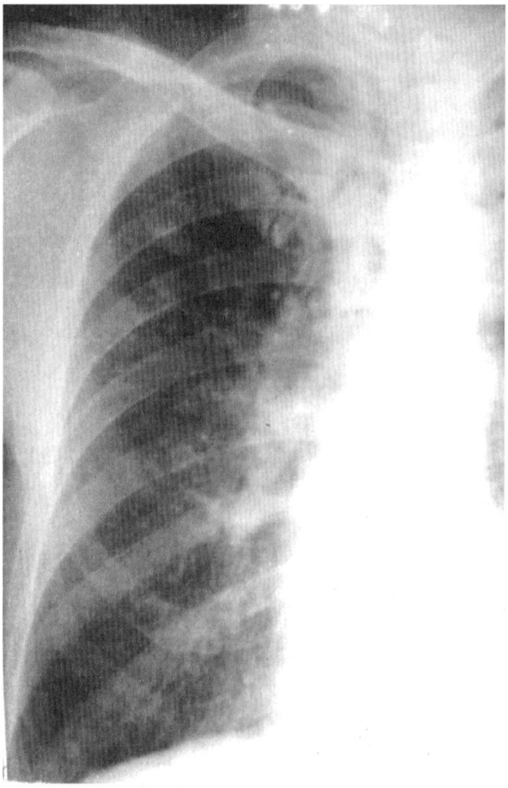

▲图5–120　右侧肺癌（病例179）

患者原有继发性结核病，已基本治愈，并定期复查。本片见右上肺陈旧性结核，但右肺门影明显增浓增大，附近肺纹理增多增粗，反应强烈，嘱病人短期内复查。

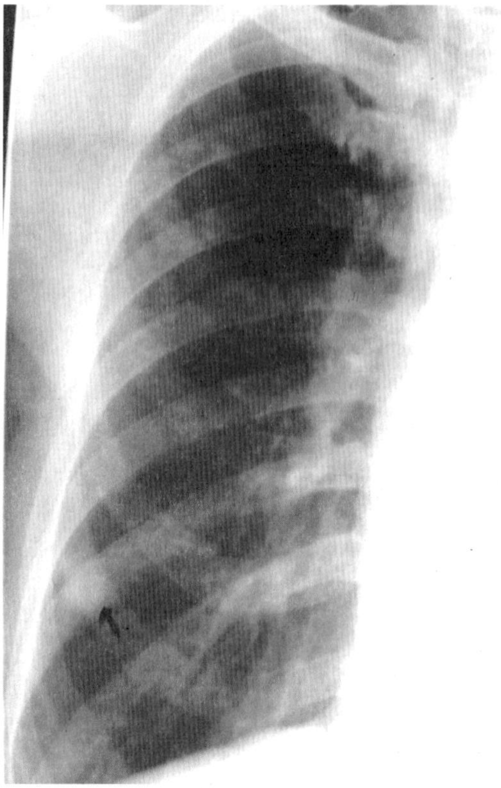

▲图5–121　右侧肺癌（病例179）复查

距离上一次照片3个月后复查，此片见第六前肋外带后方有一小片状致密影，边缘模糊（箭头所指），其与右肺门之间的肺纹理增多且紊乱，部分呈网织样。怀疑其为肺癌，后行右肺切除，证实为右下肺叶腺癌。

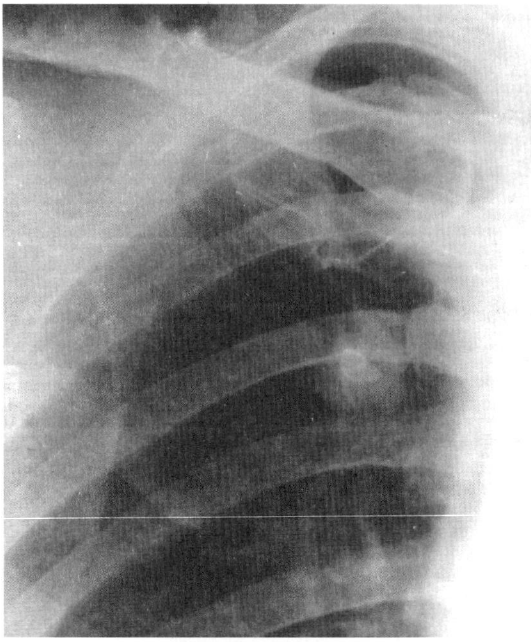

◀图5–122　右上肺错构瘤（病例180）

右上肺野内带有一直径约 2.5 cm的类圆形致密影，边缘清晰，略呈分叶，其中央可见钙化斑。经手术切除，证实为右上肺错构瘤。

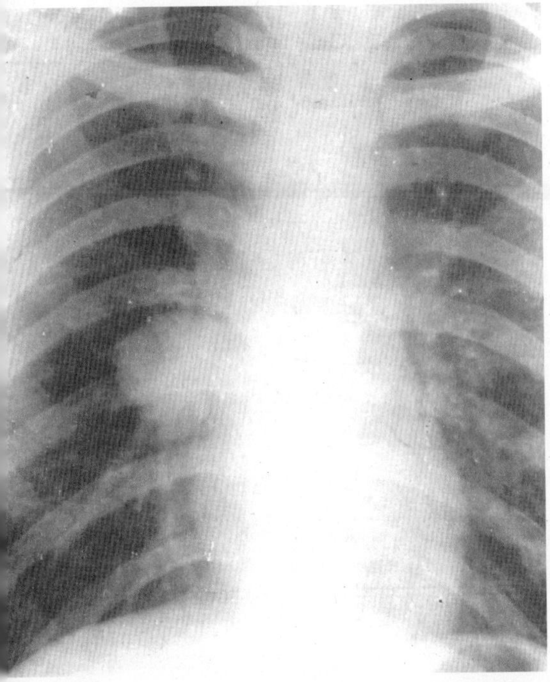

◀图5-123　炎性假瘤（病例181）

右肺门有一类圆形致密影，边缘清晰，密度较均匀，与右下肺动脉影重叠。未见卫星灶及播散性病灶。

患者因经常咳嗽，背部不适就诊，照此片发现肺部病变，经手术切除，证实为炎性假瘤。

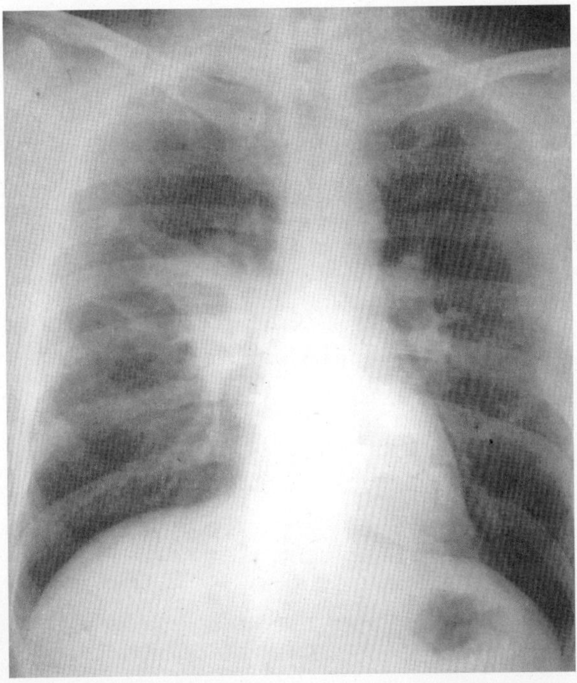

►图5-124　右上肺叶前段炎性假瘤（病例182）

右肺门区有一团浓密影，密度尚均匀，边界部分清晰，有多条索状影伸向外胸壁。

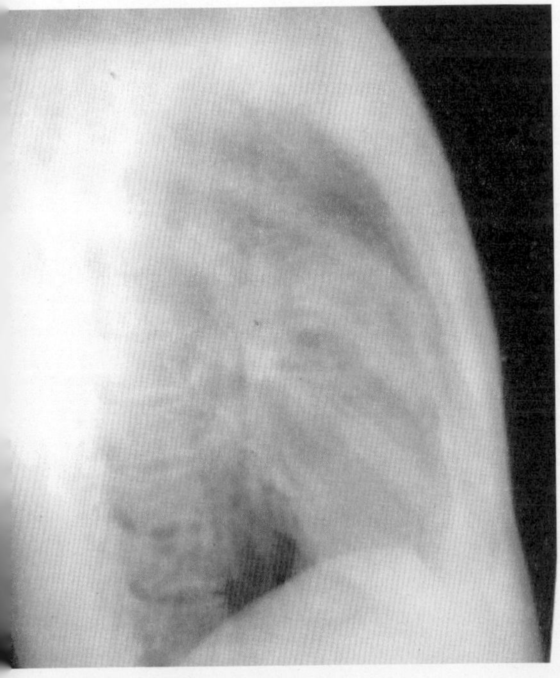

◀图5-125　右上肺叶前段炎性假瘤（病例182）右侧位片

右侧位片显示病变位于肺门前方，相当于上叶前段位置。

经手术切除，证实为右上肺叶前段炎性假瘤。

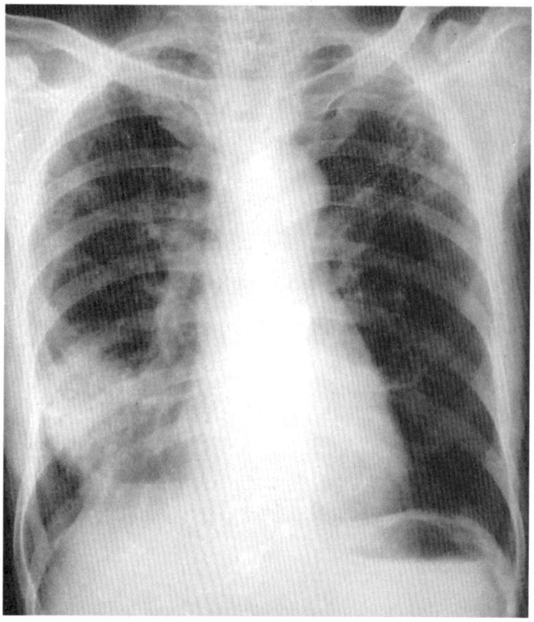

▲图5-126 右下叶炎性假瘤、双上肺陈旧结核（病例183）

右下肺野有一团浓密影，约4.5 cm×4 cm，其外下缘边界清晰，向肺门侧的边界模糊，（与癌瘤常见的肿块边缘近肺门侧清晰，远端模糊相反）并有多条索状影与右肺门相连，与此团块影相对的外侧胸壁稍向内收缩。以上X线征提示病变为慢性。

患者有结核病史，双上肺结核病灶以纤维增殖及硬结为主，多年不变，可称陈旧性结核。一个月前有右下肺炎病史，故此考虑为慢性炎症。因病人反复咯血，行右下肺叶切除，病理报告为炎性假瘤。

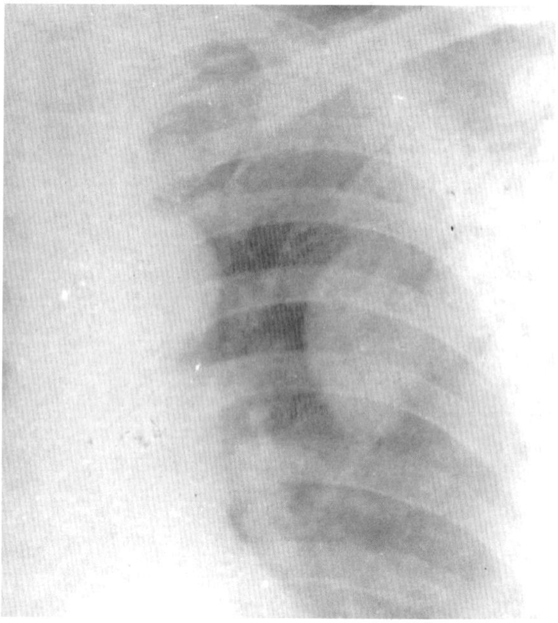

▲图5-127 左上肺含液囊肿（病例184）

左上肺第二前肋间有一约4 cm×3 cm椭圆形致密影，边缘清晰，中心密度略减低，附近肺野未见卫星病灶。经手术切除，证实为左上肺含液囊肿。

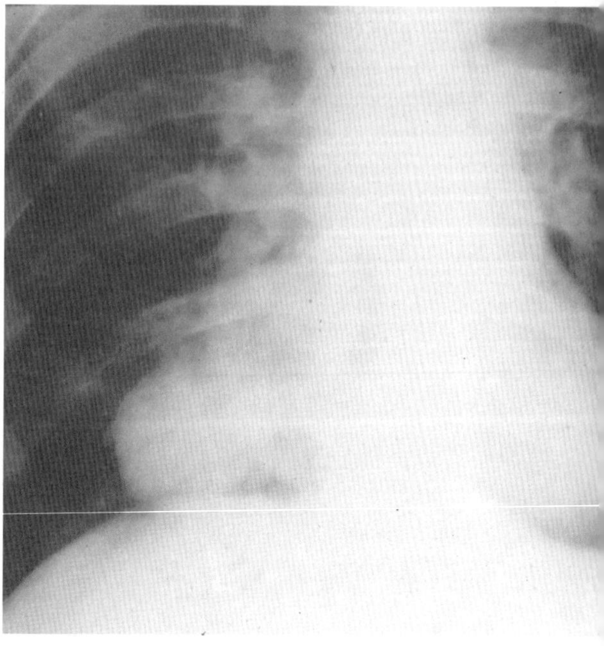

►图5-128 右下肺含液囊肿（病例185）

右下肺野心膈角区有一约4.5 cm×3 cm椭圆形致密影，边缘清晰，密度均匀，附近肺野未见卫星灶。

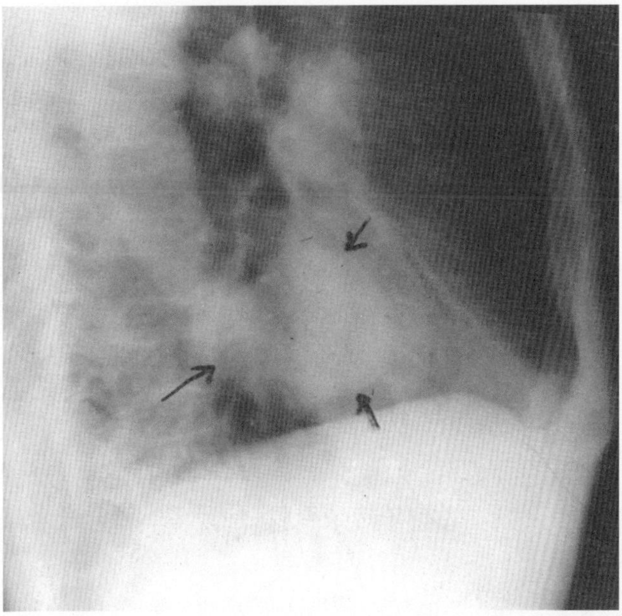

►图5-129　右下肺含液囊肿（病例185）右侧位片

右侧位片示团块影位于右横膈中段上方（箭头所指）呈椭圆形。后经手术切除，证实为右下肺含液囊肿。

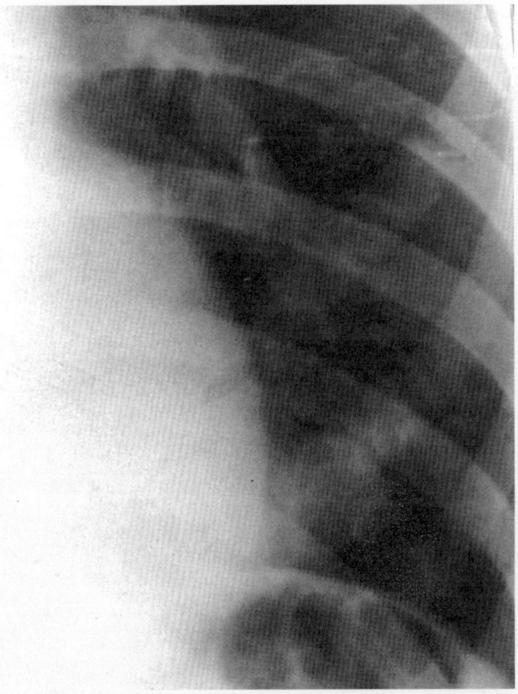

▲图5-130　左下肺后段肺隔离症（病例186）

左下肺心膈角区有一直径约2.3 cm的圆形致密影，边界清晰，其中密度不太均匀，附近肺野未见卫星灶。

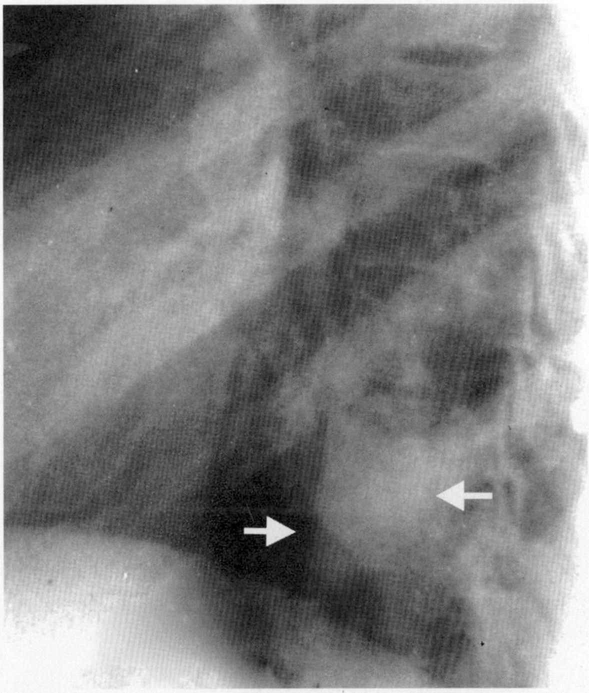

▲图5-131　左下肺后段肺隔离症（病例186）左侧位片

左侧位片显示致密影位于后肋膈角上方（白色箭头所指），边缘不清晰，可见索状致密影自肺门与其相连。

后经手术切除，证实为左下肺叶后基底段肺隔离症。

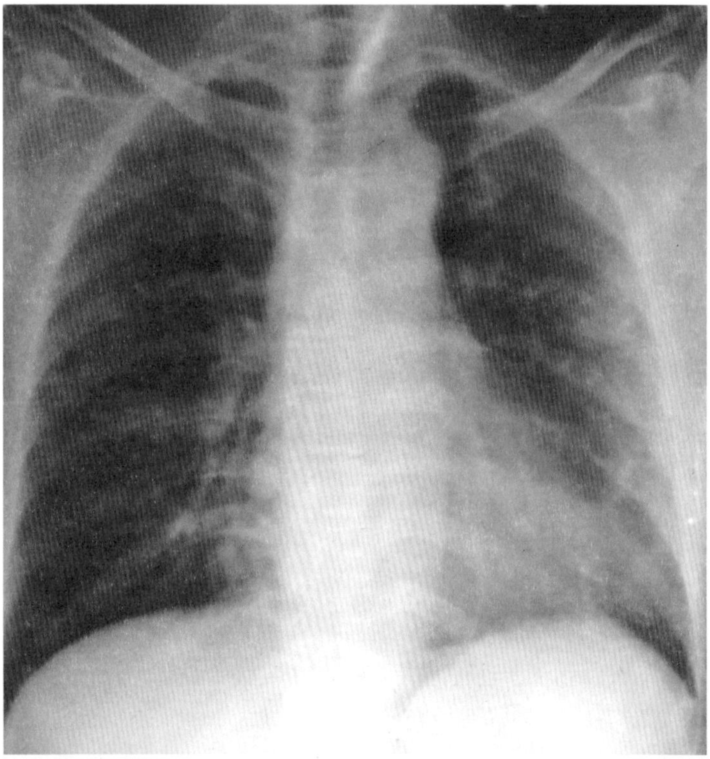

◀图5–132　非结核分支杆菌肺病（病例187）

患者女，62岁，此胸片显示双侧肺纹明显增多增粗且紊乱，双侧中下肺野可见多支“支气管空气造影”显示该处支气管扩张。左中肺野有一个约 3 cm×2 cm 薄壁纤维空洞，其边缘不规则，右下肺野中带亦可见一个边缘不规则的薄壁纤维空洞，约 2 cm×2 cm。此两个空洞的周围很少有浸润性病灶。

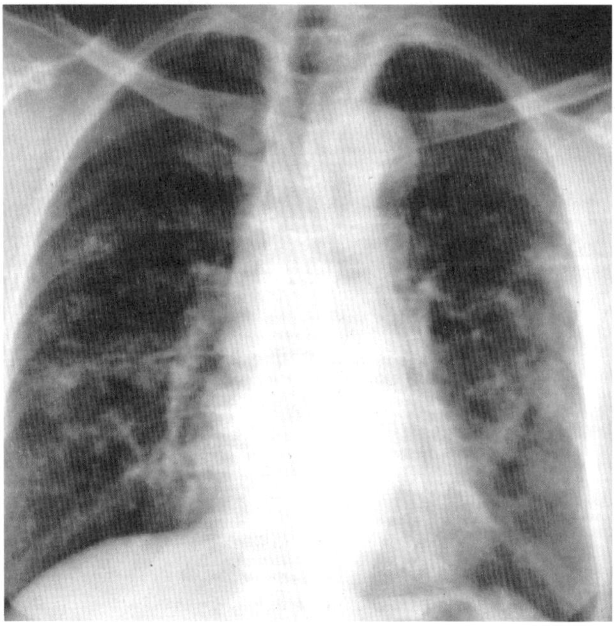

▲图5–133　非结核分支杆菌肺病（病例187）复查

距离上一次照片两个半月后复查，双侧病变增多，空洞较前增大，增多。

痰先后五次培养出非结核分支杆菌（龟分支杆菌）。对一线抗痨药物耐药，仅对克拉霉素敏感。

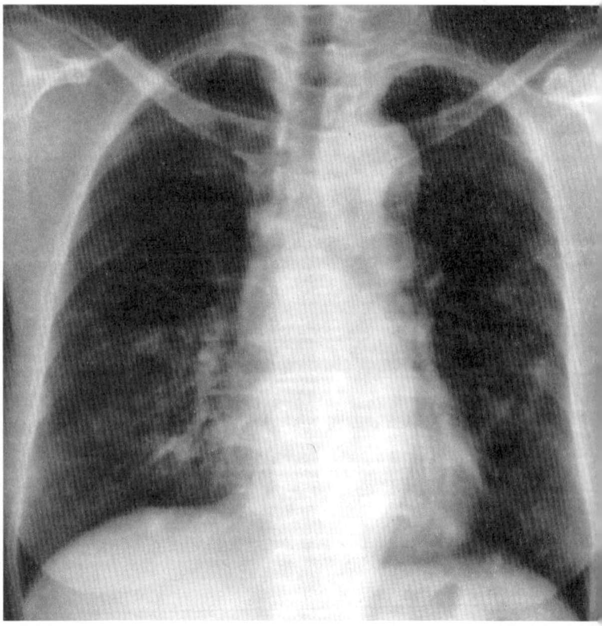

▲图5–134　非结核分支杆菌肺病（病例187）再次复查

距上一次照片一年七个月后再次复查，双侧病变较前减少，但双侧肺仍有多个大小不等的薄壁空洞。

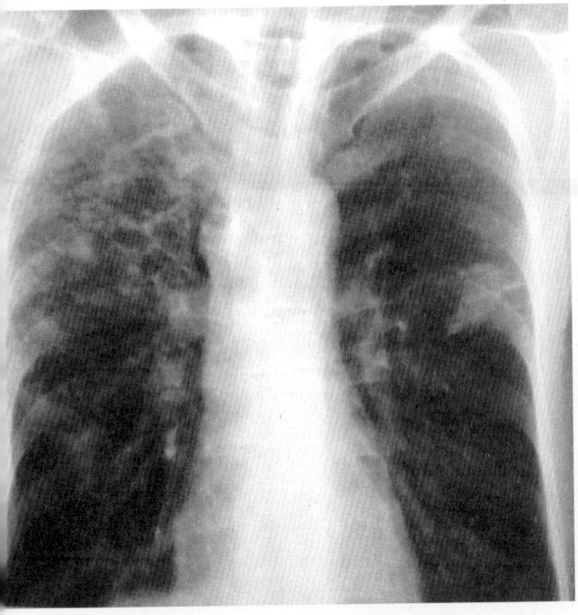

▲图5-135 非结核分支杆菌肺病（病例188）

患者男，53岁。右上肺野第一、二前肋间有一个约3.5 cm×3 cm的薄壁纤维空洞，边缘不规则，周围少浸润性病灶。右第二、三、四前肋间有多个细小透光区，附近有细小片状软性密影，右肺门附近可见多条“支气管空气造影”呈现该处支气管柱状扩张，左中肺野有一约 2 cm×1.5cm的薄壁纤维空洞，左侧肺纹增多增粗。

照此片后，先后五次从痰中培养出非结核分支杆菌阳性（鸟—胞内复合群分支杆菌），对抗痨药异烟肼、链霉素、利福平耐药，仅对乙胺丁醇敏感。

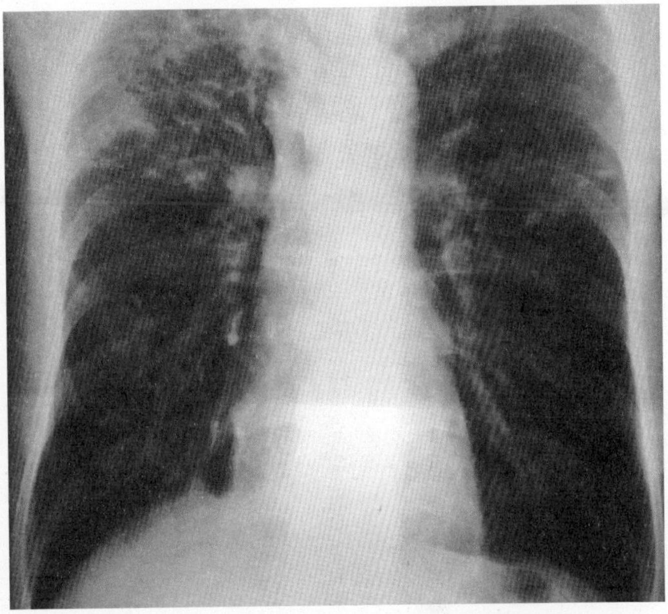

▲图5-136 非结核分支杆菌肺病（病例188）复查

距离上一次照片七个月后复查，双侧肺野病变有减退，但右上肺及左中肺野之空洞仍然明显可见，改变不大。

弱阳性，对非结核分支杆菌菌素试验呈阳性，但NTM与结核菌含有共同抗原，故NTM皮试反应不能作为诊断NTM肺病的依据。当见到X线平片有如下情况时可考虑NTM肺病的可能（见图5-132至图5-136）：

①多个薄壁纤维空洞而周边浸润灶较少，即使浸润灶吸收后空洞维持时间较长。

②常在其他慢性肺病基础上发病，尤其是支气管扩张、肺泡性肺气肿、纤维钙化灶、尘肺等。

③ 对抗痨药物有抗药性。

④ 症状比X线所预期的轻。

最后确诊有赖于细菌学的识别。

（四）结核性胸膜炎的鉴别诊断

引起胸膜腔积液的原因可以是胸腔内的疾病，如肺结核、肺癌、肺脓疡，以及左心衰竭或右心衰竭引起的心源性胸积液，或者是胸腔外的疾病，如膈下病变、肝胆病变、肾脏病变、胰腺病变、卵巢病变，也可以是外伤等原因引起的胸积液。但日常工作所见之胸腔积液大部分是结核性渗出性积液。此外，有一些病变或先天异常要与胸膜炎鉴别。现将需与结核性胸膜炎鉴别的部分疾病分述如下。

1. 肿瘤性胸膜炎

肿瘤性胸膜炎常见于转移性肿瘤、广泛性恶性胸膜间皮瘤。

A. 恶性转移性肿瘤引起的胸膜炎

常为肺癌、乳腺癌和胃癌向胸膜的转移，以肺癌多见。受侵犯的胸膜早期形成一个至数个大小不等的半圆形致密影，并常产生胸膜腔积液，积液增长很快，而且密度一般比结核性高。由于癌肿向纵隔浸润使其固定，同时由于同侧肺叶或肺段因癌肿引起膨胀不全，所以虽然有较多的癌性积液，纵隔往往不向对侧移位，气管居中或向患侧移位，这对与非肿瘤性积液鉴别有重要价值（见图5-137至图5-144）。据日常工作所见，单侧有中等量以上的胸积液而纵隔不移位或轻度移位，气管居中或向患侧移位者绝大部分为恶性积液，而结核性积液常将纵隔推向对侧。

癌性积液往往将肺癌遮盖，可进行健侧向下或患侧向下侧位水平位投照，前法可将外围型肺癌显示，后法可将中心型肺癌显示。肺癌向胸膜转移的同时可侵犯肋骨，使肋骨受破坏，这对鉴别诊断有重要意义。受侵犯的肋骨有时会被高密度的胸水遮盖，应抽胸水后投照或高千伏投照，甚至增强CT扫描。癌性积液中常常能找到癌细胞，积液多为血性。

B. 广泛性恶性胸膜间皮瘤

这是高度恶性的肿瘤，早期便有血性的胸积液，积液增长快，典型者可见多个大小不等的、边缘清晰的半圆形致密影从侧胸壁凸出于肺野，连成波浪状，这有别于其他的积液（见图5-142）。该病即使有大量积液，纵隔多数不移位或轻度移位。病人胸痛远比结核明显。胸液中透明质酸酶增多，这对诊断有重要意义。

2. 肺脓疡合并脓胸或脓气胸

积液本身难以鉴别，主要鉴别其临床症状及肺部病灶之X线征（见图5-143和图5-144）。

3. 心功能不全性胸积液

不论是左心或右心衰竭，甚至全心衰竭均可引起胸膜腔积液。

A. 左心衰竭

不管哪种原因引起肺静脉血回流到左心房受障碍，都会导致肺淤血和肺静脉高压，从而引起肺部一系列X线改变：上肺静脉扩张、间质性水肿、胸膜肥厚、胸膜腔积液、肺泡性肺水肿等，胸积液可单侧可双侧，如果是单侧多见于右侧肋膈角，亦可能出现在叶间胸膜，呈现“假肿瘤征”——水平裂叶间包裹积液，这种积液在正位片时呈圆形或椭圆形致密影，边界清晰，颇似肿瘤，但侧位观察可知是叶间积液。左心衰竭好转，此假肿瘤会消失，如果再出现左心衰竭，此假肿瘤征可能再现。胸膜肥厚可出现在水平裂或双侧肋膈角。

B. 右心衰竭

右心衰竭可能是肺源性心脏病引起，也可能是继发于左心衰竭，或者由于某种先天性心脏病引起。积液可以是单侧或双侧，单侧者同样多见于右侧。

凡心功能不全导致的胸积液，一般液体量较少，仅见于肋膈角区，但也有少数右心

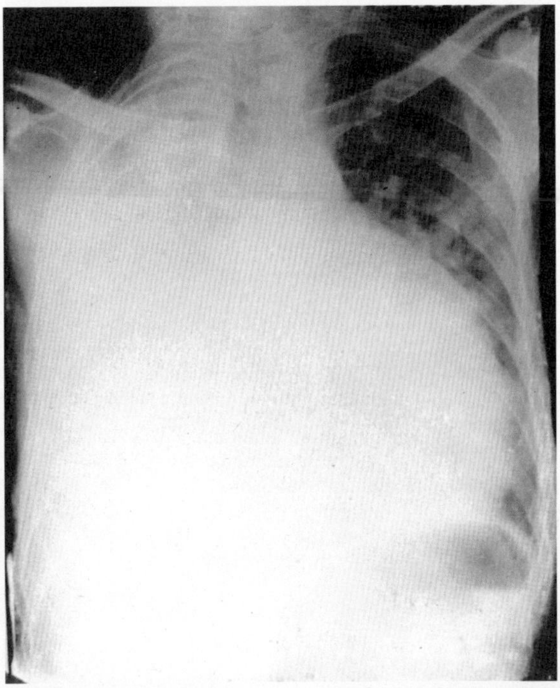

◀图5-137 右侧肺癌合并右胸积液及心包积液（病例189）

右胸廓呈一片实影，右肋间隙略缩窄，气管稍向右移位，右侧心影与右胸病变连成一片实影，界限不清，左心影明显呈球形扩大，左心缘正常弧度消失，主动脉弓影变短，左心膈角呈钝角。左肺门向外放射的纹理明显增加及增粗。

患者不久死亡，尸解报告为右肺原发性鳞癌合并右胸积液及心包积液。

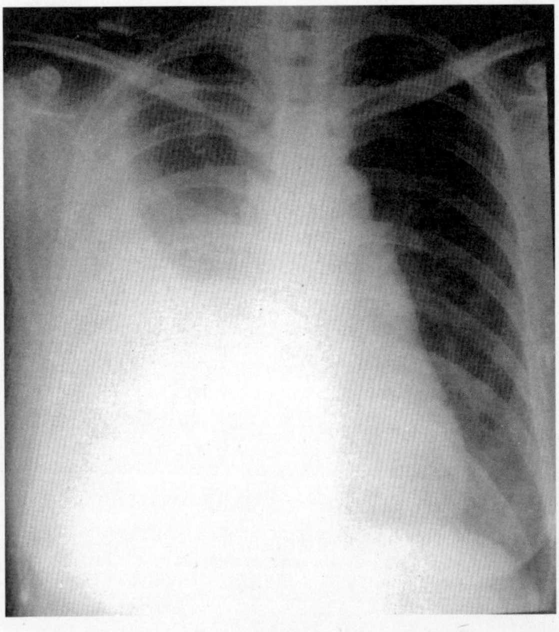

▲图5-138 右胸癌性积液（病例190）

右侧第二前肋以下呈一片实影，其上缘为一外高内低的弧线，右上肺门影模糊，左肺清晰，未见病变征。气管居中。

后在右胸内抽液检查，液体为血性，并找到腺癌细胞。后证实患者患右肺腺癌合并右侧胸膜腔癌性积液。

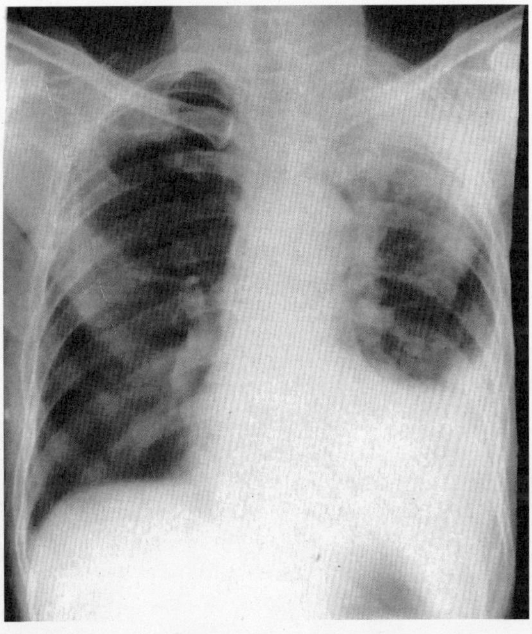

▲图5-139 左侧肺尖癌合并左胸积液（病例191）

左侧第一至四后肋重叠处呈一片浓密影，与左上胸壁连成一片，左第三四后肋近胸椎的一段被破坏消失。左第四前肋以下呈一片高度浓密影，上缘呈一凹面向上的弧线。气管居中，纵隔无移位。尸解证实为左侧肺尖癌合并左胸积液。

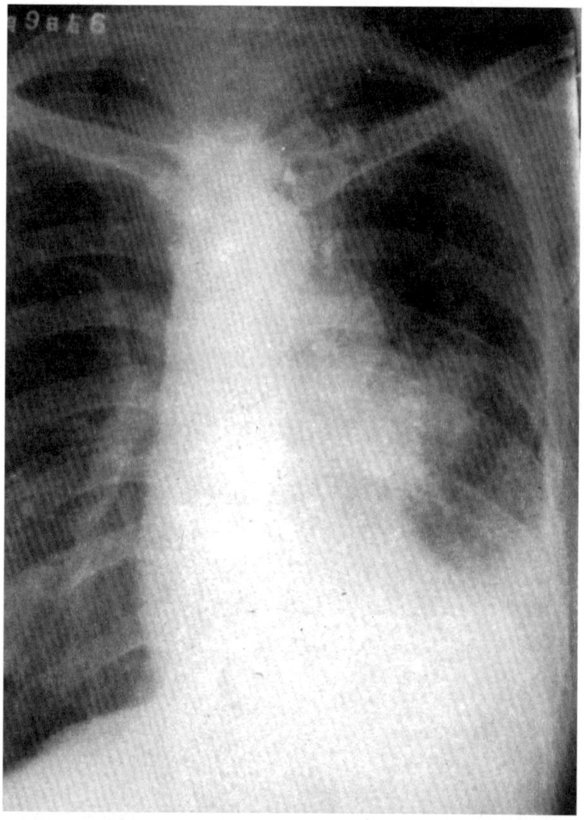

►图5-140 左肺腺癌合并左胸积液（病例192）

左肺门区有一片边缘模糊的致密影，部分边缘有放射状纹理及短毛刺，为中心型肺癌，合并左下胸积液，气管居中。

经支气管镜活检为中心型肺癌，找到腺癌细胞。

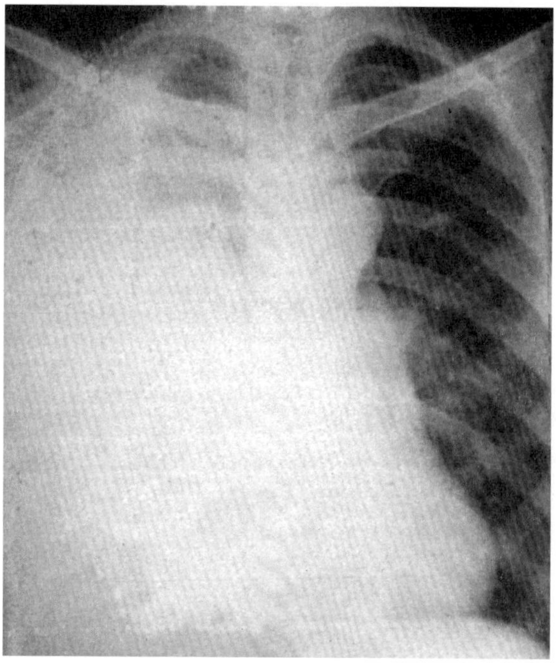

▲图5-141 右肺腺癌合并右胸积液（病例193）

右胸虽然有大量积液，但气管居中，心脏轻度向左移位。尸解证实为该病。

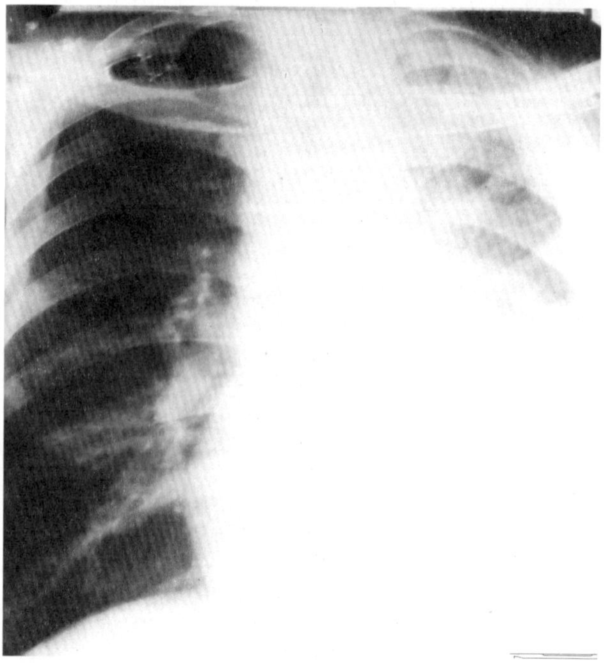

▲图5-142 左胸恶性间皮瘤合并左胸积液（病例194）

左上肺外侧胸壁呈波浪状致密影，左中下肺野呈一片高度浓密影，并将左心缘及左横膈遮盖，气管居中。尸解证实为该病。

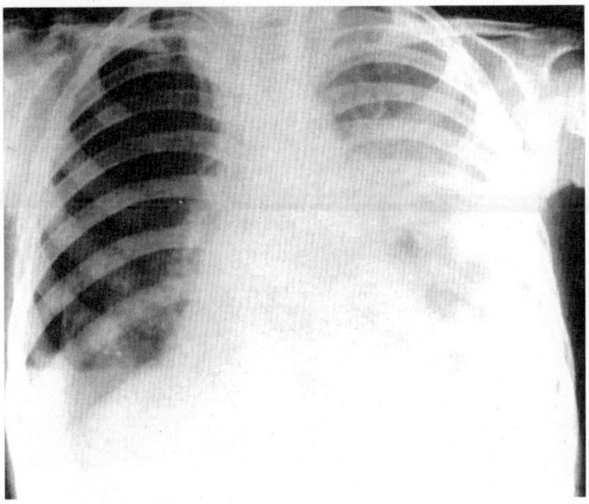

▲图5-143　急性肺脓疡合并右侧液气胸（病例195）

双侧肺脓疡，以左肺为著，左心缘旁可见内壁不规则透光区，周围有较多的炎性浸润，边界不清晰，右下液气胸，右肺被压向肺门区，可见被压缩的肺界，被压缩的右肺内可见小片状炎症影。

患者女，3岁，五天前开始高热，咳嗽气促，左耳流脓，鼻翼煽动。两肺水泡音，白血球总数达50 800，中性偏左。

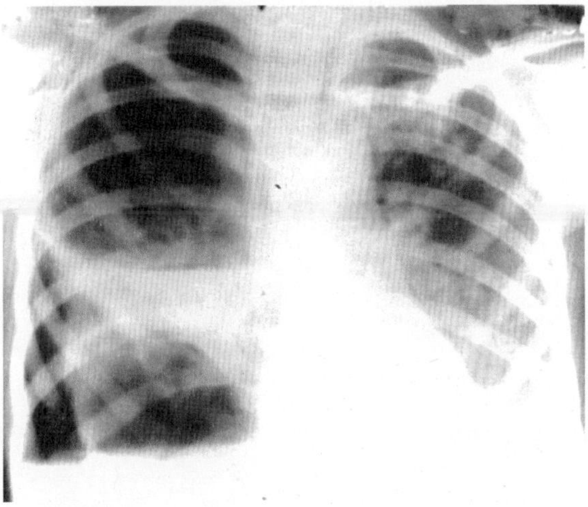

▲图5-144　双侧肺脓疡合并右侧液气胸（病例196）

左上肺及被压缩的右肺有多个空洞，左下肺野有大片炎性病变影。右下胸有明显的气液面及被压缩的肺界，右上肺有巨大肺气囊，内有液平面。

患者10岁，13天前开始高热，咳嗽，身体多处有小脓疱。白血球总数达14 150，中性偏左。

衰竭患者出现右胸中等量积液（见图5-145和图5-146）。心源性胸积液一定有心脏病病史，一定会出现与该种心脏病相应的心脏及肺部X线改变，故此不难与结核性胸积液鉴别诊断。

4. 横膈下病变引起的胸积液

横膈下病变可引起胸积液，如肝胆系统、膈下脓疡、肾脏、胰腺等。肝硬化由于淋巴漏出液出现胸水（见图5-147），胰腺炎病人常在左胸引起胸水（见图5-148），甚至盆腔病变也可引起胸积液，如梅格斯氏综合征（Meigs's syndrom 卵巢纤维瘤伴有胸水及腹水）可引起胸积液。阿米巴肝脓疡直接侵犯胸膜腔引起阿米巴脓胸。阿米巴脓胸常为阿米巴肝脓疡直接蔓延所致，也可由于肺阿米巴脓肿穿破进入胸膜腔，患者常发冷发热，若是肝脓疡在先则有右上腹痛、肝大、压痛，如为肺脓疡在先则有咳嗽、咳稠痰、痰可带血丝，数天后痰转为棕褐色，这是典型的阿米巴肺脓肿表现，在临床上与结核表现不同。痰或胸液中可检测出阿米巴原虫。

肝脓疡以及由此而引起的阿米巴脓胸常需与结核性肺下积液鉴别。肝脓疡未形成空洞时X线表现亦为一片实影，与肺下积液相似，肺下积液其假横膈的最高点多位于外1/3，患者平躺时肺底积液会流散，致使患侧胸腔密度增高，其横膈暴露在原来位置，而肝脓疡患者在平躺或直立时，其横膈一样升高，横膈的最高点位于膈面的内1/3或中点，其肋膈角较锐利。若加高千伏投照，可见到膈下脓疡形成的透光区，这是膈下脓疡的有力证据。若合并有脓胸及肺脓疡时，平躺投照除见患侧胸腔密度增高外，尚可见右横膈抬高，以及肺脓疡的厚壁空洞（见图5-149和图5-150）。

5. 右中叶或左舌叶不张

斜裂下段和横裂叶间积液需与中叶或舌叶不张鉴别。叶间积液在侧位表现为梭形阴影，上下缘呈凸出弧线，常在其附近叶间胸膜或前下胸壁之胸膜有肥厚现象，这有助于鉴别诊断。中叶或舌叶不张在侧位片常表现为三角形阴影，上下缘常凹入或平直，如果有凸出弧线也只在上缘或下缘，不像叶间积液那样上下缘均呈凸出弧线。右中叶不张在前弓位投照时呈典型的三角形阴影，基底位纵隔，尖端向外，这是右中叶不张的X线特征（见图5-151和图5-152）。有时见到梭形密影中，其上部密度低于下部，那是因为液体的重力作用。而肺不张所致的致密影一般在其根部，即近肺门区处，该处密度不会低于远端。

6. 巨大肺大泡或巨大先天性肺囊肿合并感染

巨大肺大泡应与气胸鉴别，一般“肺界”凹面向外者大多是肺大泡，并在其周围见到被压迫的肺纹理靠拢（见图5-153和图5-154），不宜穿刺；凸面向外者大多是气胸，气胸明显时将肺脏压向肺门区，被压缩的肺界弧度向外。此外，巨大先天性肺囊肿合并感染时，要与结核性包裹性积液鉴别，后者常常见到同侧胸膜普遍肥厚，而前者多为孤立性改变（见图5-155）。

7. 先天性横膈膨升与肺下积液或包裹性液（气）胸的鉴别

先天性横膈膨升在以下情况时会酷似肺下积液或包裹性液（气）胸：

（1）左侧先天性横膈膨升同时胃部液体较多时，酷似左侧包裹性液气胸，如果是后者，附近胸膜一定反应明显，有明显的胸膜肥厚、粘连等现象（见图5-156）。

（2）右横膈先天性膨升加上胃反转，亦似包裹性液气胸（见图5-157和图5-158）。

（3）一侧横膈膨升，但其下为一片实影时，又似肺下积液（见图5-159和图5-160）。

出现以上情况时，必须注意观察患者侧肋膈角及后肋膈角有无积液，附近胸膜有无反应。吞钡检查胃部往往可立即明了，必要时可做人工气腹检查，不但可显示横膈情况，而且可显示腹部脏器与横膈的关系。

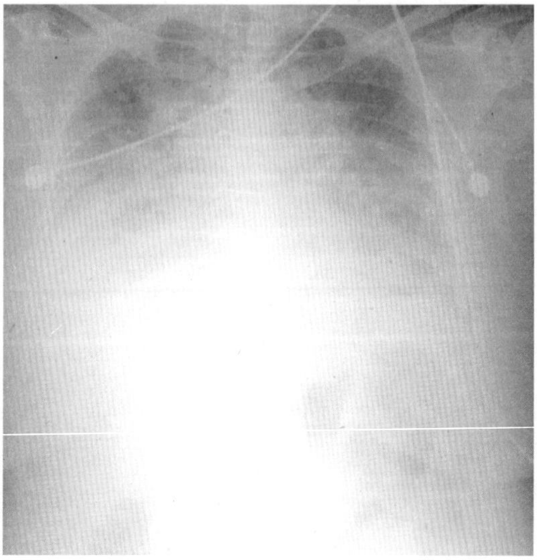

►图5-145　心源性胸积液（病例197）

患者女，57岁，心力衰竭，床边照片见心影普遍增大，双侧肺门及肺纹明显增强及模糊，双侧肺野密度普遍增高，提示有肺泡性肺水肿，由于双侧胸积液使双下肺野密度增高且模糊不清，将右横膈面遮盖，左横膈面与胃气泡的距离增宽，提示有肺下积液。

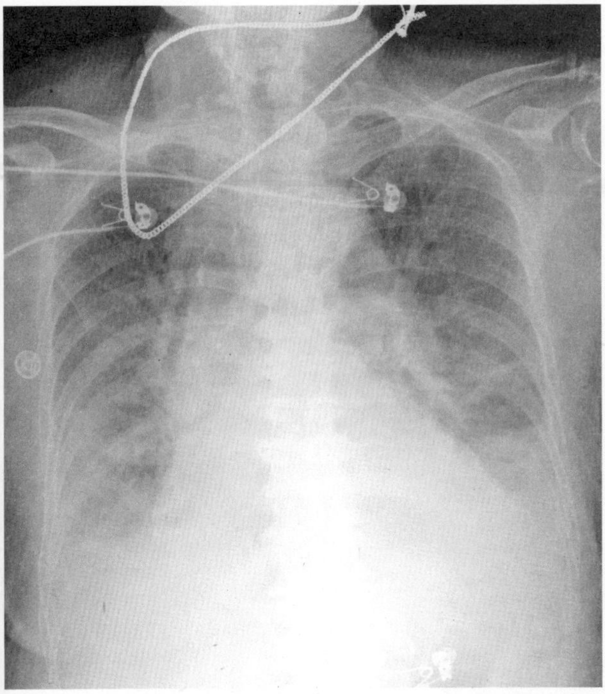

▲图5-146　心源性胸积液（病例198）

患者女，80岁，心力衰竭，床边照片可见双侧肋膈角区有积液。

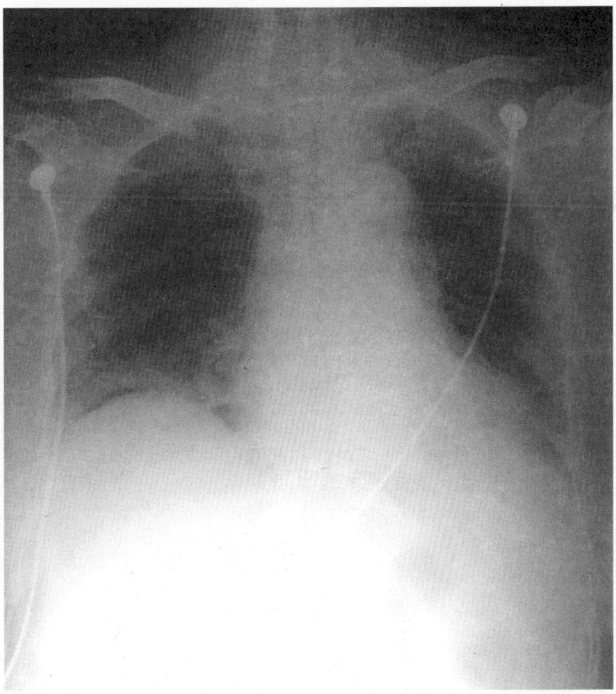

▲图5-147　肝硬化合并双侧胸积液（病例199）

双下肺野密度增高，双侧“横膈”升高，以右侧明显，右“横膈”面的最高点外移。

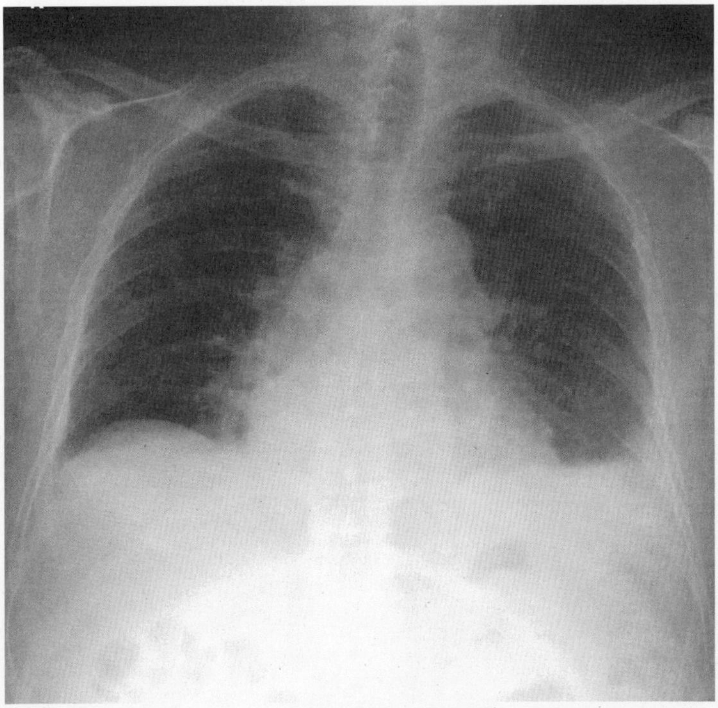

▲图5-148　胰腺炎合并左胸积液（病例200）

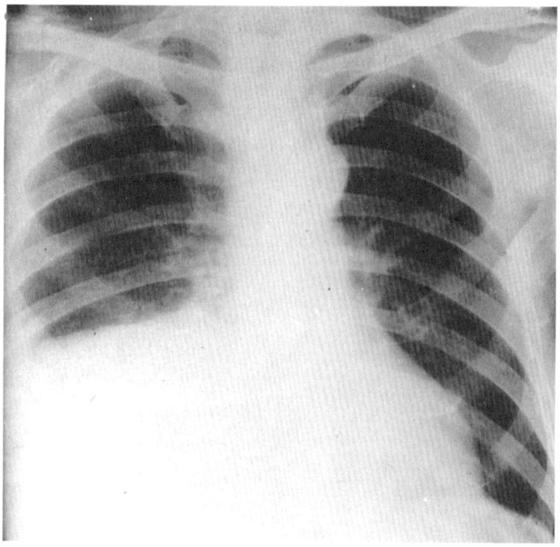

◀图5-149　阿米巴肝、肺脓疡合并脓胸（病例201）

右侧横膈升高至第八后肋高度，与位于第十后肋高度的左横膈相差两个后肋间。右横膈面平滑。

患者畏寒、发热、咳嗽、右胸痛十余天，照此片前一晚咯血数口就诊。

▼图5-150　阿米巴肝、肺脓疡合并脓胸（病例201）复查

两周后复查，在这两周内曾咳出约200 mL脓样黏液及血痰，抽胸液找到阿米巴原虫。此片是在右膈下抽脓液后所照，见膈下大脓腔。

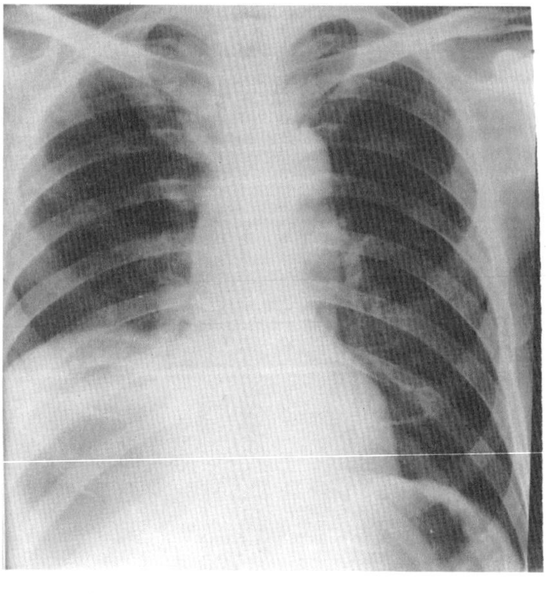

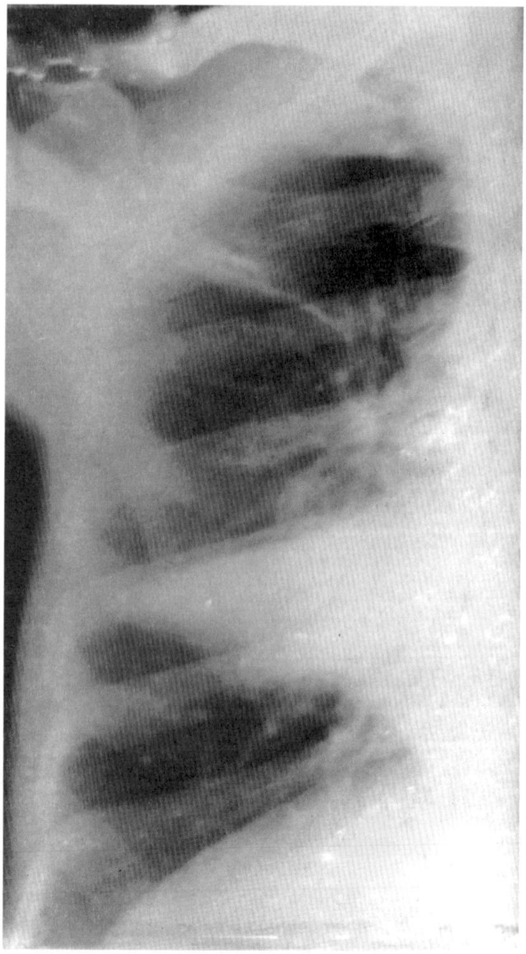

▲图5-151　右中叶不张（病例202）

右肺门下方之三角形致密影，尖端向外侧胸壁，基底位于纵隔，是典型的右肺中叶不张的X线征。

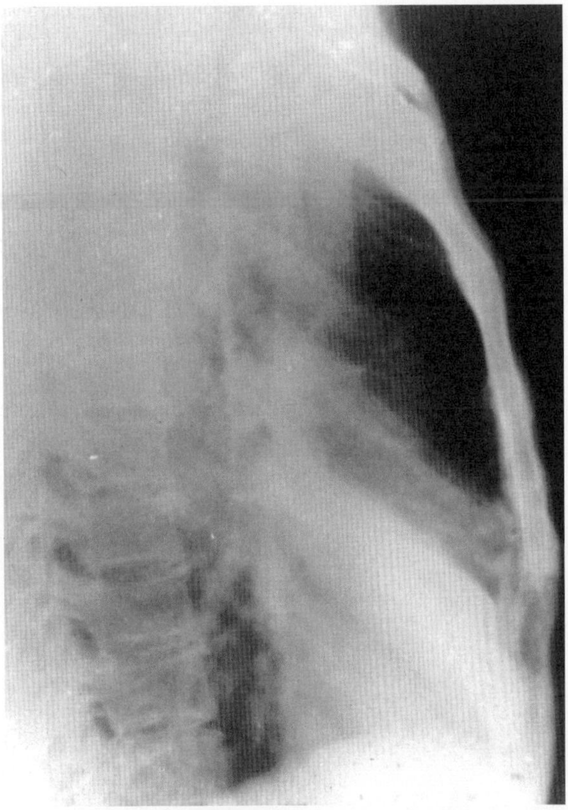

▶图5-152　右中叶不张（病例202）右侧位片

右中叶不张的右侧位片显示肺门与前肋膈角之间的长条状致密影，与叶间积液相似，但可见此致密影的下缘向上凹入，与叶间积液的下缘向下凸出相反。

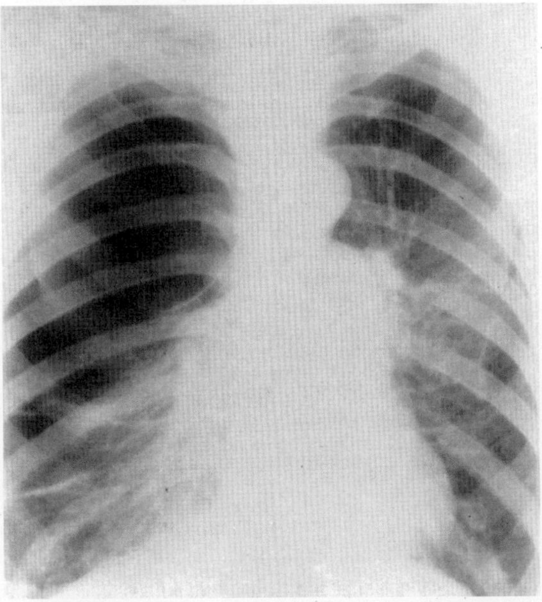

▲图5-153　右肺巨大肺大泡（病例203）

右肺之巨大肺大泡占据右上中肺野，将其余右肺压向右心膈角区，可见肺大泡的凹面向外向上。

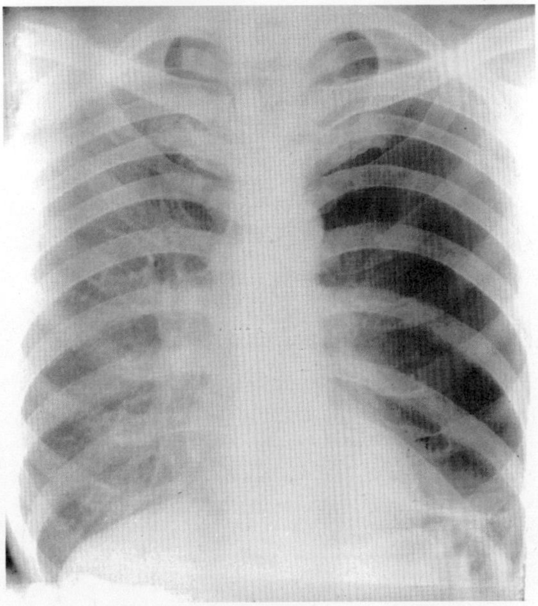

▲图5-154　左侧巨大肺大泡（病例204）

此肺大泡使左侧第六前肋间以上肺野的透亮度明显升高，肺纹减少，在左肺第六前肋间下方可见此肺大泡的下界。

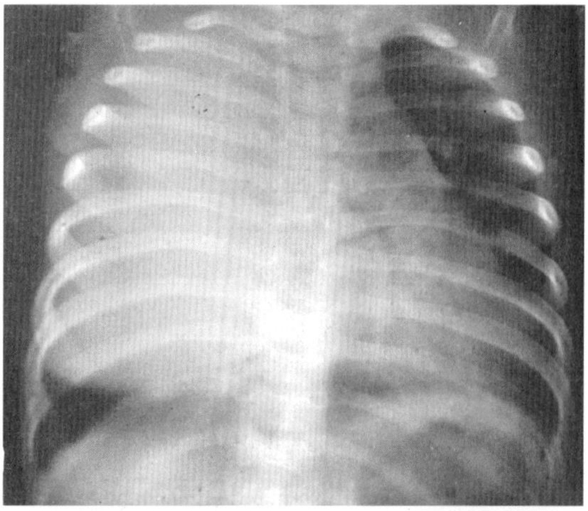

◀图5-155 右侧先天性肺囊肿合并感染（病例205）

右侧巨大的肺囊肿呈一片高度浓密影，几乎占据整个右肺，仅余右肋膈角区，囊肿的下缘清晰，右肋膈角区及右横膈面未见胸膜反应现象。囊肿使纵隔左移。尸解报告为该病。

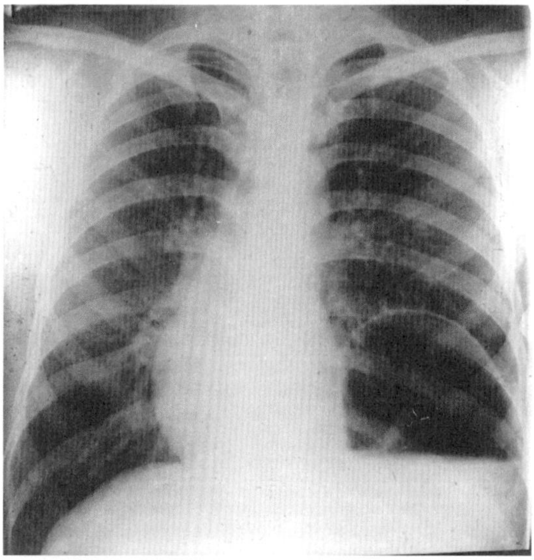

◀图5-156 左横膈先天性膨升（病例206）

左横膈升高，使左下肺纹向上靠拢，左横膈面光滑，左肋膈角锐利。

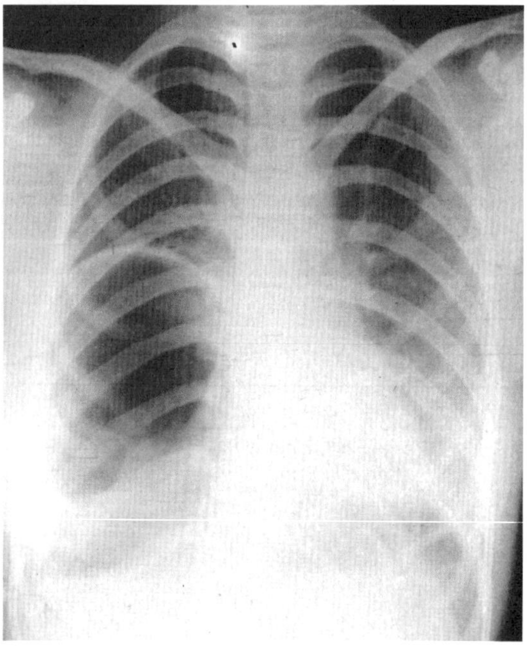

◀图5-157 右横膈先天性膨升及胃反转（病例207）

升高的右横膈达第二前肋下缘，右横膈面光滑，右肋膈角锐利。右横膈下的大透光区为反转的胃内气体所致。

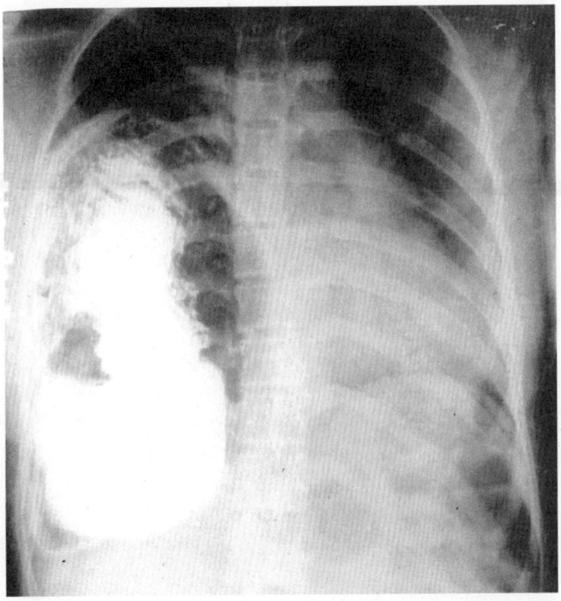

◀图5-158　右横膈先天性膨升及胃反转（病例207）造影片

吞钡检查，造影剂显示胃反转，胃底位于右侧，跟随升高的右横膈直达右第二前肋高度。

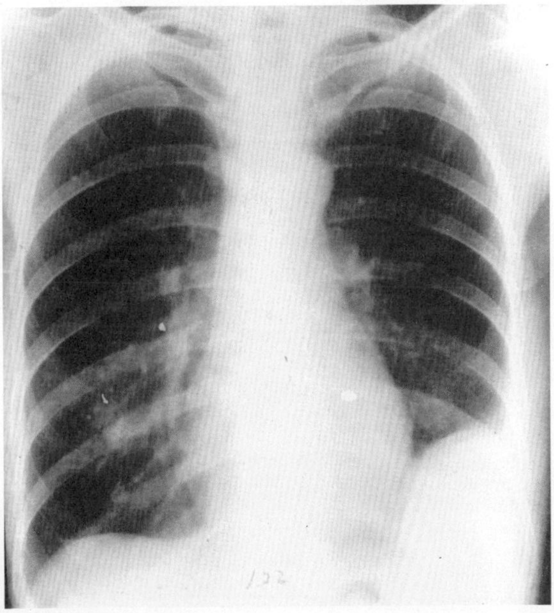

▶图5-159　左横膈先天性膨升（病例208）

膨升的左横膈在左下胸呈一团实影，酷似左下胸包裹性积液，但未见附近胸膜反应。

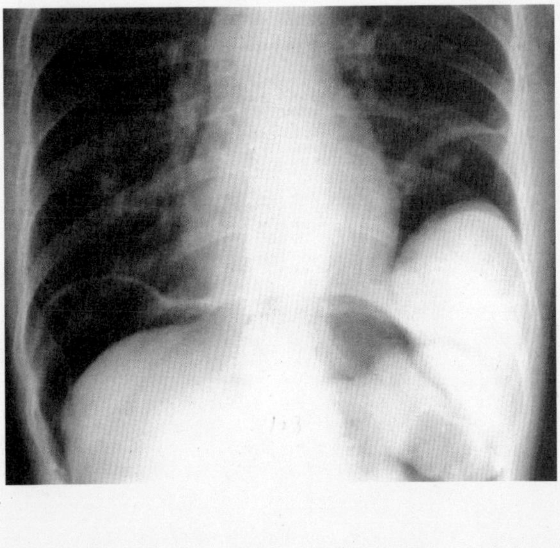

◀图5-160　左横膈先天性膨升（病例208）人工气腹片

人工气腹片显示双侧横膈位置，左横膈明显升高。

六、肺结核与肺癌

肺结核与肺癌并存的病例为数不少，随着肺癌发病率的不断增高，肺结核合并肺癌的报道亦不断增多，报道中多提及因肺结核的存在而将肺癌的诊断延误，造成不可挽回的后果。肺结核的出现常在肺癌之先，少数亦可在肺癌之后，前一种情况更易被忽视。

肺结核与肺癌的关系尚有争论，有人认为是衍生，有人认为是共生，但多数人认为肺结核病可诱发肺癌，理由如下：

（1）慢性炎症对肺组织的刺激作用。结核病灶的肺泡和细支气管上皮细胞部分可出现异型增生，而异型增生与肺癌的发生机制有密切关系，有学者认为结核病瘢痕可引起瘢痕癌。

（2）肺结核病常引起细支气管呈囊柱状扩张，因此易吸入外界的致癌物质。

（3）不少学者认为胆固醇有致癌作用，而结核病灶常有胆固醇结晶沉着。

此外由于防痨和抗结核事业的进步，肺结核病人死亡率下降，高龄结核病人增多。

在我们日常工作中遇到肺结核并发肺癌的病人不少，但大部分肺癌发生部位不是原来结核位置。在积极抗痨治疗下出现以下情况时应警惕合并肺癌的可能：

（1）病灶吸收的同时出现新的病灶，特别是出现团块状阴影或原有的结节状、团块状阴影逐渐增大，或者新的片状病灶附近肺纹反应特别强烈、有蛛网状感觉。

（2）一侧肺门阴影不断增浓增大，如有放射状条纹可疑性更大。

（3）肺结核病灶吸收的同时出现胸积液。

（4）突然肺叶或肺段不张，如加大千伏摄片发现其根部出现结节影，更加值得怀疑。

（5）空洞增大且洞壁表现不规则、有息肉状致密影。

总之，肺结核病人在肺部出现新的病灶，都要密切观察其变化，在无充分证据证实为结核病灶时，永远不要放弃对肺癌的怀疑。特别是老年病人发现有单发病灶时，不管其形态如何，在没有证据确定为良性病变时，应充分考虑肺癌的可能。

肺结核与肺癌的X线图解见图6-1至图6-13。

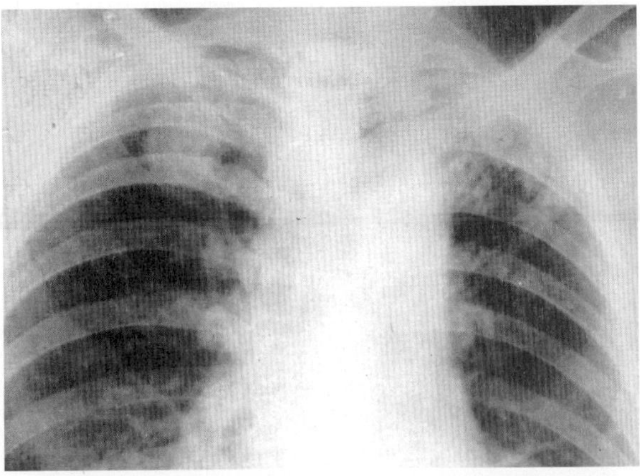

▲图6-1　　右上肺鳞癌、左上继发性肺结核（病例209）

患者原为左上肺继发性结核合并左下胸积液，经抗痨治疗后，左肺结核灶减少，左胸积液基本吸收，但右锁骨下出现一片状致密影，直径约3 cm，边缘可见短毛刺。右上肺叶切除，病理证实为鳞癌。

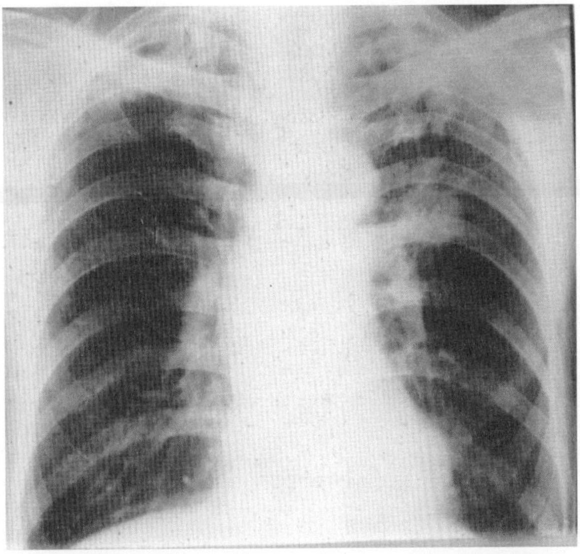

▲图6-2　　左下叶背段腺癌、双上肺继发性肺结核（病例210）

患者原有双上肺继发性肺结核，经抗痨治疗后，结核病变好转，趋向硬结，在复查中发现左第二前肋间内带有一约3 cm×2.5 cm椭圆形致密影，密度中等，边缘毛糙并有短毛刺，其外上缘可见“尾巴征”，经手术切除，证实为左下叶背段腺癌。

▼图6-3　　右上肺腺癌、双上肺陈旧性结核（病例211）

患者原有双上肺继发性肺结核，经抗痨治疗后好转，病变已硬结多年且停止抗痨药，定期复查，此次照片复查见右第一前肋间突然出现小片状软性影，患者无任何不适，建议临床医生作进一步检查，后进行支气管镜检查，右上肺支气管内取活检，找到腺癌细胞，即行右上肺叶切除。

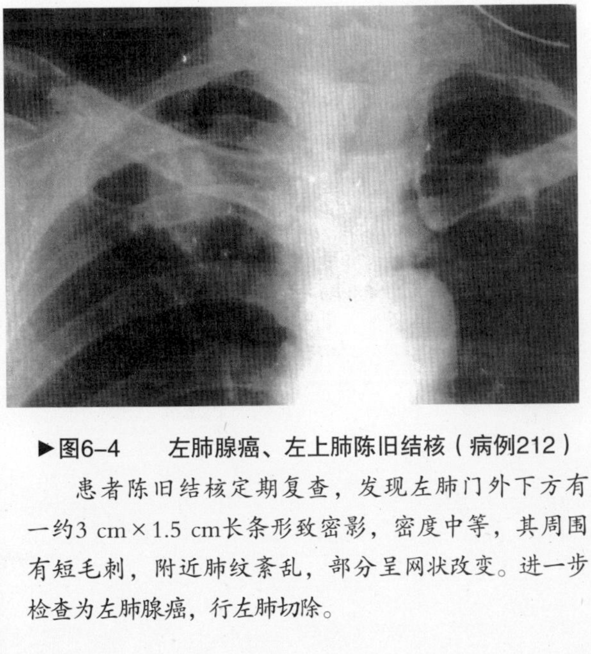

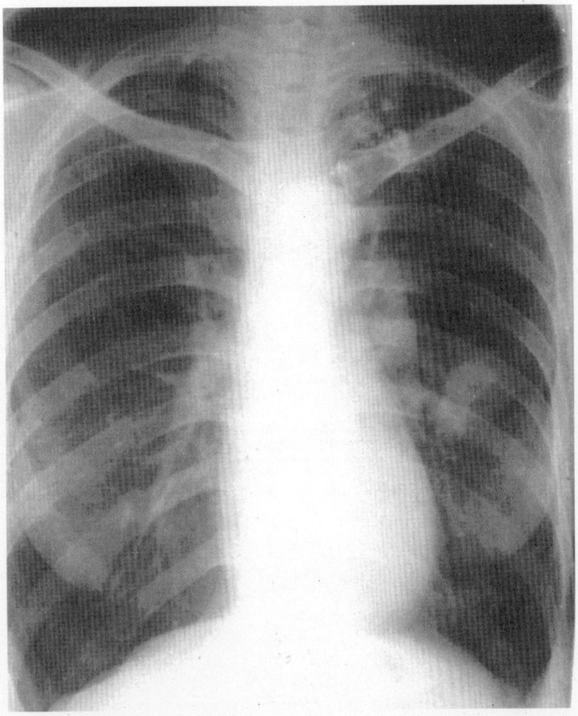

►图6-4　　左肺腺癌、左上肺陈旧结核（病例212）

患者陈旧结核定期复查，发现左肺门外下方有一约3 cm×1.5 cm长条形致密影，密度中等，其周围有短毛刺，附近肺纹紊乱，部分呈网状改变。进一步检查为左肺腺癌，行左肺切除。

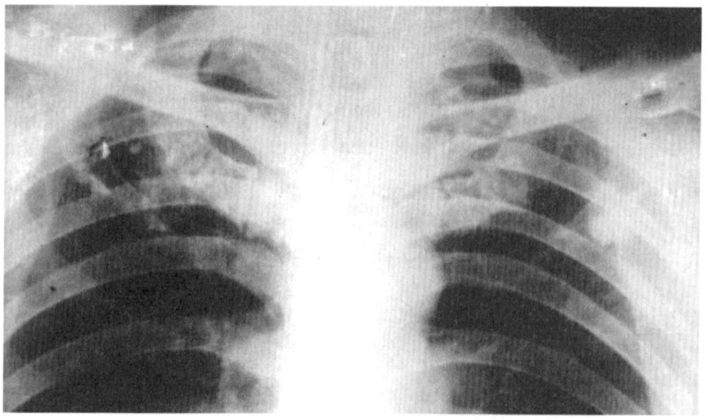

▲图6-5　左上肺鳞癌、双上肺陈旧结核（病例213）

患者多年前患继发性肺结核，经抗痨治疗后好转，病变已硬结或钙化，定期复查发现左上肺野第二前肋外后方新增加一片致密影，边缘毛糙，进一步检查为鳞癌，行左上肺叶切除。

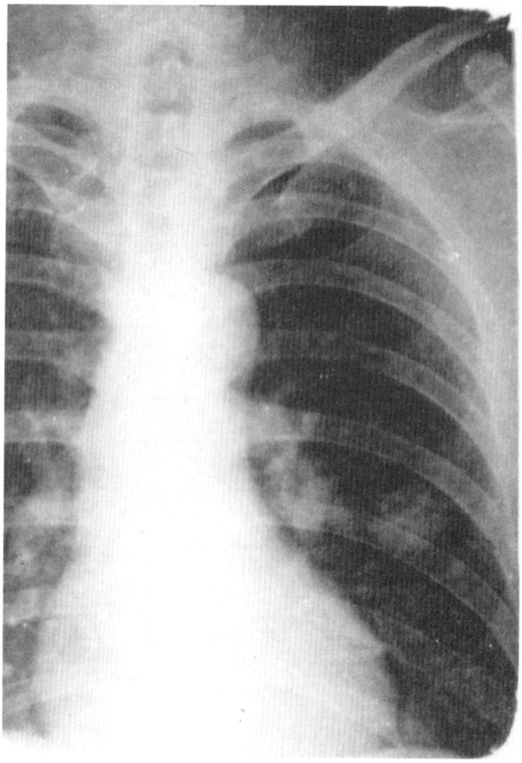

▲图6-6　左肺舌叶腺癌、左上肺陈旧结核（病例214）

患者原有左上肺继发性肺结核，抗痨治疗后病情好转，仅有少许纤维索条影，多年不变，但此次照片发现左肺第四前肋间有一片淡薄致密影，直径约2.5 cm，其密度不均，附近的肺纹理增多且紊乱。

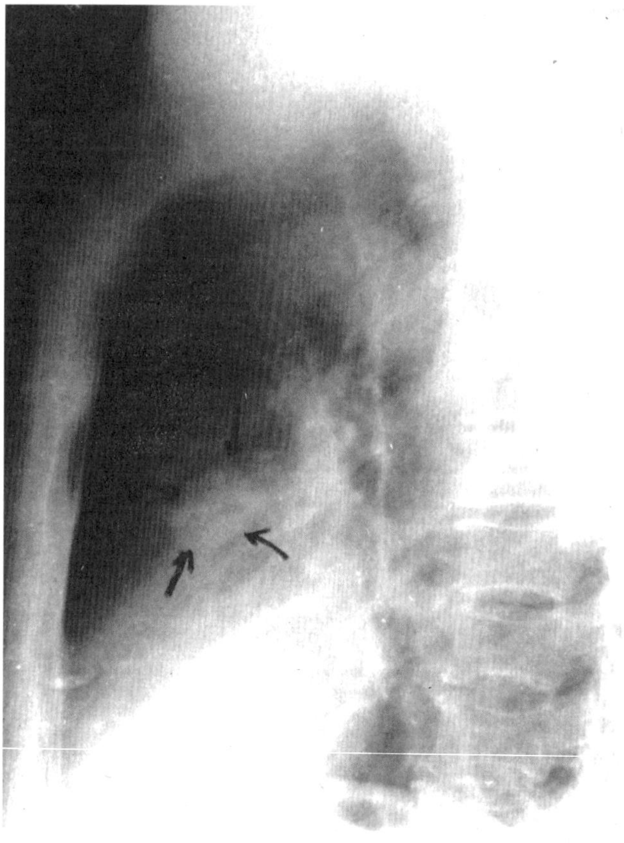

◀图6-7　左肺舌叶腺癌、左上肺陈旧结核（病例214）左侧位片

左侧位片显示病变位于肺门前方（箭头所指），考虑为左舌叶癌。

后手术切除，病理报告为左肺舌叶腺癌。

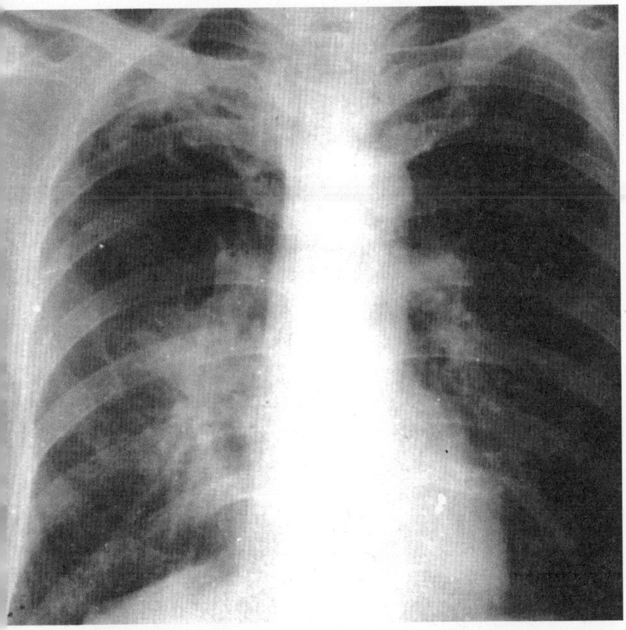

◀图6-8　右肺中叶小细胞癌、右上肺陈旧结核（病例215）

患者右上肺结核已硬结，部分钙化。复查发现右肺门区有一片软性致密影，在右中叶支气管内取活检，病理报告为小细胞癌。

▼图6-9　左上肺腺癌、右上肺结核（病例216）

原有右上肺继发性肺结核，经抗痨治疗后基本吸收好转，仅见少许点索状增殖性病灶。此次复查发现左肺第三前肋内后方有一片浓密影，边缘模糊，密度中等，右肺门附近的肺纹明显增加且紊乱。怀疑其为左侧肺癌，后经进一步检查及手术切除，证实为左上叶腺癌。

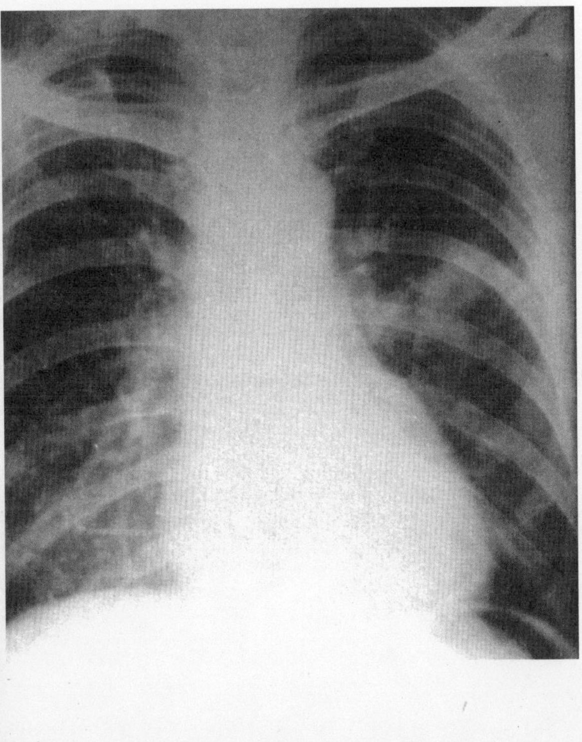

▼图6-10　右中肺叶腺癌、右上肺陈旧结核（病例217）

右上肺陈旧结核患者，右上肺的结核病灶已钙化。定期复查照此片发现右第四前肋间中带有一直径约 2 cm致密影（箭头所指），边缘不清晰，密度中等，右肺门区及其以下的肺野呈一大片致密影，边缘不清晰，怀疑其为肺癌，进一步检查并经手术切除证实为右肺中叶腺癌。

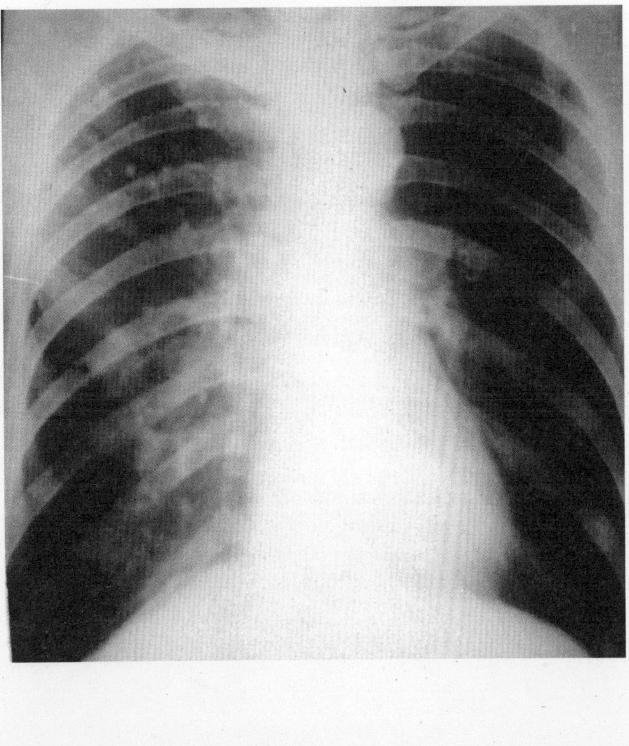

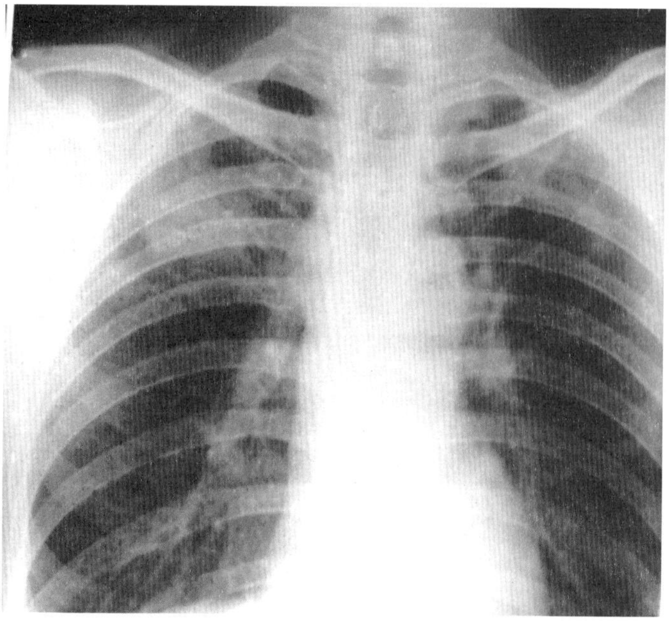

▲图6-11　右上肺叶鳞癌、双上肺结核（病例218）

双上肺继发性结核患者，经抗痨治疗后病变已处硬结钙化，多年复查病情无改变。此次照片发现右肺第二前肋后方有一片致密影，边缘模糊，其上缘有一索状影与外侧胸膜相连，右中肺野的肺纹明显增多且紊乱，怀疑其为右上叶肺癌，经手术切除证实为右上肺叶鳞癌。

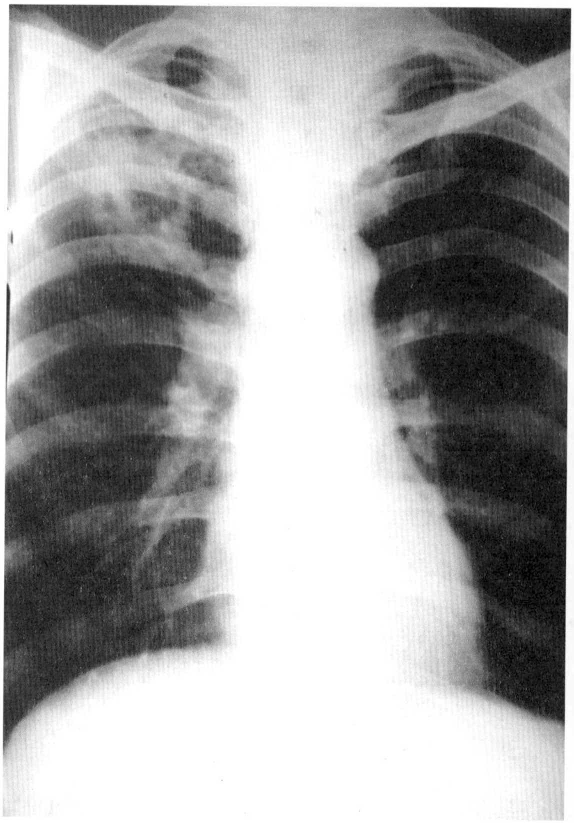

▲图6-12　右上肺结核合并肺癌（病例219）

右上肺继发性结核，第一前肋间有薄壁纤维空洞，内有小液平面，附近有卫星灶，成点片状及索条状。痰结核菌检查呈阳性，行抗痨治疗。

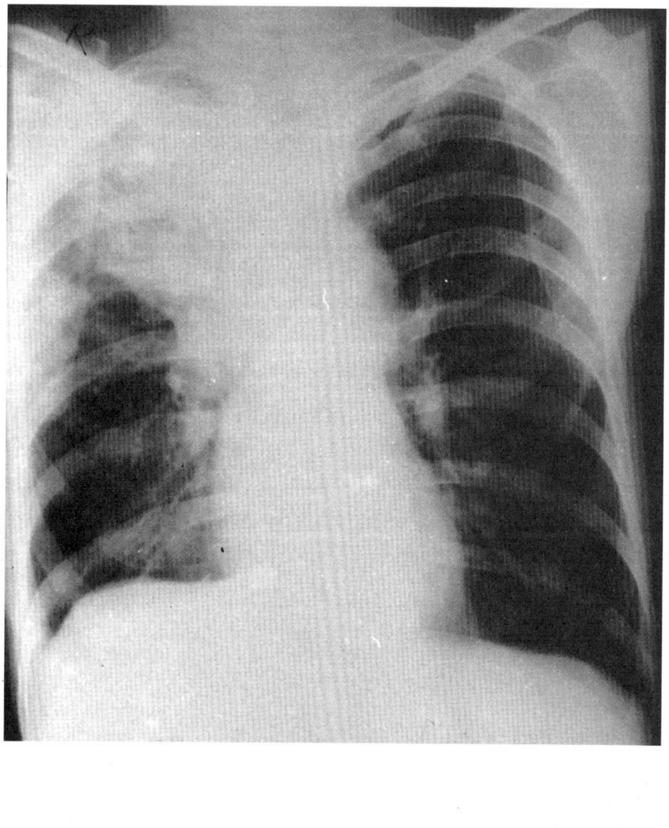

◀图6-13　右上肺结核合并肺癌（病例219）复查

三个月后复查，右上肺野病变明显增多，内成一片非均匀浓密影，右肺门增浓增大，与右上肺叶下缘呈倒“S”征，原空洞位置仍见小液平面，右肋膈角变钝。

经手术切除证实为右上肺叶鳞癌，右上肺结核空洞形成。

七、肺结核的术后改变

肺结核的外科治疗可分萎陷疗法及肺切除术。

（一）萎陷疗法

萎陷疗法在过去使用的有骨膜外填充术、肺松解术和膈神经麻痹术，以及现在还使用的胸廓成形术。

骨膜外填充术是在骨膜与肋骨之间或在壁层胸膜外以塑胶球等物质填充，使患肺萎陷，隔一定时间后将填充物取出再行胸廓改形术（见图7−1至图7−3）。肺松解术是使肺脏与粘连的胸膜松解。膈神经麻痹术是利用器械压迫肺的膈神经，使其产生暂时性的麻痹使横膈抬高，达到压缩患肺有利于结核病的愈合。以上三种方法由于种种缺点已被淘汰。

胸廓成形术是切除一定数量的肋骨，使相应胸壁下陷，以此压迫患肺，促进结核的愈合，但由于患肺仍保留，故往往疗效不佳，现已被肺叶切除术所代替。胸廓成形术目前多数用于肺切除术后消灭残腔或局部包裹性脓胸，内科久治不愈而行胸改术，解决脓腔问题。有时切除的肺叶剩下的余肺有较多的播散灶，往往同时或在行肺叶切除术后加胸廓成形术，切除第二、三、四或加第五肋骨，以此压迫余肺（见图7−4至图7−6）。

（二）肺切除术

常做的有肺叶切除、一侧肺切除、双侧分期或同期肺叶（段）切除。肺结核病人行上肺叶切除时，以前通常将第1~3 条肋骨大部分切除，再生的肋骨较纤细，畸形。是否切除肋骨要视病人的病灶而定，现在单纯肺叶切除已不用切除肋骨。

X线主要观察肺切除术后余肺的膨胀情况，有无积液。肺切除术后数天以内通常可见胸壁有轻度皮下气肿，胸膜反应或有少量积液致肋膈角变钝。以上征象一般术后7~10天可消失，肺切除术后膨胀良好的余肺直达胸壁内缘，不见肺界。切侧肺因体积减小，使横膈上升，纵隔可有轻度向切侧移位，余肺可有代偿性肺气肿，如果余肺膨胀不良，可见余肺的边界，外围为残腔，甚至可见残腔内积液（见图7−7至图7−12）。

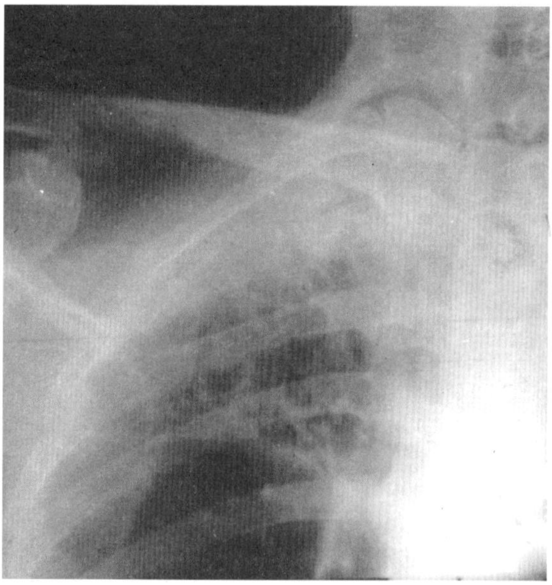

◀图7–1　右上肺继发性肺结核合并支气管扩张（病例220）

本片是20世纪60年代照的前弓位片，可见右上肺叶的横裂上移，提示为右上肺叶膨胀不全，内有纤维索状影及多个小透亮区，右上胸膜肥厚。患者间有咳血，久治不愈。

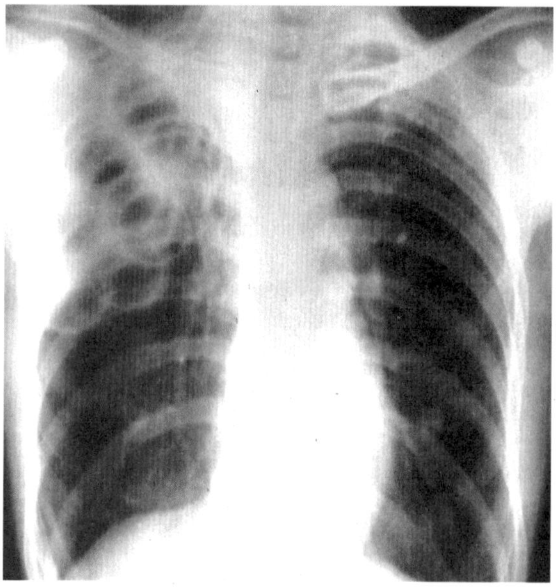

▶图7–2　右上肺继发性肺结核合并支气管扩张（病例220）行填充术

行右上胸塑胶球填充术，压迫右上肺叶。

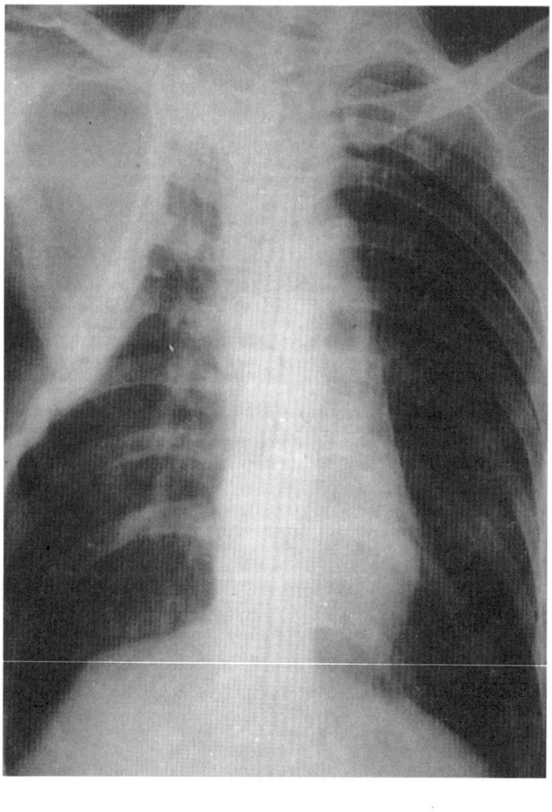

◀图7–3　右上肺继发性肺结核合并支气管扩张（病例220）行胸廓成形术

塑胶球填充术半年后，将塑胶球取出，再行胸廓成形术，将右侧第二至七肋大部分切除，相应胸廓塌陷压迫右上肺病变区。

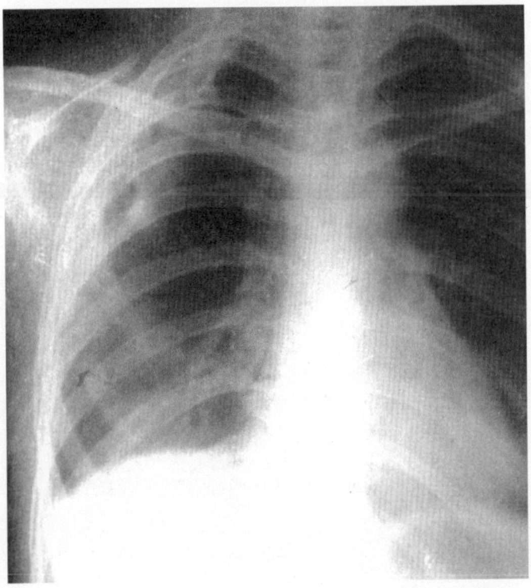

◀图7-4　右上结核性脓胸（病例221）

右上结核性脓胸抽液后照片，可见从右肺尖至第三前肋间外带有一长条形空腔及增厚的脏层胸膜。

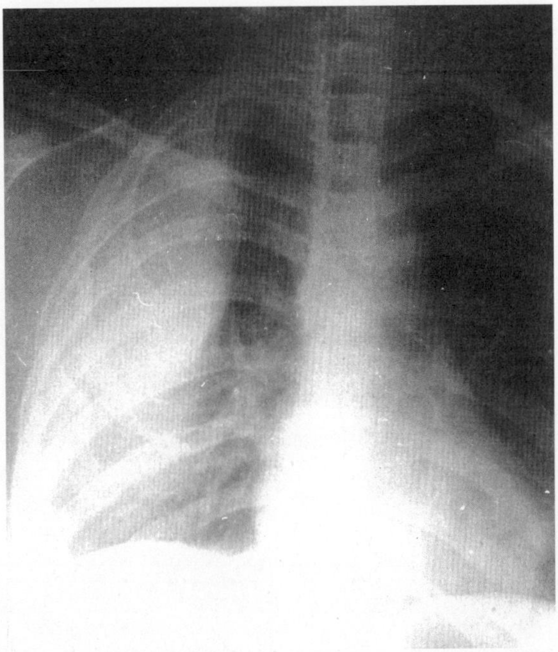

▶图7-5　右上结核性脓胸（病例221）复查

右上脓腔增大，积液增多。

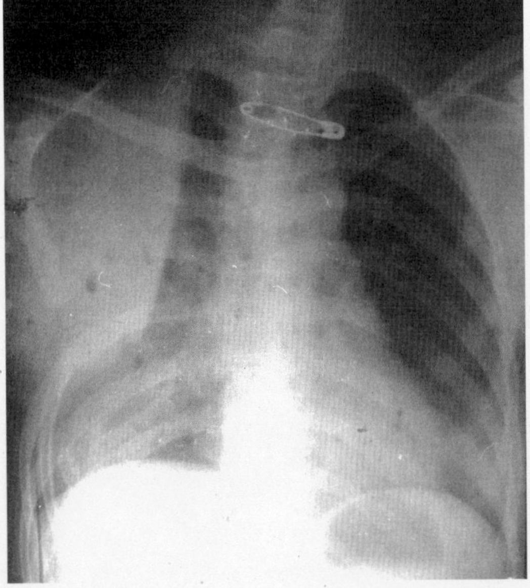

◀图7-6　右上结核性脓胸（病例221）行胸廓成形术

清除脓液后行右侧胸廓成形术，将右侧第二至第六肋大部分切除，相应胸廓塌陷消灭残腔。

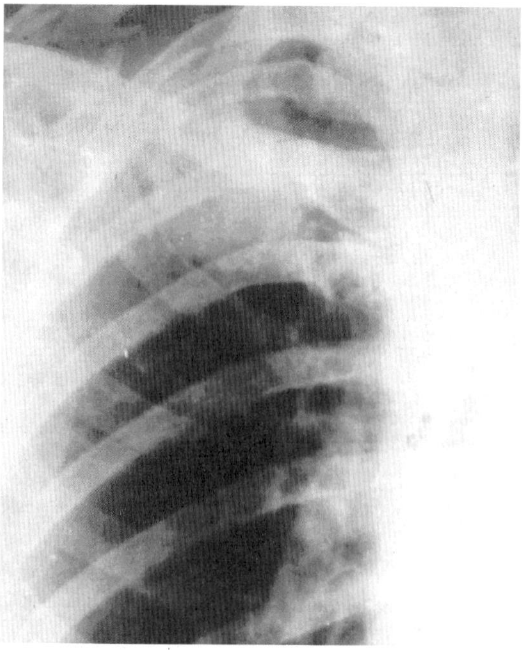

▶图7-7　右上肺继发性肺结核（病例222）

第一前肋间有结核球形成。

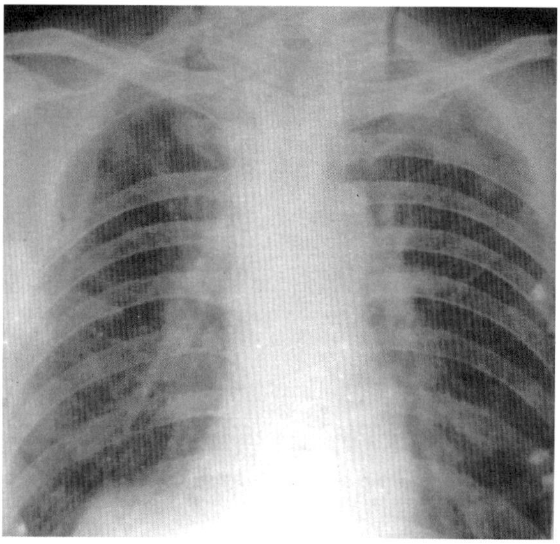

◀图7-8　右上肺继发性肺结核（病例222）手术后

右上肺叶切除，右第二、三肋大部分切除，余右肺膨胀良好，未见残腔征。右横膈略上升。

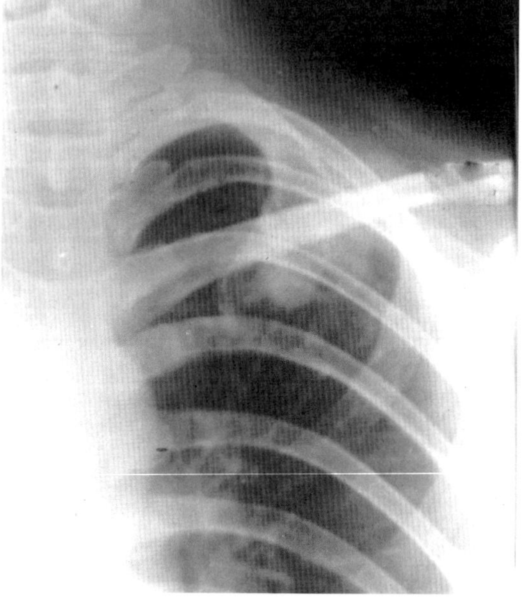

▶图7-9　左上肺继发性肺结核（病例223）

左第一前肋间外带有一约3 cm×2.5 cm的结核球，内有空洞。

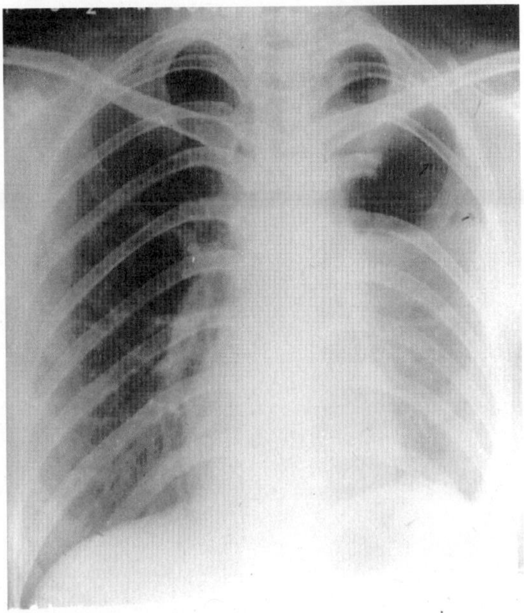

◀图7-10　左上肺继发性肺结核（病例223）手术后

行左上肺叶切除术，左第五肋大部分切除，左下肺叶膨胀至第四前肋下缘（箭头所指），其上方为术后残腔。左横膈稍上升，左中下肺野呈磨砂玻璃状密度增高，为术后胸膜反应所致。

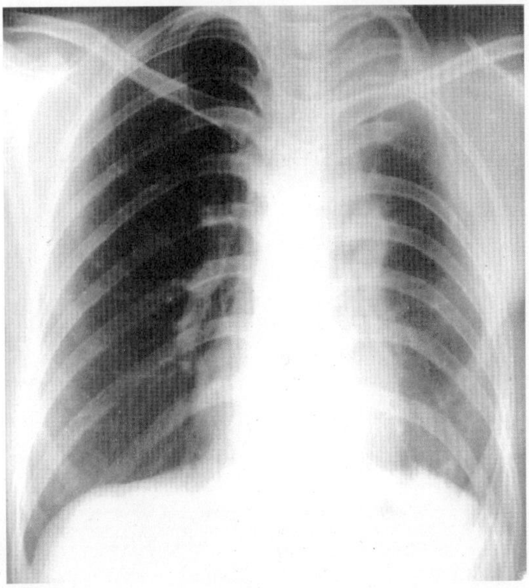

▶图7-11　左上肺继发性肺结核（病例223）再次手术后

为消灭左上胸残腔，第二次手术行左上胸廓成形术，将左第二至三肋大部分切除，相应胸廓下陷。本片已不见残腔征，左下叶膨胀良好，原左胸膜反应较前明显减少。

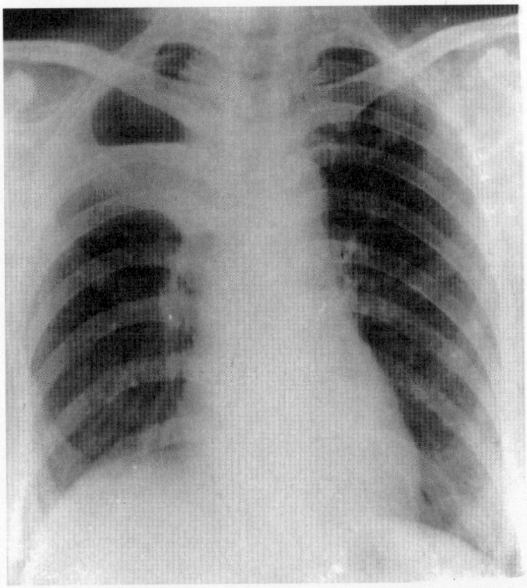

◀图7-12　右上肺叶切除术后（病例224）

右第四肋大部分切除，其后为一大术后残腔，内有个大液平面。最后要进行右上胸廓成形术，将第三及第五肋大部分切除，相应胸廓下陷，残腔消失。

八、参考文献

1. Francis A. Burgener，Martti Kormano. *Differential Diagnosis in Conventional Radiology*. New York：Thieme-Stratton Inc，1985.

2. 荣独山. X线诊断学. 上海：上海科学技术出版社，2002

3. 郭启勇. 实用放射学. 北京：人民卫生出版社，2007

4. 李铁一. 胸部疾病影像诊断. 北京：人民卫生出版社，2007

5. 钟南山，王辰. 呼吸内科学. 北京：人民卫生出版社，2008

6. 王辰. 临床呼吸病学. 北京：科技文献出版社，2009

7. 马玙，朱莉贞，潘毓萱. 结核病. 北京：人民卫生出版社，2006

8. M. Maffessanti，G. Dalpiaz. 肺部弥漫性疾病. 唐光健译. 北京：人民军医出版社，2009